K. Hov

Springer
Berlin
Heidelberg
New York
Barcelona
Budapest
Hongkong
London
Mailand
Paris
Santa Clara
Singapur
Tokyo

Kinga Howorka

Funktionelle Insulintherapie

Lehrinhalte, Praxis und Didaktik

Mit einem Geleitwort von M. Berger

4., überarbeitete und erweiterte Auflage

Mit 31 Abbildungen und 10 Tabellen und Übersichten

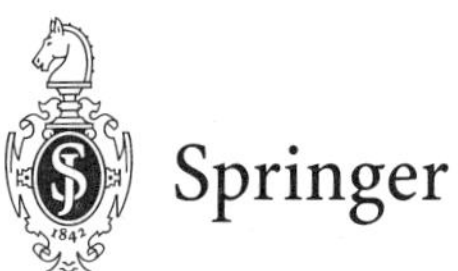

Springer

Dr. med. Kinga Howorka
Arbeitsgruppe funktionelle Rehabilitation und Gruppenschulung
Institut für Biomedizinische Technik und Physik, Universität Wien
Allgemeines Krankenhaus, Leitstelle 4 L
Währinger Gürtel 18–20, A-1090 Wien

Gefördert durch den medizinisch-wissenschaftlichen Fonds des Bürgermeisters der Stadt Wien und
den Fonds zur Förderung der wissenschaftlichen Forschung

ISBN 3-540-60254-2 Springer-Verlag Berlin Heidelberg New York

Die Deutsche Bibliothek – CIP-Einheitsaufnahme
Howorka, Kinga: Funktionelle Insulintherapie : Lehrinhalte, Praxis und Didaktik ; mit 10 Tabellen / Kinga Howorka. Mit e. Geleitw. von M. Berger. – 4., vollst. überarb. Aufl. – Berlin ; Heidelberg ; New York ; Barcelona ; Budapest ; Hong Kong ; London ; Mailand ; Paris ; Santa Clara ; Singapur ; Tokyo : Springer, 1996
Engl. Ausg. u. d. T.: Howorka, Kinga: Functional insulin treatment
Bis 3. Aufl. u. d. T.: Howorka, Kinga: Funktionelle nahe-normoglykämische Insulinsubstitution.
ISBN 3-540-60254-2

Satz: Fotosatz Pfeifer GmbH, Gräfelfing/München
Druck und Bindearbeiten: Clausen & Bosse, 25917 Leck
SPIN: 10495956 23/3134– 5 4 3 2 1 0 – Gedruckt auf säurefreiem Papier

Gewidmet unseren insulinabhängigen Patienten, die – unfähig, den Anforderungen konventioneller Behandlung nachzukommen – maßgeblich an der Entwicklung des Konzeptes einer funktionellen Insulinanwendung beteiligt sind.

Vorwort zur 4. Auflage

Dann folgte ein Tag dem anderen. Auch hier übte Jonathan unablässig neue Flugtechniken wie in dem Leben, das hinter ihm lag. Nur eines war anders: Die Möwen hier fühlten wie er. Jede einzelne erstrebte die höchste Vollkommenheit auf dem Gebiet, das allen das wichtigste war: dem Fliegen. Es waren großartige Vögel, alle.

Jonathan Livingston Seagull
Richard D. Bach

Nun ist es endlich unumstritten, daß gute Stoffwechselkontrolle den Patienten hilft, Spätfolgen des Diabetes zu umgehen oder zu stabilisieren. Eine moderne Qualitätssicherung im Bereich der Diabetesbetreuung wurde nun obligatorisch. Schulungsmöglichkeiten gibt es nun an den meisten Diabeteszentren. Ich hoffe, daß die sarkastischen „Intermezzi" dieses Buches endgültig an Aktualität verlieren werden ...

In vielen Zentren des deutschsprachigen Raumes besteht aber nach wie vor eine Begriffsverwirrung wegen „intensivierter" Insulintherapie. Aus der Überzeugung, dem Glauben und der Erfahrung vieler Patienten, daß funktionelle Therapie nicht unbedingt „intensiver" sein muß als die herkömmliche Form, schlage ich nun eine Begriffsklärung vor und bedanke mich bei all jenen, die zur Klarheit der Nomenklatur (Kap. 3.4) beigetragen haben.

Auch Typ-2-Diabetiker wollen den Blutzucker gezielt senken lernen und essen, wann sie wollen. So wurde aus der funktionellen Insulin-„Substitution" nun die „funktionelle Therapie", die grundsätzlich für jeden *interessierten* Insulinspritzenden geeignet ist. Daher wurde über FIT für Typ-2-Diabetes ein neues Kapitel hinzugefügt.

Ich bedanke mich herzlich für alle Kritiken und Anregungen, die zu einer weiteren Verbesserung, Vereinfachung und Bereicherung dieses Konzeptes beigetragen haben. Erst durch das Zusammenspiel von Begeisterung und Ablehnung konnte die Entwicklung im Betreuungskonzept der Diabetiker vollzogen werden.

Für beides daher vielen herzlichen Dank.

Kinga Howorka, im Juni 1995

Geleitwort zur ersten Auflage

In den letzten 10 Jahren ist die klinische Diabetologie in Bewegung geraten; diese Neuorientierung ist besonders deutlich geworden in der Betreuung des Patienten mit Typ-I-Diabetes. Die Gründe für das Umdenken in der Diabetologie sind mannigfach und haben sich in ihrem zeitlichen Zusammentreffen wechselseitig in ihren Wirkungen verstärkt: die endgültige Absicherung des Kausalzusammenhanges zwischen Hyperglykämie und dem Auftreten der mikroangiopathischen Spätkomplikationen des Diabetes - von einigen, den führenden Diabeetologen von jeher als biologisch-logisch postuliert und verhement vertreten - ließ nun auch allgemein die (Nahezu-)Normoglykämie zum anerkannten präventiven Therapieziel werden. Die Entdekkung des glykosilierten Hämoglobins als eines Langzeitparameters für die Qualität der Glukose-Stoffwechseleinstellung ermöglichte erstmals eine valide Kontrolle darüber, inwieweit gesetzte Therapieziele überhaupt erreicht wurden. Eigentlich erst dadurch wurde eine **rationale** Therapie, gegründet auf systematischer Intervention und überprüfbarem Interventionseffekt, zur Stoffwechselnormalisierung möglich. Aufgrund dieser faktischen **Aufklärung** gelang es plötzlich rasch, bisherige Therapie-Ziele und -Methoden zu versachlichen, zu **entmystifizieren:** der Typ-I-Diabetes wurde (wieder) als direkte Folge des (fast) vollständigen Mangels eines endokrinen Hormons, des Insulins, erkannt, und eine Insulin-**Substitution** als die entscheidende Grundlage in den Vordergrund der Behandlung gestellt. Als Substitutionstherapie war die Insulinbehandlung an der physiologischen Insulinsekretion auszurichten; damit ergab sich zwangsläufig die Wiederentdeckung der Bedeutung des Normalinsulins, das in den letzten 50 Jahren gegenüber den sogenannten Verzögerungsinsulinen fast vollständig in den Hintergrund getreten war. Auf der Grundlage von neueren Erkenntnissen zur Physiologie der Insulinsekretion erkannte man die

Sinnträchtigkeit der Differenzierung eines **basalen** Insulinbedarfes von einem **prandialen** Insulinbedarf auch für die Insulinsubstitution bei Patienten mit Typ-I-Diabetes. Die voneinander unabhängige, getrennte Substitution des Basalinsulins und des prandialen Insulins wurde zum Charakteristikum, zum Markenzeichen, der sogenannten intensivierten Insulintherapien. Zwangsläufig ergaben sich daraus für die Therapie des Typ-I-Diabetikers die nächsten Konsequenzen: (1) Der Erfolg der Insulinsubstitution muß durch ständige Kontrollen des Blutzuckerspiegels systematisch gesichert werden. Mit Hilfe der zu Ende der 70er Jahre entwickelten Methoden zur Blutzucker-Selbstkontrolle, konnte dem Patienten diese Aufgabe übertragen werden; (2) Angesichts der Vielfalt und der Variabilität der Faktoren, die im täglichen Leben auf den Blutzuckerspiegel einwirken, konnte eine erfolgreiche Balancierung des Glukose-Stoffwechsels nur über eine weitestgehende Übertragung der Rechte und Pflichten in der Behandlung auf den Diabetiker selber erreicht werden. Damit wurde die Schulung, d.h. die Motivation, Ausbildung und das Training des Patienten zur Selbsttherapie, zur wesentlichen Grundlage für den Behandlungserfolg; (3) Mit der Annäherung der Insulin-Substitutionstherapie an die physiologische Insulinsekretion, gesteuert aufgrund systematischer Stoffwechsel-Selbstkontrollen und eigenständiger Insulindosis-Adaptationen, mit der verantwortlichen Übernahme dieser Pflichten und Rechte durch den Patienten konnten bislang übliche Dogmen mit dem Ziel einer **Regulierung** von Lebensstil und Ernährungsverhalten fallen. Rigide Vorschriften zu täglich exakt zur gleichen Tageszeit durchzuführenden körperlichen Avtivitäten, zur Reglementierung von Aufstehen und Zubettgehen und zur exakten Festlegung dessen, was zu welcher Zeit zu essen war, konnten endlich abgeschafft werden. Unsere Patienten haten dies längst festgestellt und zu praktizieren begonnen, bevor der Streit unter den Diabetologen über diese Liberalisierung des Lebens der Typ-I-Diabetiker begann.

Der Gewinn an Lebensqualität und Flexibilität der Lebensführung durch den Wegfall der rigiden Vorschriften, die – im Grund ohne jeglichen Erfolg – versucht hatten, Lebensrhythmus und Nahrungsaufnahme in das Prokrustes-Bett einer total unphysiologischen Insulintherapie (mittel 1–2 Injektionen von Verzögerungsinsulinen täglich) zu pressen, wurde von den Patienten erkauft durch die Übernahme zusätzlicher Pflichten und belohnt durch eine gute Stoffwechseleinstellung trotz freierer Lebensführung (einschließlich des Wegfalls der früher üblichen, häufigen stationären Krankenhausaufnahmen zu den mehr als fragwürdigen „Stoffwechsel-Neueinstellungen").

Diese Neuorientierung in der Therapie des Typ-I-Diabetes kann nicht allein auf die jüngsten naturwissenschaftlich-technischen Entwicklungen und Entdeckungen zurückgeführt werden. Sie trifft mit einer soziologisch-gesellschaftspolitischen Entwicklung der letzten Jahre, der Auflösung überkommener autoritärer Strukturen, zusammen. Kaum je hat es ein so paternalistisches Abhängigkeitsverhältnis gegeben, wie das zwischen dem (chronisch kranken) Typ-I-Diabetiker und seinem Arzt. Die Auflösung dieser völlig ineffizienten, ja letztlich unmenschlichen und ungerechtfertigten Unterordnung durch die Emanzipation des Patienten in ein partnerschaftlich-kooperatives Verhältnis zwischen Arzt und Patient stellt die Voraussetzung für die erfolgreiche Durchführung einer intensiven Insulintherapie durch den Patienten dar. Parallele, sich in der Gesellschaft der 80er Jahre umsetzende soziale Entwicklungen haben Ärzte und Patienten in diesem für beide Seiten durchaus schwierigen Prozeß der Neuorientierung ihres Verhältnisses zueinander unterstützt.

Mit dem in diesem Buch von Kinga Howorka vorgelegten Bericht über ihre Erfahrungen mit dem von ihr entwickelten System einer intensivierten Insulintherapie, der funktionellen, nahe-normoglykämischen Insulinsubstitution (FIT), hat die Autorin den Weg zur eigenständigen Insulin-Substitutionstherapie durch den Typ-I-Diabetiker und der Liberalisierung von Ernährung und Lebensrhythmus mit großem Erfolg beschritten und ist dabei weiter gegangen, als man sich dies anderenorts bislang (zu-)getraut hat. Während man in anderen Zentren, die eine grundsätzlich identische Philosophie verfolgen, mit jedem Patienten individuell eine schrittweise Eigenverantwortlichkeit und Flexibilität in der Therapie zu erarbeiten versucht, geht das Konzept von FIT von einer grundsätzlichen und sehr weitgehenden Anhebung des Therapieniveaus a priori für alle dazu motivierbaren Patienten mit Typ-I-Diabetes aus. Die vorgelegten Erfolgsberichte sind beeindruckend und gleichermaßen attraktiv für Patienten und Ärzte. Die detaillierte Arbeit **mit** dem Patienten im Sinne einer komplexen, außerordentlich systematischen und intensiven Schulung ist die Voraussetzung für diesen Erfolg gewesen. All dies hat die Autorin in breitem Detail zur theoretischen Begründung und praktischen Durchführung in diesem Buch als Anleitung für die Kooperation von

Ärzten und Patienten zusammengestellt. Sofern sich künftige Leser die Mühe machen, den Text aufmerksam zu studieren und unter Auswertung eigener Erfahrungen in der praktischen Durchführung anzuwenden, wird diesem Buch ein großer Erfolg sicher sein. Außerordentliches persönliches Engegement, Mitmenschlichkeit und partnerschaftliche Bescheidenheit im Verhältnis zu seinen Patienten wird für den Arzt/Diabetes-Berater als Voraussetzung für diesen Erfolg allerdings unabdingbar sein.

Das Geleitwort zu einem solchen verdienstvollen Leitfaden für eine vielfach als avantgardistisch angesehene Therapie des Typ-I-Diabetes wäre unvollständig, würde ich nicht darauf hinweisen dürfen, daß die sich jetzt so erfolgreich ausbreitenden Methoden der intensivierten Insulintherapie, wie sie in ihrer gegenwärtig fortgeschrittensten Form hier von Kinga Howorka beschrieben wird, keineswegs neu sind. Der Breslauer Pädiater Karl Stolte (1881–1951, nach dem 2. Weltkrieg an den Universitäts-Kinderkliniken Greifswald und Rostock) hat in den Jahren nach 1929 bis zu seinem Tode mit größter Klarheit und Prägnanz ein Konzept der intensivierten Insulintherapie entwickelt und mit Erfolg praktiziert: Dieses Konzept beruhte auf der täglich drei- oder mehrmaligen Injektion von Normalinsulin vor den (Haupt-) Mahlzeiten nach praeprandialer Testung des frischen Urins durch den Patienten und eigenständiger Anpassung der Insulindosis durch den Patienten (aufgrund der Messung der Urinprobe und des geplanten Konsums von Kohlenhydraten); der kompromißlosen Ablehnung von Verzögerungsinsulinen und sogenannten Zuckeraustausch- oder Ersatzstoffen; der Liberalisierung der Diät zu einer sogenannten „freien Kost“ mit einem hohen Anteil an Kohlenhydraten und einer Reduktion der Nahrungsfette unter strenger Beachtung einer normalen Glukose-Stoffwechsellage zur Vermeidung von Spätkomplikationen (er nannte diese „Nachkrankheiten“ an Auge und Nieren). Prinzip der Stolteschen Lehre war die Erziehung des Patienten zur eigenverantwortlichen Selbsttherapie, seine Unabhängigkeit von Arzt und Krankenhaus aufgrund einer systematischen und intensiven Schulung der Diabetiker zur Selbstkontrolle und eigenständigen Insulindosisadaptation (Substitution des Insulins in Anlehnung an das physiologische Verhalten bei weitestgehender Aufhebung diätetischer Vorschriften unter Beachtung der Glukosurierfreiheit). In der Klarheit seiner Schriften muß Stolte als **der** Wegbereiter, der Pionier der modernen Diabetologie angesehen werden. Leider konnte er sich gegen die damals vorherrschende Lehrmeinung der Medizin und deren Protagonisten nicht durchsetzen, wurde – bewußt oder unbewußt – mißverstanden und immer mehr in eine Außenseiterposition gedrängt. **Heute** stehen die Chancen für den endgültigen Durchbruch einer rationalen Therapie des Typ-I-Diabetes, wie sie die intensivierten Insulintherapien und insbesondere FIT darstellen, aus oben genannten Gründen besser und wir alle sollten sie zum Wohle unserer Patienten nutzen.

Düsseldorf, August 1986

Prof. Dr. med. Michael Berger
Abt. Stoffwechsel & Ernährung
der Universität Düsseldorf
WHO Collaborating Center for Diabetes

Inhaltsverzeichnis

1 Einführung

Die immer breitere Anwendung der systematischen, strukturierten Diabetikerschulung und der Selbstkontrolle, aber auch die Nutzung verbesserter Möglichkeiten der Insulinzufuhr brachte in den letzten Jahren entscheidende Fortschritte in der Therapie des Insulinmangel-Diabetes. Nach wie vor ist jedoch diese Erkrankung bei der überwiegenden Mehrheit der Patienten mit chronischer Hyperglykämie verbunden. Die Ursachen der schlechten Therapieeffizienz müssen einerseits neben unzureichender Patientenausbildung (Mühlhauser et al. 1982) im wechselnden Insulinbedarf (Bruns et al. 1983) und in wechselnder Resorptionskinetik (Berger et al. 1982) der Insuline gesucht werden. Auf der anderen Seite wird aber auch einfach das Fehlen der Patientenmotivation und -kooperation für den Mißerfolg der Behandlung verantwortlich gemacht.

Die Änderung des traditionellen therapeutischen Konzeptes bei Typ-I-Diabetes resultiert aus der Tatsache, daß die Ursache des Versagens der üblichen Insulintherapie endlich erkannt wurde. Über 60 Jahre lang, seit Endeckung und Anwendung des Insulins bei Insulinmangel-Diabetes, wurde angenommen, daß **die insulinabhängigen Patienten ihr Leben der Insulinwirkung anpassen sollen, können und auch wollen.** Diese allgemein bekannte Prämisse der Insulintherapie hat sich in der Mehrzahl der Fälle als falsch erwiesen: die Insulinabhängigen können und wollen ihr Leben nicht der Insulinwirkung anpassen.

1983 schrieb Berger mit seinem Team in der Einführung zu „Praxis der Insulintherapie“: „Das Hauptziel der Insulintherapie ist es, eine Normoglykämie zur Verhinderung der Spätkomplikationen bei größtmöglicher Flexibilität der Lebensführung des Patienten zu erreichen. Dies ist nur möglich, wenn der Patient selbst weitestgehend eine Adaptation seiner Medikation durchzuführen lernt.“ Das Konzept der funktionellen, nahe-normoglykämischen Insulinsubstitution stellt die Fortsetzung dieses Leitgedankens dar.

Ziele unseres Vorgehens betrafen:

- Definition von Minimalbedingungen, die einem Erwachsenen mit Typ-I-Diabetes eine *f*unktionelle, *I*nsulin*t*herapie (FIT, oder NIS von *n*ahe-normoglykämische *I*nsulin*s*ubstitution) bei gleichzeitiger Flexibilität der Nahrungsaufnahme erlauben;
- Entwicklungen eines Verfahrens zur Ermittlung dieser Kenngrößen, d.h. der Algorithmen für die Substitution, und
- Erarbeitung eines didaktischen Vorgehens zur Vermittlung einer FIT an Patienten.

Daß diese Ziele erreicht wurden, kann u.a. davon abgeleitet werden, daß die vorangegangenen Auflagen dieses Buches als auch jene meines analogen Buches für Diabetiker („Insulinabhänig?... Funktioneller Insulingebrauch: Der Weg zur Freiheit mit nahezu normalem Blutzucker. Ein Patientenlehrbuch für „Fortgeschrittene" über die Behandlung mit mehrfachen Injektionen oder einer Insulinpumpe", Kirchheim Verlag, 5. Aufl. 1995) bereits nach wenigen Monaten vergriffen waren. Die beiden Bücher ergänzen einander in dem gewählten vielschichtigen didaktischen Konzept. Sie beschreiben die Inhalte, Medien und Methoden zur Vermittlung der funktionellen Insulinanwendung in einer dem entsprechenden Leserkreis angepaßten Sprache und Illustration.

Folgende Ziele der funktionellen Insulintherapie wurden definiert:

- Relative Normoglykämie mit nahezu normalem Hämoglobin A1c bei Fehlen von schweren Hypoglykämien;
- Weitgehende Flexibilität der Nahrungsaufnahme und der Lebensführung, d.h., der insulinabhängige Diabetiker soll praktisch so leben können wie jeder Gesunde, und
- Beides sollte durch einen „akzeptablen" Aufwand erreichbar sein, der arbiträr mit etwa 10 min Zeit und einigen (ca. 10–12) „Schmerzsekunden" pro Tag festgelegt wurde. Dieser Aufwand resultiert in erster Linie aus der Selbstkontrolle, insbesondere aus der noch immer nicht befriedigenden Methodik der Substitution eines Blutglukosesensors. Sollte Ihnen – Ihren Patienten – dieser Aufwand zu groß erscheinen, so könnte er zwar noch etwas verkleinert werden, dann allerdings auf Kosten eines der ersten beiden gesteckten Ziele:

entweder auf Kosten der Normoglykämie oder auf Kosten der flexiblen Lebensführung.

Um den Patientenwünschen nach Normoglykämie, normaler Lebensführung und Einfachheit der Therapiemaßnahmen zu entsprechen, ist derzeit die Anwendung einer bestimmten Strategie unerläßlich. Erst der **getrennte, voneinander unabhängige Ersatz der basalen und der prandialen Insulinsekretion** erlaubt eine ausreichende Voraussagbarkeit der Blutglukosedynamik nach Insulin- bzw. nach Kohlenhydratapplikation. Entscheidend für die Effizienz der Insulinsubstitution ist der **Ersatz des Blutglukosesensors der Beta-Zelle.** Dieser Ersatz ist heute nur durch täglich mehrmalige Blutglukosemessungen in Verbindung mit **unmittelbaren Korrekturen** der vom Zielbereich abweichenden Blutzuckerwerte möglich.

Die Strategie der funktionellen Insulinsubstitution basiert auf aktivem und selbstverantwortlichem Handeln des Patienten, der zu einer Insulin-Selbstdosierung, zu einer Diät-Selbstbemessung und auch zu einer selbständigen Glykämiekontrolle **fähig** und **bereit** ist.

Die Art der Insulinapplikation resultiert aus der erforderlichen Trennung zwischen der voneinander unabhängigen Substitution des fasten- und des mahlzeitenbezogenen Insulins. Die Strategie der FIT ist daher sowohl mit einer steuerbaren Insulininfusion (aus Gründen der Praktikabilität am einfachsten mit einer kontinuierlichen, subkutanen Insulininfusion, CSII) als auch mit mehrfachen Injektionen (von Normal- und Langzeitinsulin) realisierbar. Um eine der kontinuierlichen Insulininfusion vergleichbare basale Insulinisierung zu erreichen, hat sich die zweimal tägliche Gabe von Langzeitinsulinen morgens und vor dem Schlafengehen bewährt. Die Gleichwertigkeit beider Verfahren, der CSII wie auch der multiplen Insulininjektionen, wurde mehrfach belegt (Rizza et al. 1980; Reeves et al. 1982; Schiffrin et al. 1982). Die Entscheidung darüber, ob mehrfache Injektionen oder CSII vorgezogen werden, wird dem Patienten überlassen.

FIT kann als eine kontinuierliche Weiterentwicklung der bisherigen Insulintherapie angesehen werden. Es gibt allerdings einige Charakteristika, woran Sie erkennen können, ob in einem bestimmten Fall tatsächlich eine funktionelle, nahe-normoglykämische Insulinsubstitution durchgeführt wird. Es genügt dazu beispielsweise eine der ersten Fragen, die an einen insulinpflichtigen Patienten im Krankenhaus gerichtet werden: **„Was spritzen Sie denn?“** Das ist im engeren Sinne die Frage nach der Insulinmenge und Insulinart und nach der einzuhaltenden Diät. Wenn der Patient ohne nachzudenken antwortet: „Morgens 20 Einheiten von dem Insulin und 10 Einheiten von dem Insulin und abends soundsoviel von dem und soundsoviel von dem", dann können Sie annehmen, daß es sich nicht um FIT handelt. Diese Frage kann nämlich von einem Patienten, der FIT anwendet, nicht so einfach beantwortet werden. Solch ein Patient wird vielleicht antworten: **„Das kommt darauf an."** Es kommt nämlich, vereinfacht ausgedrückt, darauf an, was der Patient ißt und wie hoch sein Blutzucker ist. Da die Insulinanwendung bei FIT funktionsgebunden ist, wird der FIT-Patient antworten: „Wenn ich faste, spritze ich soundsoviel Langzeitinsulin, wenn ich esse, spritze ich soundsoviel Normalinsulin, und sollte mein Blutzucker oberhalb meines Zielbereiches liegen, noch Normalinsulin extra zur Senkung meines Blutzuckers."

Dieses Buch entstand, um eine gemeinsame Basis für die Kommunikation zwischen Therapeuten (Ärzten, Pflegern, Diabetes-Beratern) und den Patienten zu schaffen. Das Buch will den Therapeuten helfen, die insulinabhängigen Patienten in einer funktionellen Insulinsubstitution zu beraten. Im Interesse der Patienten sollten von Diabetes-Beratern, Diabetes-Schulungsschwestern, betreuenden Ärzten und Diätassistentinnen gleichartige Beratungsrichtlinien verwendet werden. Es ist mir bewußt, daß diese Beratungsrichtlinien durch Zusammenstellung unserer Erfahrungen, selbst wenn diese aus der Zusammenarbeit mit Hunderten von Patienten resultieren, noch nicht vollständig und endgültig sind. Sollten Sie in diesem Buch Informationen vermissen, in gewissen Punkten gegenteiliger Meinung sein oder bereits bessere Lösungen von Einzelproblemen gefunden haben, wäre ich Ihnen dankbar für eine Mitteilung. Wichtig sind alle neuen Erfahrungen und Konzepte, die zu einer weiteren Verbesserung der Methode beitragen können.

Im vorliegenden Beitrag werden die Inhalte der zahlreichen Lehrbücher über Insulinbehandlung nicht wiederholt. Der Beitrag dieses Buches bezieht sich ausschließlich auf die praktischen, didaktischen, psychologischen und inhaltlichen Konsequenzen der funktionellen Therapie im Rahmen der Schulung und Beratung von Diabetikern. Das Ziel bisheriger Diabetes-Schulungsprogramme lag in einer Adaptation des Patienten an die Bedingungen der Therapie – **das Ziel der FIT liegt in der optimalen Anpassung der Therapie an die Lebensumstände des Patienten.**

Natürlich sind nicht alle Inhalte dieses Buches neu. Auf die grundlegende Bedeutung der Patientenschulung in der Selbstbehandlung des Diabetes mellitus wurde bereits u.a. von Joslin (1924), Assal et al. (1982) und Berger et al. (1983 b) hingewiesen. Es wurden bereits mehrmals Ansätze für mehr physiologieorientierten und funktionsgebundenen Insulingebrauch entwickelt (Skyler et al. 1979; Turner et al. 1982). Zu einem entscheidenden Schritt nach vorne in der Entwicklung der funktionellen Insulinsubstitution konnte es erst in den 80er Jahren kommen, denn erst in dieser Zeit kam es zu einer breiteren Anwendung der Blutglukose-Selbstkontrolle (Schiffrin et al. 1982 a, 1983; Mühlhauser et al. 1984). Die Insulindosierung wurde – bedingt durch die Wiedereinführung von Normalinsulin und von multiplen Injektionen – immer stärker „glykämieabhängig" (Skyler et al. 1981; Bernstein 1981). Gute Bedingungen zur Entwicklung der funktionellen Insulinbehandlung haben sich aus dem Einsatz von tragbaren Insulinpumpen und der kontinuierlichen, subkutanen Insulininfusion ergeben (Skyler et al. 1982; Sonnenberg 1983). Hinzugekommen sind die Ergebnisse der Untersuchungen über die Insulinproduktionsrate Gesunder (Waldhäusl et al. 1979). Da funktionelle Therapie auf aktiver Mitarbeit des Patienten basiert, kommt den Ergebnissen der Motivationspsychologie (Gfeller u. Assal 1979) und der Transaktionsanalyse (Berne 1961; Harris 1967, 1985), sowie der Modellbildung mittels neurolinguistischen Programmierens (Grinder u. Bandler 1976) und letztlich der Lösungsorientierung (de Shazer 1988) zur Bewältigung einer chronischen Erkrankung große Bedeutung zu. Der endgültige Anstoß zur Entwicklung – vor allem aber zur Verbreitung – der Methodik ist jedoch in den Wünschen und Erfahrungen der Patienten zu suchen. So gesehen kann dieses Buch als eine Sammlung von erprobten Rezepten, wie man aus einem der „Insulinwirkung angepaßten Leben" ein „Leben mit angepaßter Insulinanwendung" macht, angesehen werden. Viele Aspekte der funktionellen Therapie kommen aus der Praxis.

Die Erfahrungen mit Methoden der Patientenschulung konnte ich anläßlich von Auslandsbesuchen in renommierten Diabetes-(Schulungs-)Zentren sammeln (u.a. Minneapolis, International Diabetes Center, 1984: Donnell Etzweiler; Miami, University of Miami, 1984: Jay Skyler; Düsseldorf, Medizinische Universitätsklinik, 1985: Michael Berger; Kopenhagen, Hvidore Hospital, 1985; Claus Kühl; Toronto, General Hospital, 1985: Bernhard Zinman; Montreal, Children Hospital, 1985: Alicia Schiffrin; Boston, Joslin Clinic, 1985: Leo Krall; Mamaroneck, New York Diabetes Center, 1985: Richard Bernstein; Atlanta, Grady Memorial, 1987: John Davidson). Für die dort mit Diskussionen verbrachten Stunden – Tage – Nächte und das außerordentliche Entgegenkommen bedanke ich mich besonders. Die gesammelten Erfahrungen wurden hierorts verarbeitet und den (mittel-)europäischen Bedingungen angepaßt.

Der unbefriedigende Erfolg der konventionellen Behandlung bei Typ-I-Diabetes ist mehrfach erwiesen (Czerwenka-Howorka et al. 1984 c; Waldhäusl et al. 1985). Beim heutigen Stand der Insulintherapie sind daher über 95% unserer informierten Patienten verständlicherweise zur Ansicht gekommen, daß eine funktionelle Insulintherapie mit multiplen Injektionen oder mit CSII derzeit die einzig praktisch durchführbare und vernünftige Behandlungsalternative ist. Vor dem Abschluß der DCCT, Diabetes Control and Complication Trial, wo noch Zweifel über den Sinn einer guten Stoffwechselkontrolle vorhanden waren, war die Skepsis vieler Ärzte und Berater zu sehen. Sie sagten, daß FIT von der Mehrheit der Patienten nicht akzeptiert werden kann ... wegen Schmerzen durch die vielen Insulininjektionen ... wegen Fehlens der Voraussagbarkeit der Blutglukosedynamik nach Insulin- oder Kohlenhydratzufuhr ... wegen der durch Blutglukosemessungen bedingten, vermeintlichen Überbeschäftigung mit der Krankheit ... oder wegen der Tatsache, daß 4–6 Blutzuckermessungen pro Tag unzumutbar seien ... weil die Selbstkontrolle nur neurotisch machen würde ... weil die Pumpe doch letztlich gefährlich sei ... weil die Methode noch nicht reif sei ... weil sie durch zuwenig wissenschaftliche Publikationen gesichert wäre ... weil sie zu kompliziert sie ... weil sie zu Hypos führen könnte und das den Augen schaden würde ... weil es bei diesem Patienten noch zu früh und bei dem anderen zu spät sei ... weil es zu einer Gewichtszunahme kommen könnte ... weil die Diabetiker dann nur Schokolade essen würden ... weil sie sich dann vielleicht ständig überinsulinisieren würden ... weil sie dann alles auf den Kopf stellen würden ... weil das alles schon einmal da gewesen sei und sich nicht bewährt hätte ... weil das Spritzen von Altinsulin ein „alter Hut“ sei ... weil es noch zu neu wäre ... weil es auf Dauer zu teuer wäre ... weil es nur am Anfang so gut gehe, solange noch die „Motivation“ da ist ... weil es ja so viele Meinungen in der Diabetologie gäbe ... weil man es den Patienten einfach nicht erlauben dürfe ... weil FIT nur für sehr intelligente (motivierte, selbstverantwortliche etc.) Patienten in Frage käme ... weil ...

Sollten Sie die Mehrzahl der aufgezählten Meinungen und Bedenken immer noch teilen, empfiehlt sich (ausschließlich) das Lesen der Kapitel, die mit dem Wort „Intermezzo..." beginnen. Dort wurde das Beweismaterial zusammengestellt bzw. ein Weg vorgeschlagen, wie man die aufgezählten Meinungen bestätigen oder sich endgültig überzeugen kann, daß FIT eben nicht möglich ist.

Sollten Sie aber zu jenen gehören, die die Patienten erfolgreich beraten wollen oder schlicht zu jenen Diabetologen zählen, die „es nicht ertragen können, wenn die Patienten informierter sind als sie selbst...", dann sollten Sie auch andere Kapitel durchlesen. Denn das Buch wurde in der Überzeugung geschrieben, daß ohne Mitarbeit und ohne Partnerschaft des Diabetes-Beraters die Selbstbehandlung (d.h. die heute wahrscheinlich einzig effiziente Behandlung) des Insulinmangel-Diabetes nicht erfolgreich durchführbar ist.

Abschließend noch einige Überlegungen zu der derzeit herrschenden Verwirrung hinsichtlich Nomenklatur der verschiedenen Insulintherapieformen. Die Grundlage all der Entwicklungen der letzten Jahre war die Einführung der „intensivierten" Insulintherapie, basierend auf der Mitarbeit der Betroffenen und der Stoffwechsel-Selbstkontrolle. Allerdings trifft die Bezeichnung „intensivierte" Insulintherapie für die funktionelle Insulinbehandlung nicht unbedingt zu, da der Gesamtaufwand im Vergleich zu der herkömmlichen Insulintherapie (mit 2–3 Injektionen täglich und regelmäßiger Diät) unter FIT üblicherweise **wesentlich** verkleinert wird. Der Begriff der „intensivierten" Insulintherapie ist zudem auch sehr inhomogen und wird in unterschiedlichen Zentren unterschiedlich verstanden. Auf die Überlappung diverser Begriffe und die Nomenklaturschwierigkeiten kommen wir noch im Kapitel „Strategien der Insulinbehandlung" zurück. Auch der 1983 von „nahe-nomoglykämische Insulin-Substitution" ursprünglich abgeleitete Namen „NIS" ist selbst für die funktionelle Insulinbehandlung nicht 100%ig zutreffend, da er nur das Therapieziel – die Nahe-Nomoglykämie – beschreibt. Aus historischen Gründen sind wir ursprünglich bis etwa 1989 bei dieser Bezeichnung geblieben, wobei in den weiteren Ausführungen die Begriffe: „funktionelle Insulinbehandlung", „NIS" oder „FIT" synonym gebraucht werden, und bedeuten **anhand individueller Regeln (= Algorithmen) funktionell getrennten Insulingebrauch** (mittels Spritze, Pumpe oder Pen) **entweder zum Fasten, oder zum Essen, oder zur Korrektur eines zu hohen Blutzuckers (mit dem Ziel der Nahe-Nomoglykämie und flexibler Lebensführung).**

Der Einsatz von FIT zeigte innerhalb der letzten Jahre ein exponentielles Wachstum. Mit diesem Trend ist auch in den kommenden Jahren (Jahrzehnten?) zu rechnen. Die kommenden, schnell wirkenden Insulinanaloga werden wahrscheinlich zur weiteren Verbreitung von „physiologischeren" Therapiestrategien beitragen. Je nach Stand der Medizin und Technik wird sich FIT vielleicht einmal zu einer autonomen, von der Patientenmitarbeit unabhängigen, nomoglykämischen Insulinsubstitution entwickeln, falls je der Sprung zu Closed-loop-Systemen in der Insulinzufuhr geschafft wird oder sich die Möglichkeit einer effizienten Immunintervention oder Transplantation ergeben sollten. Was soll man aber **hier und jetzt** mit Typ-I-Diabetes machen?

2 Überblick über die Phasen der Rehabilitation bei Typ-I-Diabetes

Eine selbständige, funktionelle, nahe-normoglykämische Insulinsubstitution basiert auf situationsgerechtem Handeln des Patienten, was sowohl eine entsprechende Information als auch langfristige Motivation voraussetzt.

Die Erfahrungen der letzten Jahre (ca. 6000 Patientenjahre unter funktioneller Therapie) haben gezeigt, daß die optimale Rehabilitation bei Diabetikern sich in bestimmte Phasen und „Schulungsmodule“ unterteilen läßt. Folgende Phasen können dabei unterschieden werden:

- **Phase 0:** Erstinformation, initiale Motivation des Patienten;
- **Phase I:** Diabetiker-Basisschulung mit dem Ziel einer rationalen Selbstanpassung der Insulintherapie;
- **Phase II:** Erlernen der funktionellen Insulinbehandlung, der primären (Blutzuckerkorrektur) und sekundären (Algorithmenkorrektur) Insulindosis-Selbstanpassung;
- **Phase III:** Supervision der Selbstbehandlung, regelmäßiges „Update“ des praktischen und theoretischen Wissens, Erfassung und gegebenenfalls Behandlung von Folgeschäden.

Alle diese Phasen können ***ambulant*** und zeitlich voneinander getrennt vorgenommen werden. Bei der „Phase 0“ und bei der „Phase III“ überwiegen naturgemäß Einzelberatungen. Die „Phase I“ (Diabetiker-Basisschulung) und die „Phase II“ (FIT-Schulung) werden in einem überwiegenden Anteil als Gruppenschulung durchgeführt. Ursprünglich (in den Jahren 1983 bis 1987) wurde die „Phase II“ routinemäßig gleich nach der „Phase I“ durchgeführt und die beiden Phasen wurden mit dem Namen „NIS-Programm“ bezeichnet (Abb. 2.1). Wie bereits erwähnt, hat sich gezeigt, daß sowohl für den Schulenden

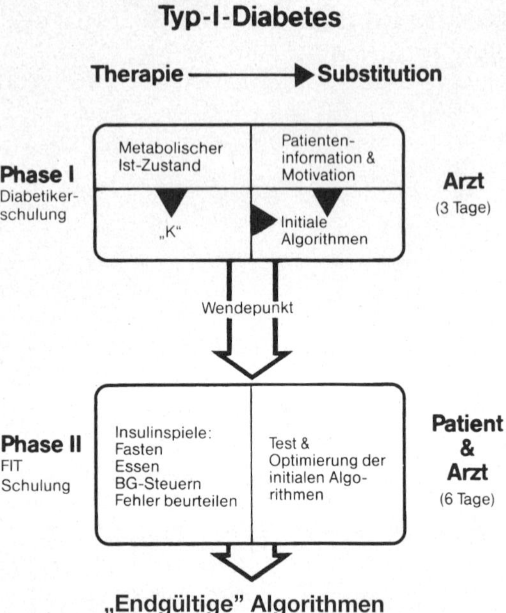

Abb. 2.1. Didaktisches Verfahren zur Einleitung der funktionellen, nahe-normoglykämischen Insulinsubsitution: Überblick über das FIT (NIS)-Programm. Heute werden die beiden Phasen voneinander zeitlich getrennt durchgeführt

als auch vor allem für die Betroffenen eine zeitliche Entkoppelung der einzelnen Schulungsphasen viele Vorteile bringt.

Ein Überblick über die Inhalte, Ziele und Methoden der erwähnten Phasen der Rehabilitation finden Sie in Tabelle 2.1. Unsere Erfahrungen haben gezeigt, daß eine derart optimale Rehabilitation bei Typ-I-Diabetes (Erlangen von individuell optimaler Stoffwechselkontrolle mit minimalem Aufwand bei hoher Lebensqualität) insgesamt 40–60 h (etwa 60–90 % davon als Gruppenunterricht mit Übungen) erfordert. Erstaunlicherweise wird dieser Aufwand von den Versicherungs- und Pensionsversicherungsträgern als so hoch betrachtet, daß die Etablierung einer zur derartigen Rehabilitation erforderlichen Infrastruktur immer noch auf große Schwierigkeiten stößt. Da das skizzierte Verfahren die künftigen Spitalsaufenthalte zur „Neueinstellung" vollständig eliminiert (s. Kap. 17 „Ergebnisse und Erfahrungen - ein Überblick") ist zu hoffen, daß in Zukunft den rationalen Kriterien doch letztlich Rechnung getragen wird. Schon allein aus dem Ausmaß der Schulung ergibt sich, daß eine optimale Rehabilitation bei Typ-I-Diabetes kaum im „Alleingang" gemacht werden kann, so daß zumindest die „Phase I" und die „Phase II" üblicherweise als Gruppenschulung von einem Team vorgenommen werden müssen (Tabelle 2.2).

Unseres Erachtens ist es nicht richtig, irgendeine der erwähnten Phasen der Rehabilitation „auszulassen", da jede dieser Phasen voneinander unterschiedliche Ziele hat.

Entscheidend zur Motivation, zum Aufbau einer guten Arzt/Patienten-Beziehung ist die **„Phase 0"**, die selbst Patienten mit einer sehr langen Diabetesdauer entscheidende und neue Informationen liefern sollte. Der Schwerpunkt der „Phase 0" liegt in der Motivation des Patienten für eine selbständige Behandlung und Insulindosis-Selbstanpassung anhand der Selbstkontrolle. Dazu ist es auf jeden Fall notwendig, den Patienten in die Grundlagen der Blutzucker- und Harnzuckermessung einzuführen und ihn auf die Literatur hinzuweisen, die er möglichst noch vor der Schulung, also vor der Phase I, erarbeiten sollte. Bereits bei der Erstvorstellung eines neuen Patienten hat es sich bewährt, seine Therapie so weit zu verändern, daß er - anstatt der 2mal täglichen Injektion von Mischinsulinen - ein Normalinsulin und ein Verzögerungsinsulin morgens und abends verwendet. Somit entsteht eine „4-Komponenten-Therapie", die der Patient seinem Tagesrhythmus wesentlich leichter anpassen kann. Die Grundlage der Selbstanpassung bildet die Protokollführung, und in diesem Stadium ist es auch sinnvoll, die klassischen „Logbücher" anzuwenden.

Wenn ein Patient bereits regelmäßig Stoffwechsel-Selbstkontrolle durchführt und imstande ist, eine eigenständige Selbstanpassung der Insulintherapie vorzunehmen und gleichzeitig Interesse an einer Schulung hat, so wird er zur **„Phase I"** - dem klassischen „Düsseldorfer" Modell - angemeldet. In dieser Phase (Mühlhauser 1982) werden die Patienten ausreichend über das Wesen ihrer Erkrankung und über den heutigen Wissensstand bezüglich de möglichen Therapieformen informiert. Die einzelnen Strategien der Insulinbehandlung (konventionelle und intensivierte Insulintherapie; funktionelle Insulinsubstitution) wie auch die Möglichkeiten der Insulinzufuhr (kontinuierliche Insulininfusion, Injektionen, Insulin-Pen) werden miteinander ver-

Tabelle 2.1. Phasen der Rehabilitation: Modulares Schulungssystem bei insulinabhängigem Diabetes

	Phase 0: Erstinformation und Motivation	**Phase I: Diabetiker-Basisschulung**	**Phase II: Schulung in funktioneller Insulinbehandlung**	**Phase III: Supervision und Update; Rehabilitation bei Folgeschäden und Begleitkrankheiten**
Module	• Erstgespräch (mit Arzt/Berater) • Erfahrungsaustausch mit Betroffenen	• Klassische Diabetiker-Gruppenschulung („Düsseldorfer“ Modell) • Mehrstündige Veranstaltungen der Selbsthilfegruppen	• Erstellung von Initialalgorithmen • Testung und Anpassung der Initialalgorithmen („Insulinspiele“) • Theorie und praktische Konsequenzen	• Supervision (ambulante Kontrollen) • FIT Update (mehrstündige Auffrischungs- und Diskussions-Gruppenveranstaltung) Fakultativ-Module: • Hypertonie/Nephropathie • Hypoglykämie • Schwangerschaft • Schlankkurs • Sehbehinderung
Hauptziele	• Initiale Information und Motivation • Erfassung von Stoffwechselkontrolle und Spätschäden • Einführung von Mehrkomponenten-Insulintherapie (ohne Mischinsulin) • vorläufige Definition des Therapiezieles	• Nähere Definition des individuellen Therapiezieles (Behandlungsstrategie) • Basisinformation, praktische Erfahrungen	• Erlernen der primären (Blutzuckerkorrektur) und sekundären (Algorithmenkorrektur) Insulindosis-Selbstanpassung • Herausfinden der individellen optimalen Lebensqualität und der individuellen Grenzen der funktionellen Insulinsubsitution	• Aufrechterhaltung von optimalem Wissensstand, Stoffwechselkontrolle und Lebensqualität • Removitation • Erfassung und Behandlung von Folgeschäden und Begleitkrankheiten

Tabelle 2.1. (Fortsetzung)

	Phase 0: Erstinformation und Motivation	Phase I: Diabetiker-Basisschulung	Phase II: Schulung in funktioneller Insulinbehandlung	Phase III: Supervision und Update; Rehabilitation bei Folgeschäden und Begleitkrankheiten	
Inhalte	• Möglichkeiten der Rehabilitation bei IDDM • Literaturhinweise • Praktikabilität der Behandlung (Spritztechnik; Stoffwechsel-Selbstkontrolle) • Grundlagen der Insulindosis-Selbstanpassung (Normal- und Verzögerungsinsulin) • Protokollführung und Bilanz • Hypoglykämie, Glukagon • Kontakt zu Selbsthilfegruppen	• Siehe „Phase 0"; praktische Konsequenzen • Pathopysiologische Grundlagen • Diät • Insulin; Erhöhung/Verminderung der Dosis; Mehrkomponenten-Insulinsystem: Selbstanpassung der Dosen • Merkmale, Vor- und Nachteile unterschiedlicher Behandlungsformen (intensivierte vs. funktionelle Insulinbehandlung) • Stoffwechsel-Selbstkontrolle • Hypoglykämie • Diabetes-Folgeschäden	• Funktioneller Insulingebrauch (Algorithmen) • Verbindung von Theorie und Praxis „Insulinspiele": Kurztests für FIT-Algorithmen (Fasten, „Sünde", „Nierenschwelle") • Alltagskriterien zur Beurteilung des basalen und prandialen Insulins • Primäre und sekundäre Insulindosisanpassung • Diabetesfolgeschäden • Sondersituationen	• Erfassung/Beseitigung von individuellen Defiziten (Theorie und Praxis) • Update von Theorie und Praxis • Erfassung und Behandlung von Diabetes-Folgeschäden • Kontakt zu Selbsthilfegruppen **Fakultativ:** • Hypoglykämiekurs (S. 105 ff.) • Schlankkurs (S. 150 ff.) • Schwangerschaft und Entbindung (S. 140 ff.)	**Fakultativ** • Bei erhöhter Mikroalbuminurie und/oder RR: Hypertonieschulung (RR-Selbstmessung und Beeinflussung, nichtmedikamentöse und medikamentöse Maßnahmen) • Bei Visusverminderung: Low Vision Training, Mobilitätstraining, Kommunikationstraining, lebenspraktische Fertigkeiten • Prädialyseberatung bei Kreatininwerten um 3 mg/dl; Kontakt zur nephrologischen Abteilung

Tabelle 2.1. (Fortsetzung)

	Phase 0: Erstinformation und Motivation	**Phase I: Diabetiker-Basisschulung**	**Phase II: Schulung in funktioneller Insulinbehandlung**	**Phase III: Supervision und Update; Rehabilitation bei Folgeschäden und Begleitkrankheiten**
Methoden	• Überwiegend Einzelgespräch • Anamnese (inkl. bisherige Hospitalisierungen, Schulungen, Hypoglykämien mit Bewußtlosigkeit) • Initiale Untersuchungen	• Gruppenschulung • Lehrgespräch • Diskussion • Besprechung der Insulindosierung in der Gruppe (Overhead-Folien)	• Gruppenunterricht; Lehrgespräch • „Insulinspiele“: 1tägiges Fasten, die sogenannte „Sünde“, Prüfung der Korrekturalgorithmen: „Nierenschwelle“ • Theoretische Inhalte werden als individuell zugeschnittene „Sondersituationen“ diskutiert (Schwangerschaft, Sport, Operation, schwere Hypoglykämie...) • Besprechung der Insulindosierung in der Gruppe (Overhead-Folien)	• Ambulante Kontrollen: überwiegend Einzelberatungen • Gruppenschulungsmodule – Lehrgespräch: – Schwangerschaft und Geburt (mit Partnern) – Hypoglykämie-Prävention – Hypertonie/Nephropathie – Schlankkurs • Sehbehindertenrehabilitation: überwiegend 1 : 1 Training (Spezialtrainer) • Weitere Beratungen bei Folgeschäden überwiegend als Einzelberatungen • FIT-Update: Großgruppe (Plenum: 100 Personen) und Kleingruppen

Tabelle 2.1. (Fortsetzung)

	Phase 0: Erstinformation und Motivation	**Phase I: Diabetiker-Basisschulung**	**Phase II: Schulung in funktioneller Insulinbehandlung**	**Phase III: Supervision und Update; Rehabilitation bei Folgeschäden und Begleitkrankheiten**
Ausmaß	1–3 h (1–2 Beratungen)	10–18 h	16–30 h	**Ausmaß/Anteil an Gruppenunterricht:** • Supervision: 0,5–1 h/3 Monate (ambulante, individuelle Kontrollen) • FIT Update: 2tägige Gruppenveranstaltung (ca. 14 h/Jahr), Kooperation mit Selbsthilfegruppen, Erfahrungsaustausch • Hypertonieschulung: Gruppenschulung, 3 Einheiten zu je 5 h • Sehrestausnützung und Blindenrehabilitation: 5–150 h /individuell; davon allein bei Vollblindheit Mobilitätstraining: 50–70 h) • Hypoglykämie-Prävention: 2 Einheiten zu je 5 h + individuelle Arbeit • Schwangerschaft: 1 Tag • Schlankkurs: 8 Einheiten zu je 3 h
Anteil des Diabetesberaters (%)	50–75 %	50–90 %	50–80 %	
Anteil der Gruppenberatung/Gruppenunterricht (%)	gering, fallweise bis 50 %	75–100 %	75–90 %	
Anteil der praktischen Übungen (%)	ca. 30 %	30–50 %	40–60 %	

glichen und Vor- und Nachteile der einzelnen Strategien besprochen. Eine ausreichende Motivation für eine künftige funktionelle Insulinsubstitution ergibt sich meistens allein aus der Perspektive der **Normoglykämie** und der **freien Diät.** Patienten, die eine gewisse Scheu vor multiplen Injektionen oder einer Insulinpumpe zeigen, lassen sich meist zu einer kurzfristigen Probe der funktionellen Behandlung überzeugen. Danach hat es aber praktisch nie eine Rückkehr zur früheren Therapieform mit 1 oder 2 Injektionen täglich gegeben.

Anhand der bisherigen Insulindosierung und der damit erreichbaren Glykämie kann unter Berücksichtigung der eingehaltenen Diät, der körperlichen Belastung, der eventuellen Glukosurie und Ketonurie der gesamte tatsächliche Tagesinsulinbedarf geschätzt werden. Durch Vergleich mit dem theoretischen, von der Insulinproduktionsrate Gesunder abgeleiteten Insulinbedarf (Waldhäusl et al. 1979) entsteht (als Quotient 'K', s. Kap. 4.1 „Initiale Algorithmen“) das Maß der aktuellen (globalen, „mittleren“) Insulinsensitivität des Patienten. Dieses Maß (der Quotient 'K') dient der approximativen Erstellung der initialen **Algorithmen (= Regeln)** für die Ermittlung der Insulindosierung und damit der „vorläufigen“ Antwort auf Patientenfragen:

- „Wie hoch ist mein Fasteninsulinbedarf?“
- „Wie hoch ist mein mahlzeitenbezogener Insulinbedarf?“, d.h.: „Wie viele Einheiten Insulin brauche ich für eine BE?“
- „Wie kann ich meine aktuelle Blutglukose (entweder mit Normalinsulin oder mit Kohlenhydraten), sollte sie vom Zielbereich abweichen, korrigieren?“

Erst nach Erstellung der „vorläufigen“ Antwort auf die angeführten Fragen, d.h. nach Erstellung der „Arbeitshypothese“ für Algorithmen der Insulindosierung, kann eine abrupte Veränderung der Behandlungsstrategie erfolgen. Anstatt der bisherigen Therapie, bei welcher der Patient sich passiv-rezeptiv die vom Arzt vorgeschriebene Insulinmenge verabreicht und in bestimmten Zeitabständen zur Prävention der Hypoglykämie Kohlenhydrate zu sich nimmt, wird eine funktionelle, normoglykämieorientierte Insulinsubstitution eingeleitet. **Eben duch die klaren Algorithmen für Insulinanwendung erhält der Patient die Möglichkeit der selbständigen Insulindosierung und der freien Entscheidung bezüglich der Nahrungsaufnahme und trägt die Verantwortung für die aktuelle Glykämie.** Die Übertragung dieser Verantwortung auf den Patienten geschieht nicht zuletzt aus psychodynamischen Gründen abrupt. Mit diesem Schritt beginnt – häufig erst mehrere Wochen nach Abschluß der Diabetiker-Basisschulung – die „Phase II“: die Schulung im funktionellen Insulingebrauch.

Nach der Umschaltung auf FIT beinhaltet die **„Phase II“** des Programmes die Anwendung und, sofern notwendig, die Optimierung der „Initialalgorithmen“ durch den Patienten selbst unter ständiger Aufsicht des Arztes. In dieser Phase wird die Alltagspraxis der funktionsgebundenen Insulindosierung anhand der sogenannten „Sondersituationen“ diskutiert. Der Schwerpunkt der „Phase II“ des FIT-Programmes liegt auf dem Erwerb der Fähigkeit, die Effizienz der durchgeführten Insulinsubstitution zu beurteilen und gegebenenfalls die Algorithmen den veränderten Bedingungen der Insulinsensitivität selbständig sekundär anzupassen (s. Kap. 8 „Regeln zur Algorithmen-Modifikation“).

Wichtig ist die Erkenntnis, daß auch nach Abschluß der „Phase II“ – nach Erlernen der funktionellen Insulinsubstitution – der Prozeß der Rehabilitation **keinesfalls beendet** ist. In der nun veränderten Arzt/Patienten Beziehung wird der Arzt zum – nur noch sporadisch kontaktierten – Berater und Supvervisor (**„Phase III“**) der für das von Zeit zu Zeit nötige Update des praktischen und theoretischen Wissens verantwortlich ist. Es darf nicht vergessen werden, daß Normoglykämie allein angesichts eventuell bestehender Folgeschäden die Probleme des Patienten keinesfalls endgültig löst. So gewann in den letzten Jahren die am Modell von Mühlhauser et al. (1986) erarbeitete Hypertonie-Schulung besondere Bedeutung und sollte nun bei allen, von relevanten mikroangiopathischen Folgeschäden (erhöhte Mikroproteinurie, höhere Blutdruckwerte) betroffenen Patienten, angewendet werden. Und da selbst die Etablierung von besten Rehabilitations- und Schulungseinheiten die Erblindung von vielen diabetischen Patienten mit schon vorhandenen schweren Folgeschäden in den nächsten Jahren nicht zu verhindern vermag, ist es an der Zeit, daß nun die Diabetologen das nötige Wissen über die Rehabilitation bei Sehbehinderung, Blindheit (und bei herannahender Dialyse) erwerben und die betroffenen Patienten nicht aus der Liste der „interessanten“ Patienten streichen. Wenn nötig, könnte das individuelle Optimum der Rehabilitation mit weiteren strukturierten Schulungsprogrammen (... Hypoglykämie-Modul, Schlankkurs) erzielt werden.

Eine Reihe von pädagogischen Anregungen zur Gestaltung des Unterrichts ist im Anhang dieses Buches zusammengestellt.

Tabelle 2.2 Stundenplan für FIT-Programm (Phase I und Phase II der Rehabilitation) Die einzelnen Unterrichtseinheiten erfordern ca. 3–4 Unterrichtsstunden pro Tag. Täglich erfolgt die Diskussion der erhobenen Blutzuckerwerte in der Gruppe (Protokollprojektion mit Overhead-Folien).

Diabetikerschulung: Phase I des FIT-Programmes

Einheit I:
- Wünsche und Ziele.
- Blutglukose-Selbstkontrolle, Technik der Blutgewinnung: „Selbststichgeräte". Blutgewinnung ohne Gerät. Blutzucker-Meßgeräte. Visuelles Ablesen der Streifen, Parallelmessungen. (Harnzucker, Aceton, HbA_{1c}, MBG). Protokollführung: Folien. Wissenstest 1.
- Insulinwirkung. Insulinmangel. Diabetestypen. Spätkomplikationen. Ziele der Diabetesbehandlung. Grundlagen der Insulindosis-Selbstanpassung. Diabetesvererbung. Schwangerschaft.
- Diät I. Kohlenhydratberechnung, Bilanz und Protokollführung.

Einheit II:
- Insulin beim Gesunden I. Selbstkontrolle II.
- Strategien der Insulinbehandlung, Fortsetzung. Insulinarten. Geschichte der Insulintherapie aus der Sicht des Patienten.
- Akutkomplikationen (Umriß). Hypoglykämie. Glukagon. Protokollbesprechung. Insulindosis-Selbstanpassung: Diskussion.

Einheit III:
- Praxis der Selbstkontrolle: Harnzucker, Aceton. HbA_{1c}. Protokollführung und -Besprechung. Diät II: Praxis.
- Insulin beim Gesunden II.
- Insulinbehandlung, Fortsetzung. Technische Entwicklungen in der Insulinzufuhr, praktische Aspekte der Insulinpumpen. Insulin-Pens.
- Strategische Wahl: intensivierte versus funktionelle Therapie?

Einheit IV:
- Diät III. Energetischer Gehalt der Nahrung. Prandialer (mahlzeitenbezogener) Insulinbedarf. Glykämischer Index.
- Urlaub und Reisen. Praxis der intensivierten Insulintherapie.
- Interpretation der Stoffwechselbefunde. Fakultativ: Algorithmen der funktionellen Insulinanwendung. Rechenübungen zur Berechnung des aktuellen Insulindefizits und Vorbereitung auf die Umstellung.
- Protokollbesprechung. Diskussion. Manöverkritik. Wissenstest 2.

WENDEPUNKT:
Algorithmen der
funktionellen Insulintherapie

Eigentliche FIT-Schulung: Phase II des Programmes

Einheit I:

- Algorithmen der funktionellen Insulinanwendung. „Rechenübungen". Therapieumstellung. Gemeinsame Protokollbesprechung (Overhead-Folien).
- Alltagskriterien und Kurztests zur Beurteilung der Algorithmen der funktionellen Insulinanwendung. Überblick über „Insulinspiele".
- Probleme der Normalinsulinanwendung. Insulinkinetik.
- Fakultativ: Protokoll: „Sünde" oder Festtag, Minimalausrüstung.

Einheit II:

- Protokollbesprechung. Fakultativ: die „Sünde": Gemeinsame Interpretation der Ereignisse und Ergebnisse. Projektion der Folien.
- Zusammenfassung: Alltagskriterien und Kurztests zur Beurteilung der Algorithmen der funktionellen Insulinsubstitution. Algorithmenanpassung.
- Kinetikmodifikation. Veränderung der Resorptionsgeschwindigkeit der Nahrung und der Insulinresorption.
- Hypoglykämie: Klassifikation, Ursachen, Prävention. Therapie. Glukagon.
- Dawn-Phänomen und Konsequenzen für basales Insulin (Umriß). Außergewöhnliche Situationen - Vergabe. Protokoll: Fasttag (Besprechung).

Einheit III:

Fasttag.

- Besprechung des Fasttages. Folienprojektion und Interpretation.
- Basale Insulinsubstitionen (Anpassung der Basalrate).
- Kosten der Diabetesbehandlung. Versicherungsträger. Spätkomplikationen. Kontrazeption. Schwangerschaft. Vererbung. Grenzen der FIT.
- Insulinsubstitution in außergewöhnlichen Situationen I. Sport und andere Situationen mit Verminderung des Insulinbedarfs. Prinzipien der primären und sekundären Insulindosisanpassung.
- Protokoll: Nierenschwelle (Vorbesprechung). Definition der basalen Bedingungen. Erreichen der basalen Bedingungen. Überprüfung der Korrekturalgorithmen. Hebung und Senkung der Blutglukose. Nierenschwellenbestimmung.

Einheit IV:

- Vormittag: Nierenschwelle. Besprechung der Ergebnisse.
- Projektion der Folien. Algorithmenanpassung.
- Sondersituationen II (Erhöhung des Insulinbedarfs).
- Die wichtigsten Regeln der Substitution. Sekundäre Insulindosisanpassung: Regeln der Algorithmenmodifikation - Zusammenfassung.

Einheit V:

- Protokollbesprechung.
- Ausständige Sondersituationen III. Selbsthilfegruppe.
- Spätkomplikationen. Ambulante Kontrollen - wozu?
- Zusammenfassung. Alltagskriterien zur Beurteilung der Algorithmen der funktionellen Insulinanwendung. Wissenstest 3.

Einheit VI:

- Arztbriefe. Algorithmenanpassung. Kontrolltermin. Verordnungsscheine. Rezepte. Streifen. Insulin. Glukagon. Diabetesausweis. Schlußbemerkungen.
- Allgemeine Diskussion. Manöverkritik. Ergänzung der fehlenden Gegenstände; offene Fragen.

2.1 *Intermezzo 1:* Die Strategie des Mißerfolges oder wie man *nicht* schulen sollte

Ein Arzt könnte wahrscheinlich gar kein guter Arzt oder Berater sein, würde er sich mit den Schicksalen seiner Patienten identifizieren wollen. Das Fehlen dieser Identifikation ist ein „natürlicher“, ärztlicher Schutzmechanismus, führt jedoch leicht dazu, daß Arzt oder Berater keine Vorstellung von der Lebensrealität des Patienten haben.

Hier finden Sie eine Liste von Beispielen, wie man eine Diabetikerschulung **nicht** machen sollte. Das Konzept ist natürlich ausbaufähig ...

1. Beginnen Sie Ihren Kurs damit, daß es immer noch völlig unsicher ist, ob die gute Diabetes-Kontrolle die Spätkomplikationen verhindern kann.
2. Im gleichen Satz gestehen Sie gleich die Wahrheit: die gute Kontrolle kann ja heute eigentlich gar nicht erreicht werden. Denn ein mittlerer Blutzucker um ca. 120 mg/dl läßt sich mit dem eines Gesunden (nämlich etwa 90 mg/dl) überhaupt nicht vergleichen.
3. Verwirren Sie die Patienten systematisch mit Worten wie „Hyperinsulinämie“, „peripherer Zugang“, „nicht praehepatisch“ usw. und schließen Sie das Kapitel mit der Zusammenfassung ab, daß Diabetiker immer zuviel Insulin haben, weil sie es spritzen. Um die Patienten noch weiter sprachlos zu machen, sagen Sie ihnen, daß das Insulin ausschließlich in den Leberkreislauf verabreicht werden sollte.
4. Während der theoretischen Ausführungen über die Diabetes-Behandlung sollten Sie in ungefähr jedem dritten oder vierten Satz betonen „Es ist noch nicht endgültig gesichert ...“, gleichgültig, wovon Sie gerade sprechen.
5. Wenn Sie die Schulung allein durchführen, sorgen Sie für die entsprechende emotionale Einstellung zum Thema: Hüten Sie sich vor jeglichem Enthusiasmus! Zeigen Sie sich distanziert, immer ernst und vor allem – skeptisch.
6. Wenn Sie aber über ein Team verfügen, ist es günstig, daß Sie für viele „Gesichter“ (d.h. zumindest 7 aufeinanderfolgende Berater) sorgen. Diese sollten sich ständig abwechseln und für nichts Konkretes zuständig sein. Am besten wäre es, wenn die Team-Mitglieder auch völlig unterschiedlicher Meinung sind und unterschiedliche Gesichtspunkte repräsentieren oder (noch besser!) gar nicht wissen, worüber und was die anderen reden.
7. ...

3 Diabetikerschulung (Phase I)

3.1 Insulin beim Gesunden; Insulinmangel

Dem Patienten soll eher in Form eines Lehrgesprächs als in einem Vortrag die Funktion des Insulins (Glukosetransport) beschrieben sowie der Prozeß der Insulinsekretion beim Gesunden (Waldhäusl et al. 1979, 1982) zur Gewährleistung der Normoglykämie (Bereich von 75–160 mg/dl) dargestellt werden.

Die **„basale" Insulinsekretion im Fastenzustand** (im wesentlichen entsprechend dem Transport der Glukose aus der hepatischen Glukoseproduktion) liegt bei etwa einer Einheit pro Stunde (bzw. 0,35 IE pro kg Körpergewicht je 24 h).

Die **prandiale Insulinsekretion** ist in erster Linie von der Menge und auch teilweise von der Art der Kohlenhydrate, aber auch von der Menge an Nicht-Kohlenhydraten abhängig. Sie liegt bei 1,35 IE Insulin pro 50 kcal Glukoseäquivalent (1 Broteinheit) und 0,45 IE je 100 kcal an Nicht-Kohlenhydraten (Eiweiß, Fett).

Für Patienten, die sich Insulin spritzen müssen, ist auch die Berücksichtigung der Prozesse, die sich während der **Muskelarbeit** abspielen, wichtig. Beim Gesunden wird dabei die Insulinsekretion relativ vermindert und die hepatische Glukoseproduktion steigt. Im Gegensatz dazu führt die körperliche Tätigkeit bei Insulinbehandelten mit guter glykämischer Kontrolle eher zu einer Erhöhung des Insulinspiegels, wodurch die Glukoseutilisation unverhältnismäßig steigt und die hepatische Glukoseproduktion herabgesetzt wird (Vranic u. Berger 1979). Lediglich bei ketotischen Patienten mit absolutem Insulinmangel wird die Muskelarbeit zu einer weiteren Verstärkung der Ketose und Hyperglykämie führen (Berger et al. 1977).

Auch die **Alkoholaufnahme** bedarf einer besonderen Berücksichtigung. Dabei wird bei Gesunden die Insulinsekretion infolge der Reduktion der hepatischen Glukoseproduktion vermindert (Field et al. 1963). Bei Insulinspritzenden wird durch Alkohol die hepatische

Glukoseproduktion herabgesetzt, was in einem relativ überhöhten, peripheren Insulinspiegel resultiert, zumal dieser nicht abrupt vermindert werden kann (Chantelau et al. 1985 b).

Beide Faktoren, Muskelarbeit und Alkoholaufnahme, werden daher bei Insulinbehandelten zur Hypoglykämie führen, sofern keine Gegenmaßnahmen getroffen werden.

Die Ursachen und die Symptome des Insulinmangels, d.h. der Hyperglykämie, der Glukosurie (Exsikkose) und der Azidose, können unter Berücksichtigung der früheren Symptome der Patienten diskutiert werden. Auch die langfristigen Folgen des relativen Insulinmangels (der chronischen Hyperglykämie) sollten angedeutet werden. In diesem Zusammenhang können die Besonderheiten des Diabetes, und zwar insbesondere die absolute Beschwerdefreiheit bei mäßiger Hyperglykämie, unterstrichen werden.

Die Mechanismen, die bei Gesunden die Glukose-Homöostase beeinflussen, werden in einige Kategorien unterteilt. Gleichzeitig sollte erörtert werden, wie die einzelnen Mechanismen substituiert werden könnten:

- Die **basale Insulinsekretion** kann durch Langzeitinsulin oder kontinuierliche Insulininfusion ersetzt werden;
- Die **prandiale Insulinsekretion** kann durch Normalinsulin praeprandial bzw. durch Bolus-Insulingabe bei kontinuierlicher Insulininfusion ersetzt werden, und
- Der **Blutglukosesensor** der Beta-Zelle kann klinisch heute nur relativ ungenügend durch intermittierende Blutzucker-Selbstkontrollen mit unmittelbaren Korrekturen der vom Zielbereich abweichenden Blutglukosewerte substituiert werden.

3.2 Diät

FIT wird u.a. durch die Fähigkeit des Patienten erreicht, zur Nahrungsaufnahme eine angemessene Menge an Insulin in richtiger Weise zu applizieren.

3.2.1 Zielvorstellung der Diätberatung unter FIT

Am Ende des Schulungsprogramms sollte der Patient die Fähigkeit zur Schätzung des Kohlenhydratgehaltes der Nahrung erworben haben. Diese stellt eine unbedingte Voraussetzung für die Wahl der richtigen Insulindosis dar. Der Gehalt der Nicht-Kohlenhydrate beeinflußt den prandialen Insulinbedarf nur geringfügig.

Ein weiteres Ziel der diätetischen Ausbildung der Patienten ist die Aufrechterhaltung eines stabilen Körpergewichtes. Bei übergewichtigen Patienten ist daher die Bilanzierung der Nahrungsaufnahme, wenn erforderlich auch die Senkung des kalorischen Gehaltes der Nahrung, notwendig. Deswegen werden (wahlweise) die Kenntnisse über den Kaloriengehalt vermittelt.

3.2.2 Kohlenhydratgehalt der Nahrung

Das Austauschsystem der „Broteinheiten" ist in Österreich, wie auch im gesamten deutschsprachigen Raum, weit verbreitet. Einer Broteinheit entsprechen 12 g, einer nun neuerdings eingeführten Kohlenhydrateinheit nur noch 10 g Kohlenhydrate. Da 1 g Kohlenhydrate knapp über 4 kcal enthält, entsprechen einer Broteinheit ca. 50 kcal Kohlenhydrate. Das System der Broteinheiten zeichnet sich durch eine praxisgerechte Beschreibung der austauschbaren Kohlenhydratmengen aus. Aus Gründen der breiten Anwendung (üblicherweise besitzen bis zu 70% aller Typ-I-Diabetiker bereits Vorkenntnisse über das Broteinheitensystem) ist es nicht ratsam, zur Kohlenhydratberechnung in Gramm überzugehen.

Auch die Art der Kohlenhydrate beeinflußt den prandialen Insulinbedarf (s. 5.2 „Prandiale Substitution. Probleme der Normalinsulindosierung"). Doch in der Phase I der Schulung wird versucht, auf jede Art von nicht absolut notwendigen Informationen zu verzichten. Daher wird auf die Art und die Resorptionsgeschwindigkeit der Kohlenhydrate vorläufig nur allgemein eingegangen. Die genaue Berücksichtigung des „glykämischen Index" (Jenkins et al. 1982) bzw. eine Kohlenhydrateinteilung in Gruppen (wie dies in den USA praktiziert wird) hat sich (zumindest in dieser Ausbildungsphase) nicht bewährt. In der Phase der Ausbildung zur funktionellen Insulinbehandlung wird dann darauf hingewiesen, daß der prandiale Insulinbedarf für Kohlenhydrate mit hoher Blutglukosewirksamkeit und Resorptionsgeschwindigkeit (Kartoffelbrei, Coca Cola, ballaststoffarme Brotsorten) höher ist als bei Kohlenhydraten mit „mittlerer" Blutglukosewirksamkeit (ballaststoffreiche Gebäcksorten, Nudeln, Müsli, Haferflocken, viele Milchprodukte und Obstsorten), und daß er bei Kohlenhydraten mit sehr langsamen Resorptionszeiten und Blutglukosewirksamkeit (Linsen, Bohnen, „grünes" Obst mit hohem Fructoseanteil, diverse Gemüsesorten) am niedrigsten ist.

3.2.3 Energetischer Gehalt der Nahrung

Die Fähigkeit zur Schätzung des energetischen Gehaltes der Nahrung ist zur Durchführung einer FIT zwar nicht unumgänglich, sie bietet dem Patienten jedoch gewisse Vorteile. Folgende Gründe waren maßgeblich dafür, den Patienten im Rahmen des Ausbildungsprogrammes zu lehren, den Kaloriengehalt der Speisen grob zu schätzen:

- Die absolute Freiheit des Patienten, über die Menge und Art der Nahrung zu entscheiden, soll nicht in Übergewicht ausarten, und
- Der Beginn der FIT ist sehr häufig mit dem Abbruch der bis jetzt katabolen Stoffwechsellage verbunden. Daher nehmen die Patienten allein durch den Wegfall der Glukosurie zu, sofern sie nicht imstande sind, die Nahrungsaufnahme zu reduzieren ... Das Problem des Übergewichts spielt in der heutigen Wohlstandsgesellschaft eine nicht unerhebliche Rolle. Auch gut substituierte Typ-I-Diabetiker bilden hier keine Ausnahme.
- Auch kohlenhydratarme Speisen erfordern eine entsprechende – wenn auch viel niedrigere – Insulindosierung,

Berücksichtigt wird der Kaloriengehalt in folgenden Nahrungskategorien: Kohlenhydrate (4 kcal/1 g), Eiweiß (idem), Fett (9 kcal/1 g), Ballaststoffe (theoretisch 0/1 g), Alkohol (7 kcal/1 g). Etwa die Hälfte der täglichen Kalorienzufuhr (in der Größenordnung von ca. 25–35 kcal/kg KG) sollte auf Kohlenhydrate entfallen.

Wie bereits erwähnt, kann die Insulinsubstitution auch ohne Berücksichtigung des energetischen Gehaltes der Nahrung durchgeführt werden. Für Patienten, die nicht imstande sind, den Kaloriengehalt abzuschätzen, haben wir den Begriff der **„belegten Broteinheit"** vorgeschlagen. Dabei wird angenommen, daß die Kohlenhydrate jeweils mit Nicht-Kohlenhydraten aufgenommen werden und daß eine „belegte Broteinheit" (12 g Kohlenhydrate = 50 kcal) zusätzlich etwa 50 kcal an Nicht-Kohlenhydraten enthält (insgesamt also ca. 100 kcal).

Der „erwünschte" Anteil von Kohlenhydraten in der Diät des Diabetikers ist nicht ganz unumstritten (Lindsay et al. 1984), obwohl eine **ballaststoffreiche (und daher kohlenhydratreiche), fettarme Kost** die meisten Vorteile zu bieten scheint (Simpson et al. 1981). In der Geschichte der Diabetes-Diät wurden sowohl in der Präinsulin- wie auch in der Insulinära unterschiedliche Kombinationen angewendet (Oyen et al. 1985). Der heutige Standpunkt wurde am prägnantesten von Nuttall (1983) formuliert: „Unser derzeitiger Wissensstand hinsichtlich der metabolischen Auswirkungen der verschiedenen Diätarten [bei Diabetes] ist unvollständig und bedarf weiterer Forschungsarbeiten. Darüber hinaus ist die Zusammensetzung einer Diät für Diabetiker, mit der die beste Blutzuckerkontrolle erzielt werden kann, ungeklärt und kontroversiell. Es ist ebenfalls nicht bekannt, ob die Spätkomplikationen des Diabetes durch Änderung der Diät entscheidend hinausgezögert oder verhindert werden können. Deswegen kann die an Diabetiker gerichtete Forderung, bestimmte Nahrungsmittel zu meiden oder eine spezielle Diätvorschrift einzuhalten, nicht wissenschaftlich begründet werden. Im Hinblick auf die oben genannten Grenzen, die unserem derzeitigen Wissen gesetzt sind, könnte wahrscheinlich die beste Lösung sein, den Diabetikern zu erlauben, ihre eigene Diät und ihren eigenen Mahlzeitenplan zu entwickeln, solange der Nährstoffgehalt angemessen ist." Zu dieser Feststellung kann nichts mehr hinzugefügt werden, sie gilt auch heute. Was sich jedoch seit dem Jahre 1983 in der Insulintherapie verändert hat, ist, daß nun der zweite Teil des „Credo" von Nuttall umstritten erscheint: „Ein mit Insulin behandelter Diabetiker (...) sollte konsequent eine Diätvorschrift einhalten, die sowohl den Kohlenhydratgehalt der Mahlzeiten als auch die Zeitpunkte der Nahrungsaufnahme festlegt. Dies bleibt in der therapeutischen Strategie weiterhin von größter Bedeutung". Unsere Erfahrungen, aber auch jene andeer Gruppen (Chantelau et al. 1982, 1985 a), haben gezeigt, daß funktionelle Therapie eine beträchtliche Flexibilität bezüglich der Nahrungsmenge und der Zeitpunkte der Nahrungsaufnahme ohne Beeinträchtigung der Stoffwechselkontrolle erlaubt. **Gerade die Möglichkeit, die Diät zu variieren und dadurch so zu essen (= so zu sein) wie die anderen, stellt den wichtigsten Faktor für die Langzeitmotivation der Patienten dar.**

3.2.4 Prandialer Insulinbedarf in Abhängigkeit von der Art und Menge der Nahrung

Das Minimalwissen, das dem Patienten eine noch akzeptable Dosierung des prandialen Insulins erlaubt, beinhaltet lediglich die Antwort auf die Frage: **„Wieviele Einheiten Normalinsulin brauche ich für eine Broteinheit?"**

Wir wissen heute jedoch, daß sowohl die Art als auch die Zubereitung der Kohlenhydrate die Resorptionsgeschwindigkeit der Nahrung mitbestimmen. Dadurch ergeben sich auch gewisse Konsequenzen für die prandiale Insulindosierung. Eine Berücksichtigung der Nicht-Kohlenhydrate wird erst meist bei relativ kohlenydratarmen Mahlzeiten relevant: Der Verzehr von Topfen, Steak, kohlenhydratarmem Sojabrot etc. wird (unter Bedingungen der „niedrigen" Fasteninsulindosierung wie dies unter FIT empfohlen wird, siehe Kapitel „Basale Substitution") mit einem – zwar langsamen – Blutglukoseanstieg verbunden sein, sofern auf prandiales Insulin vollkommen verzichtet wird. Im Gegensatz dazu kann in einer kohlenhydratreichen Mahlzeit der Zusatz von Eiweiß und insbesondere von Fett den prandialen Insulinbedarf (durch Verlangsamung der Resorption der Kohlenhydrate) sogar vermindern (s. 5.2 „Prandiale Substitution. Probleme der Normalinsulindosierung"). In der Praxis ist die Insulingabe für Nicht-Kohlenhydrate lediglich bei kohlenhydratarmen Mahlzeiten erforderlich. Für solche (eher seltene) Situationen benötigt der Patient die Antwort auf die Frage: „Wieviele Einheiten Normalinsulin brauche ich für 100 kcal Eiweiß/Fett-Gemisch?", wobei der Insulinbedarf hierzu lediglich 1/6 (10–20 %) des Bedarfes für isokalorische Kohlenhydratmengen beträgt. Bei der üblichen, eher kohlenhydratreichen Diät wird der Gehalt an Nicht-Kohlenhydraten in der Insulindosierung für durchschnittlich „belegte" Broteinheiten **nicht** berücksichtigt.

Die Fähigkeit zur Feinanpassung der Insulinmenge, wie auch der Kinetik des prandialen Insulins (zeitlich-dynamischer Verlauf der

Insulinämie) in Abhängigkeit von Größe und Art der Mahlzeit, der körperlichen Tätigkeit, eventuell auch der Tageszeit usw., lernen die Patienten in der 2. Phase des Ausbildungsprogrammes.

In der Phase der Basis-Diabetikerschulung versuchen wir, den Patienten nur das Notwendigste zu vermitteln und lediglich jene Aspekte der prandialen Insulinsubstitution genauer zu beschreiben, die vielleicht mit gewissen Komplikationen - durch Dosierungsfehler - verbunden sein können. Hierzu gehört in erster Linie das Essen von Süßigkeiten. Dies ist unter FIT zwar möglich, erfordert jedoch eine gewisse Erfahrung und genaue Kenntnisse über den Kohlenhydratgehalt der Speise. Sonst kann keine richtige Wahl der nötigen Insulinmenge getroffen werden. Zusätzlich tritt das Problem einer nichtadäquaten Anpassung der Insulinkinetik an die Resorptionsgeschwindigkeit der Kohlenhydrate auf. Die dadurch entstehende postprandiale Hyperglykämie könnte den Patienten zu einer übermäßigen Hyperglykämiekorrektur mit Normalinsulin verleiten.

Nicht unerwähnt bleiben sollte auch das Alkoholproblem. In Österreich wird häufig Wein getrunken - bei gewissen gesellschaftlichen Anlässen ist Trinken fast unumgänglich. In den meisten Kohlenhydrataustauschtabellen wird **fälschlich** darauf hingewiesen, daß 1/4 l Wein etwa einer Broteinheit entspricht. Trockener Wein enthält jedoch praktisch gar keine Kohlenhydrate, ganz im Gegenteil - der Insulinbedarf geht durch die alkoholspezifische Hemmung der hepatischen Glukoseproduktion zurück. Die Patienen sollten daher aufgefordert werden, bei Aufnahme von größeren Mengen Alkohol (wovon ohnehin aufgrund der Gefahr des Kontrollverlustes abgeraten wird) noch zusätzlich Kohlenhydrate zu sich zu nehmen (Chantelau et al. 1985 b).

3.2.5 Didaktische Hilfen

Unter alltäglichen Lebensumständen ist es den Patienten meist nicht möglich, die Nahrung abzuwiegen. Dies ist auch nicht erforderlich, sofern die visuelle Schätzung der Nahrungsmenge entsprechend geübt wurde. Daher sollen die Patienten während des Ausbildungsprogrammes die **Diätwaagen** so oft wie möglich (praktisch zu jeder Mahlzeit) verwenden, um die eigenen Diätkenntnisse zu kontrollieren und die Schätzfähigkeit zu trainieren. Die meisten Patienten haben ein **visuelles Gedächtnis**: das Erlernen des „Broteinheitensystems“

kann durch Ansehen von entsprechenden Bildern, die jeweils z. B. eine Broteinheit darstellen, beschleunigt werden.

Zur Erstinformation über die Diätkenntnisse der Patienten können sie in der Gruppe aufgefordert werden, jeweils **Beispiele** für bestimmte Mengen an Kohlenhydraten (z. B. eine Broteinheit) oder an Nicht-Kohlenhydraten (z. B. etwa 100 kcal Eiweiß oder Fett) zu geben.

3.2.6 Fehler in der Diätberatung

Die häufigsten Fehler in der Diätberatung liegen meist im Fehlen der Praxisbezogenheit und in einer unnötigen Komplexität des Lehrstoffes (z. B. unnötige Einteilung der Kohlenhydrate in gewisse Klassen etc.) wie auch in einer zu großen Genauigkeit, z. B. bezüglich der Berechnung der Kalorien. Die Fähigkeit zur Schätzung in der Größenordnung von etwa ± 100 kcal ist absolut ausreichend.

Relativ häufig werden falsche didaktische Hilfen verwendet. Erfahrungsgemäß bietet die Form des „Diät-Vortrages" dem Patienten relativ wenig, zumal sie ihn kaum zu einer aktiven Teilnahme einlädt. Erfolgt die Diätberatung im Rahmen eines Gruppenunterrichts, so kann jedes einzelne Gruppenmitglied zu einer selbständigen Schätzung des Kohlenhydrat- und/oder energetischen Gehaltes einer bestimmten Speise aufgefordert werden. Weitere pädagogische Hinweise wurden im Anhang des Buches zusammengestellt.

3.3 Selbstkontrolle und Ziele zur Glykämiekontrolle

Die Stoffwechsel-Selbstkontrolle hat bei allen Formen der Insulintherapie eine entscheidende Bedeutung. Sie umfaßt die Messung von Blutzucker, Harnzucker und Aceton im Urin. Die Glykämiekontrolle bedeutet hingegen aktive Blutzuckersteuerung im Sinne der Rückkoppelung zwischen den Meßergebnissen und Maßnahmen.

3.3.1 Blutglukose-Selbstkontrolle

Funktionelle Insulinsubstitution ist ohne Blutglukosetests nicht durchführbar. Die Anzahl der notwendigen BG-Messungen pro Tag ist von der Stoffwechsellabilität des Patienten, von seiner Fähigkeit, Hypoglykämien wahrzunehmen, von seiner Lebensweise und von vielen anderen Faktoren abhängig. Bei konventioneller Diät sind zum Erreichen der nahezu normalen Hämoglobin A_{1c}-Werte (Parameter der glykämischen Langzeitkontrolle) über 4 Blutglukosemessungen pro Tag erforderlich (Schiffrin et al. 1982 a). Es muß angenommen werden, daß bei variabler Nahrungsaufnahme die Anzahl der zur Normalisierung des HbA_{1c} notwendigen Blutzuckermessungen noch größer ist. Eine entsprechende Technik der Blutgewinnung vorausgesetzt, werden erfahrungsgemäß 5–6 Messungen pro Tag gut toleriert. Während des FIT-Kurses sollte die Anzahl der Blutglukosemessungen aus didaktischen Gründen bei ungefähr 10–12 Messungen pro Tag liegen; später, ambulant, kann diese hohe Zahl dann auf etwa 4–5 Messungen pro Tag reduziert werden (Abb. 3.1).

Während des Trainingsprogrammes messen die Patienten den Blutzucker jeweils:

- vor den Mahlzeiten,
- 1–2 h nach den Mahlzeiten,
- vor dem Schlafengehen,
- um 3–4 Uhr morgens und
- morgens (nüchtern).

Nach Beherrschung der Technik der FIT gehört das Messen des Blutzuckers spät vor dem Schlafengehen zu einer der wichtigsten Messungen, weil die Patienten die Blutglukose während der Schlafzeiten – also während eines Drittels ihres Lebens – allein durch diese Messung (gegebenenfalls verbunden mit einer Blutzuckerkorrektur) beeinflussen können. Aufgrund der Variabilität der Nüchternwerte (Bolli u. Gerich 1984; s. 5.1.2 „Dawn-Phänomen, hohe Nüchternwerte") ist auch die Nüchtern-Blutzuckermessung relativ wichtig. Ambulant werden noch zumindest zwei weitere Blutglukosemessungen täglich empfohlen, allerdings sollte zumindest ein Drittel aller Messungen stichprobenweise 1–2 h nach dem Essen (günstig: nach dem Frühstück) vorgenommen werden.

Die Blutzucker-Selbstkontrolle bietet dem Patienten eine relativ genaue Information über die aktuelle Glykämie. Trotz dieses entscheidenden Vorteils weist sie jedoch gegenüber der Harnzuckermessung zwei Nachteile auf:

- Die Blutgewinnung ist mit Schmerzen verbunden, und
- Der Preis der Blutzuckerstreifen ist höher als jener der Harnzuckerstreifen.

Arbeitsgruppe für funktionelle Rehabilitation und Gruppenschulung Wien
Institut für Biomedizinische Technik und Physik, Univ. Wien
(Prof. Dr. H. Thoma)
A-1090 Wien, Währinger Gürtel 18
AKH, Leitstelle 4 L, Tel. 40 400/19 93, 19 83
Tel. 403 49 51, Fax 40 400/39 88

PATIENT: **ZENTRUM:**
Name/Code: .... /..........
Geb.: .... Tel.-Nr.: ....
Adresse: ....
Diabetes seit: .... Gewicht: ....

Funktionelle Insulintherapie (FIT) seit .... mit ○ Insulininjektionen ○ Insulinpumpe

I N S U L I N
– BASAL (= Fastenbedarf): Früh .... /............... E.
Abends .... E.
– PRANDIAL (= zur Mahlzeit): 1 BE = ... E.

Ziel für Blutzucker-Korrektur:
Nüchtern/Vor dem Essen: 100 mg/dl (bzw.: ......)
Nach d. Essen, 1 h: < 160 (bzw.: < .....); 2 h: < 140 mg/dl
MBG-Zielbereich: von ...... bis ...... mg/dl

Korrektur: 1 E Normalinsulin senkt meinen Blutzucker um ca. – .... 1 BE hebt meinen BZ um ca. + ... mg/dl.

THERAPIEBEISPIEL – Diät (BE): ....
– Insulin (E): ....

DATUM:

TAGESZEIT		1	2	3	4	5	6	7	8	9	10	11	12	13	14	15	16	17	18	19	20	21	22	23	24	SUMME
MO	VERZ.-I.																									
	NORMAL-I.																									
.....	BZ																									MBG
.....	BE																									
BEMERKUNG																										
DI	VERZ.-I.																									
	NORMAL-I.																									
.....	BZ																									MBG
.....	BE																									
BEMERKUNG																										
MI	VERZ.-I.																									
	NORMAL-I.																									
.....	BZ																									MBG
.....	BE																									
BEMERKUNG																										

TAGESZEIT		1	2	3	4	5	6	7	8	9	10	11	12	13	14	15	16	17	18	19	20	21	22	23	24	SUMME
DO	VERZ.-I.																									
	NORMAL-I.																									
.....	BZ																									MBG
.....	BE																									
BEMERKUNG																										
FR	VERZ.-I.																									
	NORMAL-I.																									
.....	BZ																									MBG
.....	BE																									
BEMERKUNG																										
SA	VERZ.-I.																									
	NORMAL-I.																									
.....	BZ																									MBG
.....	BE																									
BEMERKUNG																										
SO	VERZ.-I.																									
	NORMAL-I.																									
.....	BZ																									MBG
.....	BE																									
TAGESZEIT		1	2	3	4	5	6	7	8	9	10	11	12	13	14	15	16	17	18	19	20	21	22	23	24	

MBG der Woche:

Abb. 3.1. Protokollblatt für Dokumentation der Insulindosierung, der Blutglukosewerte und der Nahrungsaufnahme

Da die Patienten im Rahmen der FIT häufig Blutzucker-Selbstkontrollen durchführen müssen, sollten sie im Rahmen des Trainingsprogrammes auch lernen, diese beiden Nachteile zu umgehen. Insbesondere zu Beginn der Blutglukose-Selbstkontrolle (d.h. bei Patienten, die dies vorher nie gemacht haben), hat es sich bewährt, „Selbststichgeräte" zu verwenden (z.B. Autolancet TM), die eine weitgehend schmerzfreie Blutgewinnung (bei Bedarf auch aus den Fingern der **dominanten** Hand) erlauben. Dadurch lassen sich die anfänglichen Hemmungen vor Schmerz und Selbstverletzung umgehen. Der hohe Preis der Blutzuckerstreifen ist in Österreich (zumindest bei Typ-I-Diabetes) kein wirkliches Problem: die Blutglukose-Selbstkontrolle wird derzeit praktisch von allen Versicherungsträgern finanziert. In Ländern, wo die Patienten zum Teil selbst für die Blutzucker-Selbstkontrolle aufkommen müssen (USA, Kanada), sieht man häufig, daß die Streifen geteilt werden, d.h. durch die Längsteilung des Streifens können mit einem Streifen 2–3 (!) Messungen mit visueller Schätzung durchgeführt werden.

Die Technik der Blutgewinnung sollte überprüft und weitgehendst vereinfacht werden. Es ist wichtig, daß die Patienten alle Finger beider Hände verwenden, daß sie seitlich in die Fingerkuppen stechen und (sofern sie keine „Selbststichgeräte" verwenden) die dünnen Injektionsnadeln (statt Lanzetten) verwenden, um das Ausmaß der unumgänglichen Verletzung auf ein Minimum zu reduzieren. Um die Durchführbarkeit der Blutglukose-Selbstmessung im täglichen Leben zu verbessern, müssen die Patienten **visuelles Ablesen ohne Geräte** in Parallelmessungen mit dem Labor üben, die „Desinfektion" der Finger vor der Blutgewinnung unterlassen und Streifen verwenden, die

◁

Nicht bewährt hat sich die graphische Form der Dokumentation der Blutzuckerhöhe (Bernstein 1981). Die üblichen Heftchen für Protokollführung der „Insulindosisanpassung" (Berger 1983 a) sind für FIT wenig geeignet, zumal sie (bei völliger Flexibilität der Nahrungsaufnahme) nicht erlauben, die zeitlich-dynamischen Zusammenhänge im Blutzuckerverlauf zu erkennen. Sie lassen auch die mittlere Blutglukose und die Tagesbilanz (Tagesinsulinverbrauch, Nahrungsaufnahme) außer acht.

Die Angabe der Kilokalorien ist kumulativ und umfaßt sowohl Kohlenhydrate (1 BE = 50 kcal Kohlenhydrate) als auch Nicht-Kohlenhydrate. Die Kalorienschätzung ist fakultativ; wir verlangen sie nur bei Übergewicht (in der Zeile unter „BE").

Der Algorithmus für Insulindosierung für Nicht-Kohlenhydrate gilt nur bei kohlenhydratarmen Mahlzeiten (vgl. Kap. 3.2.4).

kein Abspülen mit Wasser erfordern. Die Streifen Haemo-Glukotest 20–800 R haben sich für diesen Zweck gut bewährt (Mühlhauser et al. 1984).

Als Zielpunkt für Korrektur der Blutglukose wird der obere Normbereich gewählt:

- nüchtern und praeprandial 100 mg/dl,
- postprandial bis 160 mg/dl.

Unter funktioneller Insulinbehandlung muß der Korrekturziel*punkt* eben als „Punkt“ und nicht als „Bereich“ (unterschiedliche Zahlen prae- und postprandial) definiert werden, zumal er nun lediglich der Ermittlung des aktuellen Insulindefizits (und somit gegebenenfalls einer Blutzuckerkorrektur) dient. Die Blutglukosewerte unter 90 mg/dl gelten als „korrekturbedürftig“. Die erwähnten Zielpunkte müssen in 20–40% der Fälle aufgrund der speziellen Umstände oder Eigenschaften des Patienten (z. B. fehlende Hypoglykämiewahrnehmung, Schwangerschaft) noch entsprechend modifiziert werden (s. Kap. 8 „Regeln zur Algorithmen-Modifikation“).

Zu Beginn der Blutglukose-Selbstkontrolle können sich manchmal besondere Probleme einstellen. Der „seelische Block“ und das „Hyperglykämiedrama“ gehören dazu. Am Anfang der Selbstkontrolle sind die Patienten (besonders, wenn sie keine Selbststichgeräte verwenden) manchmal einfach nicht imstande, sich selbst zu verletzen, sie sind „seelisch blockiert“. Auf keinen Fall ist es günstig, hier die Blutglukose-Selbstkontrolle zu forcieren; der Patient sollte dahingehend beruhigt werden, daß sich dieser Zustand meist spontan nach einigen Tagen bessert. Insbesondere bei frisch erkrankten Patienten muß der Einsatz von Selbststichgeräten empfohlen werden.

Bei Patienten, die die Tatsache ihres Diabetes und der Hyperglykämie jahrelang verdrängt und nie Blutglukose-Selbstkontrollen durchgeführt haben, ruft die anfängliche Selbsterhebung der hohen Blutzuckerwerte (z. B. um 300 mg/dl) verständlicherweise äußerst negative Gefühle hervor („das Hyperglykämiedrama“). Die Blutzukker-Selbstkontrolle unter konventioneller Insulintherapie (wo der Patient keinen unmittelbaren Einfluß auf die aktuelle Glykämie ausüben kann) ist daher besonders unangenehm. Wichtig ist für die Patienten am Anfang des Ausbildungsprogrammes daher die beruhigende Botschaft, daß sie demnächst bereits einen Einfluß auf die Blutzuckerhöhe werden ausüben können.

3.3.2 Harnzucker

Der Harnzuckertest ist gegenüber der Blutglukose-Selbstkontrolle billiger und schmerzloser. Der wesentliche Nachteil der Harnzuckermessung liegt jedoch in der eingeschränkten Aussagekraft über die aktuelle Glykämie – es wird lediglich ein Hinweis auf die Überschreitung der Nierenschwelle zwischen 2 konsekutiven Miktionen gegeben. Sporadische Harnzuckertests erlauben keinesfalls eine unmittelbare Einflußnahme auf die aktuelle Blutglukose, d.h. keinen *kontrollierten* Einsatz von Kohlenhydraten oder von Normalinsulin. Aus diesem Grunde ist die (sporadische) Harnzuckerkontrolle allein für eine funktionelle Insulintherapie nicht ausreichend.

Während des Trainingsprogrammes für FIT wird aus didaktischen Gründen (um die kognitive Erfassung des Zusammenhanges Hyperglykämie – Insulinmangel – Glukosurie zu ermöglichen) die Messung der Harnzuckerausscheidung und Ketonurie ca. 3mal täglich zusätzlich zur Blutzuckermessung vorgenommen. Derzeit werden die Harnzuckerstreifen Diabur-Test 5000 oder Keto-Diabur-Test 5000 empfohlen. Die Messung der Nierenschwelle wird zur Erhöhung der Aussagekraft der Harnzuckermessung und aus anderen, teils rein didaktischen Gründen, während des Ausbildungsprogrammes durchgeführt (s. 4.6 „Bestimmung der Nierenschwelle und Prüfung der Blutglukose-Korrekturalgorithmen“).

Unter ambulanten Umständen bietet die Harnzucker-Selbstkontrolle als Ergänzung der Blutglukosemessung nur bei jenen Patienten besondere Vorteile, bei denen eine Diskrepanz zwischen relativ niedrigen mittleren Blutglukosewerten des Tages und einem relativ hohen HbA_{1c} (mehr als 1% oberhalb der Normgrenze) besteht. Bei dieser Patientengruppe besteht der Verdacht, daß aufgrund ausschließlich praeprandialer Blutzuckermessungen intermittierende Hyperglykämien und Glukosurie, insbesondere postprandial, übersehen werden. Bei diesen Patienten hat es sich bewährt, sie mindestens an einem oder zwei Wochentagen a l l e Harnportionen selbst untersuchen zu lassen, damit sie sich vom tatsächlichen Ausmaß der Glukosurie (gegebenenfalls auch Ketonurie) ein Bild machen können.

Tabelle 3.1. I) FIT: Maßnahmen zur Selbstkontrolle bei ambulanten, FIT-geschulten Patienten

Blutglukose	*Minimum*	*Optimum*
Anzahl der BG-Messungen pro Tag?	4	6
Trägt der Patient Streifen mit sich?	ja	ja
Zu welchen Zeiten wird gemessen?	*Priorität*	
– spät vor dem Schlafengehen	1	
– nüchtern	2	
– während des Tages praeprandial	3	
– zumindest 30% aller Messungen 1–2 h postprandial (z. B. nach dem Frühstück)	4	
Ketonurie	*Minimum*	*Optimum*
Wird gemessen?	fallweise: • bei BG > 300 mg/dl • bei hypokalorischer Diät	bei BG > 240 mg/dl
Glukosurie		
Fakultativ • bei nahe-normalem HbA_{1c} • bei atypischer Nierenschwelle – höher als 250 oder – niedriger als 140 mg/dl		
Obligat (eher Ausnahmefälle)	*Minimum*	*Optimum*
• bei HbA_{1c} größer als 1% oberhalb der Normgrenze und/oder • wenn wenig (weniger als 4) oder • wenn nur praeprandiale BG gemessen werden	1mal täglich (z. B. zu Mittag)	Minimum + zusätzlich an 1 oder 2 Tagen in der Woche **alle Harnportionen**

2) Maßnahmen zur Selbstkontrolle während einer einwöchigen, strukturierten FIT-Schulung

Blutglukose: „So oft wie möglich" (zumindest 8mal täglich)
Glukose und Azeton im Harn: „So oft wie möglich" (zumindest 3mal täglich)

HbA_{1c} – (Diabetes-Zentrum)
Informationen des Patienten (Aussage, Bedeutung, Referenzbereich, Zielwert, Beurteilung der Kompatibilität mit klinischen Daten, Verlauf)

3.3.3 Azetonbestimmung im Harn

Das Vorhandensein von Azeton im Harn hat bei insulinabhängigen Patienten folgende Bedeutung: (1) es liegt ein Insulinmangel vor, oder (2) die katabole Stoffwechselsituation resultiert aus hypokalorischer Ernährung.

Bei der überwiegenden Mehrheit der Patienten handelt es sich um einen Insulinmangel. Bei gleichzeitige bestehender Glukosurie (Hyperglykämie), ist die Ketonurie auf jeden Fall als ein pathologisches Phänomen zu werten. Eine besondere Bedeutung kommt der Prüfung der Azetonausscheidung im Harn bei kontinuierlicher Insulininfusion zu, da bei technischem Versagen der Insulinpumpen es aufgrund des fehlenden subkutanen Insulindepots verhältnismäßig rasch zur Entwicklung einer Ketoazidose kommt.

Unabhängig von der Therapieform sollte Azeton in allen Situationen gemessen werden, die mit einer Erhöhung des Insulinbedarfes (Hyperglykämie) einhergehen, wie akute Erkrankungen, operative Eingriffe, Unfälle etc. Die Patienten sollten daher aufgefordert werden, bei Blutglukosen über 300 mg/dl (bei Insulinpumpen bereits bei einer Blutglukosehöhe um 240 mg/dl) die Azetonausscheidung zu kontrollieren. Die Azetonkontrolle ist bei „insulinängstlichen" Patienten, die die Neigung haben, die Insulindosierung extrem niedrig zu halten, auch aus psychologischen Gründen wichtig. Für Azetontests haben sich die Streifen Ketur-Test oder Ketodiabur-Test 5000 R bewährt.

3.3.4 Ziele zur Glykämiekontrolle

Für die Beurteilung der Glykämiekontrolle eignet sich für den Patienten am besten die mittlere Blutglukose des Tages, MBG. Der MBG-Zielbereich von 110–160 (170) mg/dl entspricht dem Ziel für HbA_{1c} am oberen Limit des Referenzbereiches bis ca. 1,5 % darüber. Die Glykämieziele müssen individuell gewählt werden (s. Kap. 8.2.4; DCCT Research Group 1993).

3.4 Strategien der Insulinbehandlung

Der Entscheidung des Patienten für eine bestimmte Therapieform sollte eine ausreichende Information über die heute einsetzbaren Strategien der Insulinbehandlung vorausgehen. Obwohl die Behandlungsformen fließend ineinander übergehen, lassen sich aufgrund gewisser typischer Merkmale die Hauptgruppen voneinander abgrenzen: (1) die konventionelle (2) die intensivierte und (3) die funktionelle Insulintherapie. Das entscheidende Kriterium für die Zuordnung einer Insulinbehandlung ist nicht der relative Aufwand, d.h. nicht die „Intensität" der Behandlung. Die funktionelle Insulinsubstitution zeichnet sich durch einen sehr niedrigen Aufwand aus (bedingt durch „freie" Diät und den unmittelbaren Einfluß auf den Blutzukker). Das entscheidende Kriterium ist die Art der Rückkoppelung zwischen Ergebnissen der Stoffwechsel-Selbstkontrolle und Insulindosierung (Abb. 3.2).

Bezüglich **Insulin** wäre zu sagen, daß die konventionelle Insulintherapie typischerweise Intermediär- und Mischinsuline verwendet. Daher wird hier das basale und das prandiale Insulin gobal (d.h. nicht voneinander getrennt) ersetzt. Die „intensivierte" Insulinbehandlung unterscheidet hingegen häufig (zumindest andeutungsweise) zwischen basalem und prandialem Insulingebrauch. Unter funktioneller Insulintherapie wird darüber hinaus noch eine gezielte Insulinanwendung für eine Blutzuckerkorrektur möglich: FIT erfordert also einen funktionell getrennten Insulingebrauch basal, prandial oder zur Korrektur der Hyperglykämie. Der Gebrauch von Normalinsulin (entweder prandial oder für Hyperglykämiekorrektur) ist daher eine unbedingte Voraussetzung für FIT.

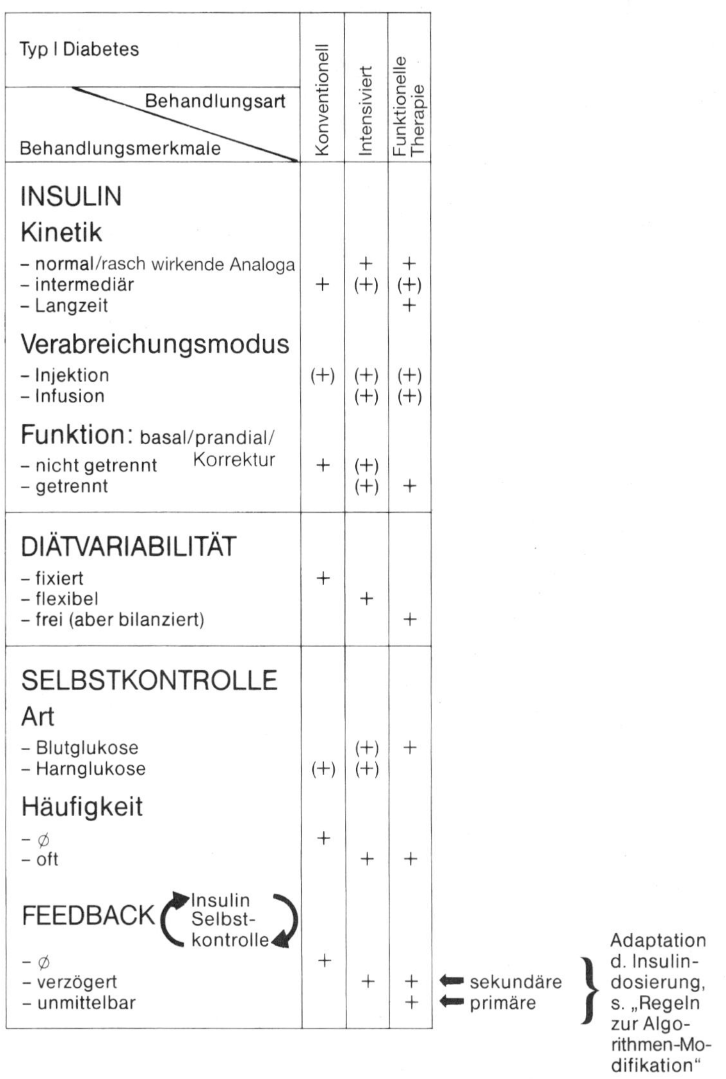

Typ I Diabetes — Behandlungsmerkmale / Behandlungsart	Konventionell	Intensiviert	Funktionelle Therapie	
INSULIN				
Kinetik				
- normal/rasch wirkende Analoga		+	+	
- intermediär	+	(+)	(+)	
- Langzeit			+	
Verabreichungsmodus				
- Injektion	(+)	(+)	(+)	
- Infusion		(+)	(+)	
Funktion: basal/prandial/Korrektur				
- nicht getrennt	+	(+)		
- getrennt		(+)	+	
DIÄTVARIABILITÄT				
- fixiert	+			
- flexibel		+		
- frei (aber bilanziert)			+	
SELBSTKONTROLLE				
Art				
- Blutglukose		(+)	+	
- Harnglukose	(+)	(+)		
Häufigkeit				
- ∅	+			
- oft		+	+	
FEEDBACK (Insulin ⇄ Selbstkontrolle)				
- ∅	+			
- verzögert		+	+	⟵ sekundäre
- unmittelbar			+	⟵ primäre

sekundäre / primäre: Adaptation d. Insulindosierung, s. „Regeln zur Algorithmen-Modifikation“

Abb. 3.2 Behandlungsmerkmale und Behandlungstypen. Entscheidendes Kriterium für die Zuordnung einer Insulinbehandlung ist die Rückkoppelung zwischen Ergebnissen der Selbstkontrolle und Insulindosierung, also die Art der Glykämiekontrolle

Der **Insulinverabreichungsmodus** ist kein sicheres Unterscheidungsmerkmal. Obwohl eine steuerbare, kontinuierliche Insulininfusion zu einer voneinander unabhängigen Substitution des basalen und des prandialen Insulins besonders gut geeignet ist, kann diese auch mit multiplen Injektionen durchgeführt werden. Man kann sich aber auch vorstellen (und leider gibt es dafür Beispiele), daß dem Patienten die Pumpe verschrieben, die Diät fixiert und ihm noch dazu keinerlei Möglichkeit in die Hand gegeben wird, die aktuelle Glykämie zu beeinflussen. Das wäre ein Beispiel einer Pumpentherapie mit „konventioneller" Strategie.

Die **Diät** ist bei konventioneller und auch bei (im klassischen Sinne) intensivierter Therapie die Konsequenz des verabreichten Insulins, d.h. der Patient muß die Mahlzeiten weitgehend an die Insulinwirkung anpassen. Das verabreichte Insulin ist bei der funktionellen Substitution hingegen in erster Linie die Konsequenz der Diät, d.h., der Patient gebraucht das Insulin seinen Lebensumständen gemäß.

Sowohl die intensivierte Therapie als auch die funktionelle Substitution erfordern den Einsatz der **Selbstkontrolle** (meist Blutglukose-Selbstkontrolle). Die Art der Behandlungsstrategie wird aber weder durch die Art noch durch die Häufigkeit der Selbstkontrolle determiniert. Entscheidend sind erst die **Konsequenzen der Selbstkontrolle**. Die Rückkoppelung zwischen Meßergebnis und Insulindosierung ist bei der konventionellen Insulintherapie kaum gegeben, bei der intensivierten Insulintherapie meist zeitlich verzögert: hier wird die Insulindosierung erst bei Auftreten von gewissen „Trends" oder „Mustern" der Meßergebnisse über mehrere Tage verändert; bei der funktionellen Therapie muß der Patient jedoch befähigt sein, aus jedem Meßergebnis, sofern dieses ausreichend vom Korrekturzielpunkt abweicht, unmittelbare Konsequenzen zu ziehen, um eine annähernde Normoglykämie zu erreichen. FIT beruht ja auf einer glykämieabhängigen Insulin-Selbstdosierung.

Wozu soll den Patienten geraten werden? Wenn wir davon ausgehen, daß bei der klassischen, „konventionellen" Insulintherapie die Selbstkontrolle entweder kaum durchgeführt wird oder selbst wenn sie durchgeführt werden würde, sich aus den Messungen keine unmittelbaren Konsequenzen ergeben (können), so wird klar, daß diese Form der Therapie dem durchschnittlichen Insulinmangel-Diabetiker gar nicht empfohlen werden kann. Die eigentliche Wahl müßte er zwischen einer intensivierten Insulintherapie und einer funktionellen

Substitution treffen. Anders ausgedrückt: **das absolute Minimum in der heutigen Langzeitbehandlung bei Typ-I-Diabetes ist eine zumindest 2-(bis 3!)mal tägliche Insulininjektion; der Patient muß auch selbständig über die Menge des Normalinsulins und des Verzögerungsinsulins morgens und abends entscheiden können.** Die so definierte „Insulindosisanpassung" ist heute eine unbedingte Voraussetzung einer akzeptablen Behandlung bei Typ-I-Diabetes. Gleichzeitig sollen **4mal täglich entsprechende Selbstkontrollen vorgenommen werden**, die jeweils Auskunft über die glykämische Höhe, die während der Wirkung der einzelnen Insulinkomponenten bestanden hat, geben würden. Da in diesem Konzept (insbesondere bei 2mal täglichen Injektionen) gleichzeitig das basale und das prandiale Insulin ersetzt werden, muß ein bestimmter Mahlzeitenplan, entsprechend der aus der Insulinmischung resultierenden Insulinämie, eingehalten werden.

Das Konzept der im letzten Absatz beschriebenen „intensivierten Insulintherapie" wird im Rahmen der Schulung mit dem Konzept der FIT verglichen. Bei funktioneller Insulinsubstitution ergeben sich als Vorteile (1) die variable Nahrungsaufnahme (bezüglich der Mahlzeitengröße und -zusammensetzung sowie der zeitlichen Aufteilung der Nahrung) und (2) die unmittelbare, kontrollierte Einflußnahme auf die aktuelle Blutzuckerhöhe mit der daraus resultierenden nahe-Normoglykämie.

Diese beiden Vorteile führen erfahrungsgemäß zu einer entsprechenden Motivation der Patienten für FIT. Der relativ große Nachteil von FIT gegenüber der konventionellen oder intensivierten Insulintherapie scheint in der Eigenverantwortung des Patienten für die glykämische Kontrolle zu liegen. Denn den „Blutzucker beeinflussen können" bedeutet gleichzeitig den „Blutzucker beeinflussen (und steuern) *müssen*". Aus der ausreichenden Information des Patienten und aus der ihm gegebenen Möglichkeit, den Blutzucker jederzeit nach Belieben beeinflussen zu können, ergibt sich die – sicher manchmal lästige – Verantwortung für die Stoffwechselkontrolle. Demgegenüber bietet die konventionelle Insulintherapie dem Patienten die Scheinvorteile der Passivität (... ich spritze ja das vorgeschriebene Insulin und halte ja sowieso die Diät ein...), der Abnahme der Verantwortung durch den Arzt und der Umstände, die die Verdrängung der Erkrankung begünstigen. Es lohnt sich ja die Hyperglykämie, die unter der konventionellen Therapie kaum beeinflußbar ist, zu verdrängen.

Nach einer entsprechenden Information entscheidet sich erfahrungsgemäß die überwiegende Mehrheit der Patienten (mehr als 95%) für die Selbstverantwortung in der Therapie und sie wählen FIT trotz des Nachteiles der häufigen Insulininjektionen oder einer Insulinpumpe. Unserer Erfahrung nach entscheiden sich die wenigen anderen Patienten – trotz richtiger Information – deshalb für die konventionelle Insulintherapie, weil sie aus vielen Gründen (noch) nicht in der Lage sind, die beschriebene Verantwortung für die eigene Stoffwechselkontrolle zu tragen und nicht deshalb, weil sie die häufigen Insulininjektionen oder Blutglukose-Selbstkontrollen scheuen.

3.5 Insulin

3.5.1 Pharmakokinetik

Bei s.c. Insulinverabreichung sind Wirkungsmaximum und -dauer **dosisabhängig** (bei größeren Dosen sind längere Wirkung und späteres Auftreten des Wirkungsmaximums zu erwarten). Zu beachten sind auch intra- und interindividuelle Variationen der Wirkungscharakteristika.

Zum *prandialen* Insulinersatz und für *Hyperglykämie-Korrekturen* wird Normalinsulin verwendet. Rasch wirkende Insulinanaloga werden für diese Ziele sogar noch besser geeignet sein (s. Anhang D und Kap. 5.2): Im Vergleich zu Normalinsulin zeigt Insulin Lispro einen raschen Wirkungseintritt, maximale Wirkung innerhalb von 1 h (s.c. Normalinsulin: 2–3 h) und entsprechend kürzere Wirkdauer (< 3 h, s.c. Normalinsulin 4–7 h).

Das *basal* benötigte Insulin kann entweder mit Verzögerungsinsulinen (z.B. Langzeitinsulin 2mal täglich) oder mit kontinuierlicher Insulininfusion ersetzt werden. Erfahrungsgemäß ist bei über 90% der Patienten morgens ein erhöhter basaler Insulinbedarf festzustellen, weshalb in der Frühe zusätzlich eine kleine Menge von Normalinsulin in die Basalrate inkludiert werden sollte (ca. 10% des gesamten Tagesinsulinbedarfes).

Die unter funktioneller Insulinsubstitution für die basale Insulinisierung verwendeten Verzögerungsinsuline (s. Anhang D) sollten eine möglichst lange Wirkungsdauer und ein möglichst geringes Wirkungsmaximum aufweisen. Bei 2mal täglicher Applikation sind Insuline vom Ultratard-, Monotard- und NPH-Typ geeignet (Dauer der relevanten Wirkung 18–30, 14–24, bzw. 10–18 h; dosisabhängig). Derzeit werden vorzugsweise Ultratard HM (2mal täglich) sowie eine Kombination von Ultratard morgens und NPH-Insulinen spätabends (in etwa gleicher Dosierung) verwendet. Die letzte Kombination ist bei Patienten mit Neigung zu morgendlichen Hyperglykämien („Dawn"-Phänomen) besonders günstig, da die NPH- (eventuell auch etwas länger wirkende Monotard-) Insuline ein ausgeprägteres Wirkungsmaximum (ca. 5–7 bzw. 6–10 h post injectionem; dosisabhängig) aufweisen. Spät vor dem Schlafengehen gespritzt erlauben sie daher das frühmorgendliche Insulindefizit auszugleichen. Die Wirkung der Langzeitinsuline vom Ultralente-Typ ist hingegen so protrahiert, daß eine gezielte Beeinflussung umschriebener Tageszeitabschnitte mit diesen Insulinen kaum möglich ist (s. Kap. 5.1).

Die 2mal tägliche Verabreichung von Langzeitinsulinen vom Ultralente-Typ beinhaltet den Vorteil der Verschiebbarkeit der „basalen" Spritzzeiten um gute 3–4 Stunden: das abendliche Verzögerungsinsulin kann z. B. einmal um 19.00, dann wieder um 22.00 Uhr gespritzt werden. Diese Flexibilität der Spritzzeiten resultiert aus der Wirkungsüberschneidung der Langzeitinsuline und wird von den Patienten sehr geschätzt.

Bei Mischung von Normalinsulin mit den erwähnten (Zink-)Verzögerungsinsulinen (Humaninsuline vom Lente- und Ultralente-Typ), muß mit einer Veränderung der Wirkungseigenschaften des Normalinsulins (Abschwächung der Bioverfügbarkeit durch überschüssiges Zink) gerechnet werden. Wir empfehlen daher grundsätzlich, daß die Insuline nicht in einer Spritze gemischt werden. Um die Anzahl der täglichen Insulininjektionen zu vermindern, wurde der Einsatz von (mischbaren) isophanen NPH-Insulinen (Wirkungsdauer vergleichbar mit Monotard HM bzw. kürzer: Insuman Hoechst Basal, Insulatard HM Novo-Nordisk, Huminsulin Basal/NPH/Lilly, vorgeschlagen. Das relativ ausgeprägte Wirkungsmaximum und die kürzere Wirkungsdauer der NPH-Insuline können sich (besonders bei niedriger Insulindosierung) auf die „Gleichmäßigkeit" der Basalrate unter Umständen etwas ungünstig auswirken. Von Patienten wird daher mitunter morgens ein Ultratard Insulin vorgezogen, um die unter NPH-Insulinen manchmal auftretende Hypoglykämieneignung mittags bzw. das abendliche „Insulinloch" zu vermeiden.

Bei Verwendung von analogen tierischen Insulinen* muß mit einem geringfügig höheren Insulinbedarf (5–10 %) gerechnet werden; die Wirkungsdauer der tierischen Insuline ist verlängert.

Wir haben uns entschlossen, die Veränderung der Behandlungsstrategie (da sie meist ohnehin andere Insuline erfordert) mit Einleitung der Humaninsuline zu koppeln, um künftige (auswärtige) Umstellungen der Patienten zu vermeiden. Abgesehen von geringerer Antigenität bieten aber die Humaninsuline keine zusätzlichen Vorteile.

3.5.2 Insulinzufuhr

Im Rahmen der funktionellen Insulintherapie können zwei Möglichkeiten diskutiert werden: (1) die kontinuierliche Insulininfusion mit einer steuerbaren Insulinpumpe (bei chronischem, ambulanten Einsatz hat sich lediglich der komplikationsärmste und einfachste subkutane Zugang durchgesetzt), und (2) multiple Injektionen von Normalinsulin (prandial und/oder für Blutzuckerkorrektur) in Kombination mit Langzeitinsulinen (2mal täglich).

Der Vorteil der kontinuierlichen, subkutanen Insulininfusion (CSII) liegt in erster Linie in der ausgezeichnetet basalen Insulinisierung, was besonders Patienten mit morgendlichen Hyperglykämien zugute kommt. Der entscheidende Nachteil gegenüber den multiplen Injektionen ergibt sich bei CSII jedoch aus der Notwendigkeit, die Pumpe ständig mit sich tragen zu müssen, was zu einem „Prothesengefühl" führen kann. Dieses psychologische Problem erklärt die relativ geringe Akzeptanz der Pumpentherapie (Teutsch et al. 1984). Üblicherweise lassen sich maximal 10 % der (nicht-schwangeren) Patienten von den Vorteilen einer Pumpentherapie überzeugen. Der relativ hohe Preis der Pumpen und die potentielle Störungsanfälligkeit sind zu bedenken. Bei technischem Versagen ist der Abbruch der Insulinzufuhr mit akutem Insulinmangel verbunden. Die akuten Entgleisungen lassen sich jedoch, selbst bei Unterbrechungen der Insulinzufuhr, dann vermeiden, wenn die übliche Häufigkeit der Blutzucker-Selbstkontrolle (zumindest 3- bis 5mal täglich) eingehalten wird. Viele Patienten klagen über Probleme an den Infusionsstellen; diese lassen sich erfahrungsgemäß mit häufigem Katheter- und Kanülenwechsel umgehen.

---

* Begriffe: ‚Monotard-Typ'-, bzw. ‚Lente-Typ'-Insuline werden synonym verwendet

Derzeit haben sich in der klinischen Praxis, und zwar insbesondere bei blinden Patienten, nur einfache Insulinpumpen bewährt. Bei der Wahl einer Insulinpumpe müssen folgende Punkte berücksichtigt werden:

- Einfachheit der Bedienung – die einfachsten Pumpen werden seltener falsch bedient,
- Muster der prandialen Insulinzufuhr: die Insulinzufuhr sollte, um adäquate postprandiale Insulinämie zu garantieren, bei subkutaner Zufuhr als Bolus-Gabe (Sekunden) erfolgen (Sonnenberg 1983) und nicht in Form eines Rechtecks (Minuten – Stunden),
- Größe der Pumpe: diese entscheidet meistens über die Akzeptanz der CSII. Natürlich werden die kleinsten Pumpen bevorzugt.

Im Vergleich zur CSII bieten die multiplen Injektionen (z. B. mit InsulinPen, einer füllfederartigen Vorrichtung zur Normalinsulinapplikation) den Vorteil einer viel größeren sozialen Akzeptanz und sind daher wesentlich breiter anwendbar. Erfahrungsgemäß wird diese Methode selbst in einer nicht ausgewählten Patientengruppe von ca. 90 % der Patienten akzeptiert. Gegenüber der CSII ergeben sich bei Verwendung von multiplen Injektionen Vorteile auch aus der geringeren Störungsanfälligkeit dieser einfachen Art der Insulinzufuhr sowie aus der Möglichkeit, die Resorptionskinetik des prandialen Insulins (z. B. durch lokale Hyperämie, durch Veränderung des Injektionsmodus, etc. s. 5.2 „Prandiale Substitution“) dem Bedarf anzupassen.

Zu den Nachteilen der multiplen Injektionen gehören Schmerzen bei schlechter Injektionstechnik (diese lassen sich durch eine entsprechende Injektionstechnik vermeiden) und Hämatome, insbesondere bei Patienten mit einer gewissen Hämatomneigung. Die Hämatome werden erfahrungsgemäß an nicht exponierten Körperstellen, wie z. B. Wadeninnenseite (bei Fehlen von Varizen), problemlos in Kauf genommen.

3.5.3 Besondere Aspekte der Praktikabilität der Insulinzufuhr

Die Nachteile einer multipler Injektionen oder Pumpe können aber auf ein relatives Minimum reduziert werden, wenn der Patient auf die Art und Weise, wie er die Insulinzufuhr bequem durchführen kann, aufmerksam gemacht wird.

- **CSII**

Die Praktikabilität und Akzeptanz der CSII hängt von der Möglichkeit ab, die äußerlich sichtbare Pumpe zu verbergen. Für den Patienten spielt dies meist eine entscheidende Rolle. Man sollte daher darauf hinweisen, daß das Tragen einer Insulinpumpe z.B. in der Hosentasche, an einem Gürtel unter der Kleidung oder in einem Büstenhalter durchaus akzeptabel und leicht durchführbar ist.

- **Multiple Injektionen**

Erfahrungsgemäß haben etwa 50% aller Patienten eine zu komplizierte Injektionstechnik. Die Injektion dauert oft zu lange und wird zu wichtig genommen („Insulinanbetung"). Die Injektionstechnik der Patienten sollte daher beobachtet und gegebenenfalls vereinfacht werden. Besonders wichtig ist es, alle unnötigen Handlungen wie „Desinfektion", Verwendung immer neuer Insulinspritzen etc. als solche ausdrücklich zu identifizieren. Der mehrfache Gebrauch derselben Injektionsspritzen mit eingeschweißter Nadel (z.B. Micro-Fine, Becton & Dickinson; Heidelberg) ist für die Therapiedurchführung unentbehrlich. Bei einem üblichen Insulinbedarf (Tages-Gesamtinsulinverbrauch zwischen 30 und 70 IE) ist die Verwendung von Insulinspritzen für niedrige Dosierung (wie früher für Kinder: z.B. Insulinspritzen Micro-Fine BD® 0,5 ml) günstig, da dadurch die Insulindosierung insbesondere bei kleinen Dosen auf halbe Insulineinheiten genau ohne weiteres möglich wird. Bei dem erwähnten Insulinbedarf werden unter funktioneller Insulinsubstitution kaum mehr als 8–12 IE auf einmal gespritzt. Die Spritzen können ruhig bis zum „Stumpfwerden" verwendet werden. Die „Desinfektion" der an sich reinen Haut vor den Insulininjektionen ist nicht notwendig, zumal die Insuline ohnehin Desinfizienzien wie Kresol oder Phenol und andere beinhalten (Berger et al. 1983a, 1986; eigene Beobachtungen).

Die jeweils gerade verwendete Insulin-Durchstichflasche ist bei Zimmertemperatur wochen- bis monatelang haltbar (Brange et al. 1987). Im Kühlschrank ist erst eine längere Lagerung sinnvoll.

Manche Patienten neigen zur Lipohypertrophie an Injektionsstellen. Die intramuskuläre Insulinverabreichung scheint vor Lipohypertrophie (der Subcutis) zu schützen (eigene Beobachtungen). Bei multiplen Injektionen hat sich gezeigt, daß das mehrfach täglich zu applizierende Normalinsulin durchaus in die einfach zugänglichen, wenig auffallenden Stellen, wie z. B. Unterarm oder Wade, verabreicht werden kann, so daß sich die Patienten praeprandial nicht immer ausziehen müssen.

Die Abneigung der meisten Patienten gegenüber den häufigen Injektionen resultiert aus falschen, eher schon historisch bedingten Assoziationen (es müsse zu einer bestimmten Zeit durchgeführt werden, man müsse sich dabei ausziehen, man bräuchte dazu eine neue Spritze, eine neue Injektionsnadel, Alkohol, Tupfer, Kühlschrank; es tut weh etc.). Diese Assoziationen müssen entsprechend verändert werden, um eine Langzeitakzeptanz der Patienten zu erreichen.

4 FIT-Schulung (Phase II)

4.1 Initiale Algorithmen: 'K'

Voraussetzung für die Durchführung der FIT ist die Fähigkeit des Patienten, die in der Übersicht „How to close the open loop?" zusammengestellten Fragen zu beantworten.

Die initialen Algorithmen der Insulinsubstitution, d.h., die „vorläufigen" Antworten auf die oben erwähnten Fragen können von der Insulinproduktionsrate Gesunder abgeleitet werden, wobei jedoch die individuelle Insulinsensitivität grob mitberücksichtigt werden muß. Diese kann mit dem Quotienten 'K' beschreiben werden, der sich aus dem aktuellen Insulinbedarf des Patienten (je 24 h) und seinem theoretischen, von der Insulinproduktionsrate Gesunder abgeleiteten Insulinbedarf (je 24 h) ergibt. Das 'K' entspricht somit dem klinischen Korrekturfaktor zur Deskription individueller Insulinsensitivität. Es kann damit gerechnet werden, daß 'K' bei C-Peptid-positiven Patienten mit erhaltener Residualfunktion kleiner als 1, bei Patienten ohne Residualfunktion und ohne Insulinresistenz gleich 1 und bei Patienten mit Insulinresistenz größer als 1 ist.

Die initialen Algorithmen für die Substitution wurden für Basalbedingungen und Kohlenhydratzufuhr von der Insulinproduktionsrate Gesunder (Waldhäusl et al. 1979) abgeleitet. Die Kennwerte für Korrekturen der vom Zielbereich abweichenden Blutglukosewerte (Skyler et al. 1981; Bernstein 1981) sowie für den prandialen Insulinbedarf für Eiweiß und Fett bei kohlenhydratarmen Mahlzeiten (van Halle et al. 1981; Bernstein 1981) wurden hingegen empirisch ermittelt (Tabelle 4.2: „Initiale Algorithmen der FIT"). Die Erstellung der initialen Algorithmen für einen bestimmten Patienten basiert üblicherweise auf Erfahrung des Therapeuten. Die hier angeführte mathematische Formulierung (Czerwenka-Howorka et al. 1984, Tabellen 4.1 und 4.2) ist für die Praxis eines („intuitiv" handelnden) **Erfahrenen** nicht unbedingt relevant; sie entspricht lediglich dem Wunsch der Pragmatiker nach Übertragbarkeit der Methode. Eine andere Hilfe bei Erstellung von initialen Algorithmen bietet (insbesondere dem Anfänger) das auf empirischen Daten basierende **Nomogramm im Buchanhang**.

Der basale Insulinbedarf kann mit einer Insulininfusion bzw. mit Langzeitinsulinen substituiert werden. Beide Verfahren erfordern zur Kompensation des morgendlichen basalen Insulinmehrbedarfes eine geringfügige Menge von Normalinsulin morgens (im Durchschnitt 4 IE Normalinsulin – ca. 10 % des Tagesinsulinbedarfes), die arbiträr in die basale Substitution inkludiert wird.

Der prandale Insulinbedarf kann nur mit Normalinsulin (oder rasch wirksamen Insulinanaloga) kompensiert werden. Zum Erreichen einer adäquaten postprandialen Insulinämie ist gegebenenfalls eine Vergrößerung des Spritz – Eß Abstandes (schlecht praktikabel), oder eine entsprechende Veränderung der Normalinsulinkinetik, z. B. durch intramuskuläre Insulinverabreichung, durch lokale Hyperämie und ähnliche Maßnahmen erforderlich (s. 5.2 „Prandiale Substitution. Probleme oder Normalinsulindosierung").

Die vom Arzt oder Berater erstellten Initialalgorithmen werden nun in der zweiten Phase des FIT-Programmes – während der Schulung im Insulingebrauch – vom Patienten eingesetzt, getestet und gegebenenfalls unter Anleitung des Arztes modifiziert. Hier stellt sich die Frage: Ist es nun wichtig, ob die initialen Algorithmen der Insulinsubstitution mit den tatsächlichen, „endgültigen" Algorithmen übereinstimmen? Einerseits kann man diese Frage mit „ja" beantworten, zumal dadurch der Patient viel mehr Vertrauen zum Berater gewinnt, weil er früher die Freude am selbständigen Steuern der Blutglukose erleben kann. Andererseits könnte man die Frage auch mit „nein" beantworten – auch wenn die initialen Antworten nicht richtig sind, so bietet dies dem Patienten nun die Möglichkeit zur Beurteilung, welche Algorithmen für ihn falsch erstellt wurden und wie sie modifiziert werden sollten.

Tabelle 4.1. „How to close the open loop?“: Fragen der Patienten zur Rückkoppelung von Blutglukose und Insulindosierung

1. **Wie hoch ist mein basaler (Fasten-)Insulinbedarf?**
2. **Wie kann ich mein Fasteninsulin ersetzen?**
   Anders ausgedrückt:
   - Wieviel von welchem Insulin (und wann) müßte ich spritzen, auch wenn ich nichts esse?
3. **Wie hoch ist mein prandialer Insulinbedarf für eine bestimmte Mahlzeit?**
   Anders ausgedrückt:
   - Wieviele Einheiten Normalinsulin brauche ich für 1 Broteinheit (50 kcal Kohlenhydrate);
   - (bei kohlenhydratarmen Mahlzeiten auch –) für 100 kcal Eiweiß, Fett?
4. **Wie ersetze ich mein prandiales Insulin?**
   Konkret:
   - Wieviel von welchem Insulin,
   - wie verabreicht,
   - welchen Spritz-/Eß-Abstand sollte ich einhalten?
5. **Wie kann ich meinen aktuellen Blutzucker beeinflussen?**
   Anders ausgedrückt:
   - Was bewirkt bei mir 1 Einheit Normalinsulin?
   - Was bewirkt bei mir 1 Broteinheit?
6. **Wo liegt mein Blutzucker-Korrekturziel?**
   Günstig zu wissen noch **vor** Veränderung der Insulinbehandlungsstrategie:
   - Wie wirkt mein Insulin?
   - Was verändert seine Kinetik?
   - Warum ist es schlecht, bei Hyperglykämie zu essen?
   - Wo liegt für mich der Zielbereich für MBG (mittlere Blutglukose)?

Tabelle 4.2. Initiale Algorithmen der FIT: Versuch einer pragmatischen Deskription der therapeutischen Erfahrung

Basales Insulin*	**0.35 IE · K · kg Körpergewicht/24 h**
Prandiales Insulin:	für 12 g (50 kcal) Kohlenhydrate: 1.35 IE · K für 100 kcal Eiweiß/Fett-Gemisch (nur bei kohlenhydratarmen Mahlzeiten): 0,45 IE · K

Korrektur der Blutglukose außerhalb des Zielbereiches:
Differenzwerte Delta Blutglukose, mg/dl, je:

$$1 \text{ IE Normalinsulin} = -35 \cdot \frac{1}{K} \cdot \frac{60}{\text{kg KG}}$$

$$1 \text{ BE (12 g Glukoseäquivalent)} = +50 \cdot \frac{60}{\text{kg KG}}$$

Korrekturzielpunkte: nüchtern und praeprandial: 100 mg/dl
1 h postprandial < 160 mg/dl
2 h postprandial < 140 mg/dl

Intervalle zwischen konsekutiven Korrekturen der Blutglukose mit Normalinsulin dürfen 3 h nicht unterschreiten.

Zielbereich für MBG: 100 (120)–160 (180) mg/dl

K – empirischer, klinischer Korrekturfaktor zur Deskription individueller Insulinsensitivität.

$$K = \frac{\text{aktueller (IE je 24 h)}}{\text{theoretischer** (IE je 24 h)}} \text{ Insulinbedarf}$$

Ein Nomogramm für die Erstellung der Initialalgorithmen der FIT in Abhängigkeit von der bisherigen Insulindosierung (je 24 h) und der glykämischen Kontrolle befindet sich im Anhang dieses Buches.

* Bei Verwendung von Langzeitinsulinen statt CSII ist meist eine Dosiserhöhung um ca. 10 % erforderlich.
** Nach Waldhäusl et al. 1979.

4.2 *Intermezzo 2:* Die Strategie des Mißerfolges oder wie man selbst die Überzeugten rechtzeitig demotivieren könnte

Wir kehren zurück zu unserem immer wieder noch entwicklungsfähigen Konzept zur Sammlung des Beweismaterials, daß FIT von den Patienten nicht akzeptiert oder praktiziert werden kann:

1. Weisen Sie in erster Linie darauf hin, was die Patienten alles „müssen" (hier nur einige Beispiele):
   - Regelmäßig die Nahrung zu sich nehmen (unbedingt 6–7 Mahlzeiten pro Tag).
   - Zu jeder Mahlzeit spritzen.
   - Fixen Spritz-/Eß-Abstand einhalten (sicherheitshalber erklären Sie aber nicht, warum).
   - Vor jedem Essen Blutzucker messen.

2. Verlangen Sie Genauigkeit! Insbesondere sollte die genaue Berechnung der Nahrung in Kalorien forciert werden. Zum Beispiel 123 g Wurst = 327 kcal. Machen Sie den Patienten klar, daß sie immer alles bis ans Lebensende abwiegen sollen.
   Komplizieren Sie auch ein bißchen die Vorstellung von Kohlenhydraten! Insbesondere bei Patienten, die über gar kein Diätwissen verfügen, sollte von Anfang an die Einteilung in zumindest 5 oder mehr Kohlenhydrate-Gruppen versucht werden. Die dargestellte Vorgangsweise führt natürlich regelmäßig dazu, daß sich die Patienten überhaupt nicht mehr trauen, irgend etwas zu essen, was die Diabetes-Kontrolle ungemein erleichtert.

3. Legen Sie auch Wert auf genaue Formulierung der Algorithmen. Diese sollten zumindest 2 Kommastellen enthalten, z. B. 1,46 IE je 12,5 g Kohlenhydrate etc. ... Vergessen Sie auch nicht, den Patienten das 'K' genauestens zu verdeutlichen (besonders jenen mit möglichst niedrigem Bildungsgrad und/oder Vorstellungsvermögen). Sollte das allgemeine Verständnis dafür fehlen, so verteilen Sie kurze Broschüren mit entsprechenden Formeln zur Darlegung der theoretischen Seite der Insulinsensitivität.

4. Betonen Sie die Wichtigkeit der Reflektometer in der Blutglukose-Selbstkontrolle. Der Patient muß aus Sicherheitsgründen immer einen Reflektometer bei sich haben. Sollte der Patient manchmal spontan, ohne Gerät, Blutzucker messen wollen, so erklären Sie ihm, daß er aufgrund der Retinopathi blau statt grün sieht und umgekehrt.

5. Sollte der Patient die multiplen Injektionen ablehnen, so müssen Sie ihm unbedingt eine Pumpe als praktikable Alternative vorschlagen. Insbesondere bei Sehbehinderten sollten Sie jene Pumpenformen wählen, die

zumindest 4 unterschiedliche Basalraten garantieren, die das prandiale Insulin in einem ausreichend komplexen Multirechteck-Profil mit exponentiellem Zuwachs zuzuführen erlauben und vor allem – digital abrufbar sind. Um das glückliche Sexualleben des Patienten zu verhindern, hat sich weiters bewährt, jene Modelle mit einem entsprechenden akustischen Summton sowie kurze Katheter zu wählen. Unterhalten Sie sich mit den Patienten auf keinen Fall darüber, ob und für wie lange die Pumpte weggelegt werden könnte. Sie würden nämlich riskieren, daß der Patient es tatsächlich täte ...

6. Die Wichtigkeit der entsprechenden emotionalen Einstellung (cave Enthusiasmus!) zum Patienten, wie auch zum dargebotenen Stoff, wurde bereits unterstrichen. Zusätzlich zum bewährten Typus des „skeptisch-gleichgültigen" Beraters („... Erstens wissen wir nicht, ob das alles etwas nützt, und zweitens macht es keiner ...") scheinen noch 2 weitere Beraterarten ähnlich erfolgreich zu sein: der „überkritisch-widersprüchliche" („... Die mittlere Blutglukose soll während einer Schwangerschaft bei 50 mg/dl liegen, **und** Sie dürfen keine Hypos haben! ...") und der „dramatisch-zwanghafte", der, falls der Patient einmal Blutglukosen bei 300 erhebt, zu schluchzen beginnt und simultan alle Algorithmen des Patienten (ohne nach Interpretation oder Vorschlägen des Patienten zu fragen) unmittelbar verändert und seine Veränderungen noch dazu schriftlich auf seinem Protokoll fixiert ...

7. Oder machen Sie es sich ganz bequem ... Geben Sie dem Patienten einfach eine NovoPen und fügen Sie mit einem überzeugenden Lächeln hinzu „... ab jetzt dürfen Sie **alles** essen ..." und schließen Sie die Ausbildung mit diesem Satz ab. Die eventuelle Frage, wie man denn dosieren sollte, können Sie kurz und bündig mit dem Statement „... Das werden Sie schon sehen ..." beantworten.

4.3 Praxis der FIT-Einleitung

Aus psychodynamischen Gründen soll der Beginn der funktionellen, nahe-normoglykämischen Insulinsubstitution abrupt erfolgen. Wie man nicht „ein bißchen schwanger" sein kann, so kann man auch kaum „ein bißchen" FIT betreiben. Man kann nicht nur die Zuständigkeit für die Glykämie delegieren, man muß auch gleichzeitig die Zuständigkeit für die Diät- und die Insulin-Selbstdosierung dem Patienten übertragen. Das heißt aber auch, daß der Patient im Augenblick der Übertragung der Zuständigkeit für die aktuelle Glykämie dazu ausreichend kognitiv und emotional vorbereitet sein muß. FIT kann nicht allein durch Veränderung der Insuline, nicht durch die **Vorschreibung** von zahlreichen Insulininjektionen oder das Verordnen einer Insulinpumpe erreicht werden. **Entscheidend sind Fähigkeit und Wille des Patienten, den Blutzucker zu steuern.**

Wie können wir beurteilen, ob der richtige Zeitpunkt gekommen ist, dem Patienten die Zuständigkeit für die aktuelle Glykämie zu übertragen? Hilfreich ist hier das Abschätzen

- des Informationsstatus,
- der Fertigkeiten und
- der Motivation des Patienten zum aktiven und selbstverantwortlichen Handeln.

Der **Informationsstatus** ist ausreichend, wenn der Patient ungefähr die Antwort auf die bereits zitierten Fragen (s. „Initiale Algorithmen: 'K') geben kann: Wie kann ich mein Fasteninsulin ersetzen? Wie kann ich mein mahlzeitenbezogenes Insulin ersetzen? Wie kann ich meinen Blutzucker beeinflussen? Zum nötigen Minimalwissen zählen noch die Grunddaten über Insulinwirkung, Diät und Stoffwechselkontrolle.

FIT kann ohne bestimmte **Fertigkeiten** nicht begonnen werden. Dazu gehört auch die Fähigkeit, das aktuelle Insulindefizit zu berechnen. Neben der Kenntnis der eigenen Algorithmen ist die Beherrschung der Grundrechnungsarten erforderlich. Diese Fertigkeit sollte rechtzeitig überprüft werden! Anhand einiger Übungsbeispiele können Sie den Stand der Dinge einfach feststellen. (... Wenn Sie für 1 Broteinheit 2 Insulineinheiten brauchen, wieviel werden Sie dann für 3 Broteinheiten benötigen? ... Oder: Angenommen, Sie messen einen Blutzucker von 200 mg/dl. Ihr Zielpunkt (vor dem Essen) ist aber 100 mg/dl. Angenommen, 1 Einheit Altinsulin senkt bei Ihnen den Blutzucker um 40 mg/dl, wieviele Insulineinheiten fehlen Ihnen jetzt zur Korrektur des Blutzucker?...etc.) **Erfahrungsgemäß benötigt man am Tage vor der Einleitung der funktionellen Insulinsubstitution zumindest eine Stunde für derartige Rechenübungen innerhalb der Gruppe.** Wenn die neue Strategie der Behandlung begonnen wird, muß der Patient bereits die Blutzucker-Selbstmessung beherrschen. FIT kann nicht begonnen werden, wenn der Patient durch einen „seelischen Block" gar nicht imstande ist, sich für die Blutgewinnung selbst zu verletzen. Wenn Blutzucker-Meßgeräte verwendet werden, müssen die Patienten fähig sein, diese richtig zu bedienen. Wenn die Substitution mit einer Pumpe begonnen wird, so müssen die Patienten auch mit diesem Gerät umgehen können.

Die dritte, wahrscheinlich wichtigste Komponente, die eine unbedingte Voraussetzung für die Veränderung der Behandlungsstrategie darstellt, ist eine ausreichende **Motivation des Patienten.** Ohne den Willen des Patienten, aktiv zu handeln und den eigenen Blutzukker selbständig zu steuern, ist FIT nicht durchführbar. Diesen „Willen" können Sie z. B. an der Neugier, Ungeduld, an den Fragen des Patienten erkennen. Indizien für eine fehlende Motivation können Passivität, völlige Gleichgültigkeit oder Depression sein. **Es ist fragwürdig, ob man zu einem solchen Zeitpunkt mit der neuen Therapie beginnen sollte.** Warum soll man dem Patienten nicht mehr Zeit lassen?

Obwohl die Patienten nach der „Phase I" der Rehabilitation theoretisch in der Lage sind, ihren individuellen Algorithmen entsprechend Insulin zu dosieren, ist es in der Praxis günstig, ihnen vor dem „ersten Tag" zu helfen, die Insulindosierung für die gewählte Diät zu berechnen sowie zu empfehlen, vorläufig lediglich praeprandial mit Normalinsulin zu korrigieren. Erfahrungsgemäß neigen sie anfangs meistens dazu, die zu hohen Blutzuckerwerte mehrfach z. B. prae- und postprandial und noch dazu in kurzen Abständen zu korrigieren (Abb. 4.1).

Aktuell hohe oder niedrige Blutglukosewerte dürfen vom Patientenberater nicht überbewertet werden. Zu Beginn der FIT **sollten nicht die guten Meßergebnisse allein, sondern** eher **eine entsprechende Fähigkeit zur Analyse der Ursachen der Hypo- oder Hyperglykämie sowie deren selbständige Beseitigung verstärkt werden** (s. Kap. 6 „Hypoglykämie" u. Kap. 7 „Hyperglykämie").

Aus der Verantwortung für die aktuelle Glykämie ergibt sich auch der fast wichtigste Grundsatz der FIT (Bernstein 1981): **Iß nicht, wenn dein Blutzucker erhöht ist** ... Senke ihn zuerst mit Normalinsulin. Es ist erstaunlich, wie selten trotz ausgiebigster „Diabetikerschulung" die Patienten auf diese triviale Tatsache hingewiesen werden: Hyperglykämie bedeutet akuten Insulinmangel, Essen würde diesen Zustand verlängern. Ab nun kann der Patient den Blutzucker jederzeit mit Normalinsulin korrigieren (zugegebenermaßen wird es trotz Normalinsulinzufuhr relativ lang dauern, bis er z.B. von 250 mg/dl in den Normbereich kommt). Die vernünftigere Vorgangsweise ist daher, zuerst den Blutzucker zu normalisieren und erst dann wieder an eine Substratzufuhr zu denken. Der erste Tag unter der neuen Insulinstrategie kann mit Sicherheit zur Diskussion des Grundsatzes „bei Hyperglykämie nicht essen - zuerst Blutzucker senken" benützt werden.

Sollten die Patienten die Behandlung mit mehrfachen Injektionen der CSII vorziehen, so können sich zu Beginn Probleme aus der Anzahl der Normalinsulininjektionen ergeben. Wird die klassische Diät von 6–7 Mahlzeiten pro Tag eingehalten, so müßte sich der Patient zumindest 8–9 Spritzen täglich verabreichen. Dieses Problem läßt sich insbesondere am Anfang so lösen, daß die Patienten auf die Möglichkeit, 2 aufeinanderfolgende Mahlzeiten (z.B. 1 Hauptmahlzeit und die darauffolgende Zwischenmahlzeit) mit e i n e r Normalinsulininjektion abzudecken, hingewiesen werden. Man wird die Patienten auch auf die zu erwartende Veränderung der Eßgewohnheiten aufmerksam machen müssen: die Anzahl der Mahlzeiten wird erfahrungsgemäß von 7 auf etwa 4 (3–5) pro Tag reduziert.

Bei Beginn der Therapie mit Langzeitinsulinen wurde die Verabreichung einer sogenannten „loading dose" (Phillips et a. 1979; Turner et al. 1982) vorgeschlagen, um möglichst bald auf eine ausreichende basale Inulinämie zu kommen. Im Gegensatz zu der britischen Gruppe, hat sich dies bei uns zur Einleitung von FIT nicht bewährt. Der Grund dafür ergibt sich in erster Linie aus der Tatsache, daß die Idee der „loading dose", d.h. der initialen Verabreichung von wesentlich höheren Dosen des Langzeitinsulins als dies im Rahmen der „Erhaltungsdosis" notwendig wäre, in einem „starren" System der Insulintherapie verwendet wurde, wo der Patient keine unmittelbaren Hyperglykämiekorrekturen mit Normalinsulin vornahm. Unter FIT ist der Patient fähig, die aktuelle Hypoinsulinämie (Hyperglykämie)

Arbeitsgruppe für funktionelle Rehabilitation und Gruppenschulung Wien

Institut für Biomedizinische Technik und Physik, Univ. Wien (Prof. Dr. H. Thoma)
A-1090 Wien, Währinger Gürtel 18
AKH, Leitstelle 4 L, Tel. 40 400/19 93, 19 83
Tel. 403 49 51, Fax 40 400/39 88

PATIENT:
Name: Pia R. K.
Geb.: 1964 Tel.-Nr.:
Adresse:
Diabetes seit: 1980 Gewicht: 56 kg / 168 cm

Funktionelle Insulintherapie (FIT) seit .... mit ○ Insulininjektionen ○ Insulinpumpe

I N S U L I N
- BASAL (= Fastenbedarf): Früh .... / .... E. Abends .... E.
- PRANDIAL (= zur Mahlzeit): 1 BE = ... E.

Ziel für Blutzucker-Korrektur:
Nüchtern/Vor dem Essen: 100 mg/dl (bzw.: ......)
Nach d. Essen, 1 h: < 160 (bzw.: < .....); 2 h: < 140 mg/dl
MBG-Zielbereich: von ...... bis ...... mg/dl

Korrektur: 1 E Normalinsulin senkt meinen Blutzucker um ca. – ... mg/dl. 1 BE hebt meinen Blutzucker um ca. + ... mg/dl.

THERAPIEBEISPIEL – Diät (BE): ....
– Insulin (E): ....

DATUM:

TAGESZEIT		1	2	3	4	5	6	7	8	9	10	11	12	13	14	15	16	17	18	19	20	21	22	23	24	SUMME
MO	DEPOT-I.						}28 Mixtard											}14 Initard								} 42
	NORMAL-I.	Tages-profil																								
1.5	BZ								288	266			242	241			230	255			217	230			217	MBG 253
	BE								2	1				3		2				3		2				13
	KAL.																									
BEMERKUNG	HZ+++ AC+																									
DI	DEPOT-I.						}28 Mixtard											}14 Initard								} 42
	NORMAL-I.																									
2.5.	BZ				184				241	294				202			210					263			114	MBG 215
	BE								2	1				3			2			3		2				13
	KAL.								200	70				300			150			460		150				~1500
BEMERKUNG	HZ 2 % Ac Spuren																									
MI	DEPOT-I.						}28 Mixtard																			
	NORMAL-I.																									
	BZ								210	276				246												MBG
	BE								2	1				3												
	KAL.								300	200				300												
BEMERKUNG																	▲ FIT									

TAGESZEIT		1	2	3	4	5	6	7	8	9	10	11	12	13	14	15	16	17	18	19	20	21	22	23	24	SUMME
DO	DEPOT-I.																									
	NORMAL-I.																									
	BZ																									MBG
	BE																									
	KAL.																									

Abb. 4.1. Die 22jährige Patientin lernte am Montag u.a. die Technik der Selbstkontrolle (Parallelmesungen Labor/Patient) und am Dienstag die grundsätzlichen Möglichkeiten der Insulinbehandlung kennen. Am Mittwoch entscheidet sie sich für mehrmals tägliche Injektionen unter Bedingungen der freien Diät. Welche Algorithmen (Regeln der Insulindosierung) würden Sie für die Patientin vorschlagen?

Antwort: Fasteninsulin: ....
Prandiales Insulin: ....
Korrekturwerte: ....

1. **Der theoretische Tagesinsulinbedarf**
   (modifiziert nach Waldhäusl et al. 1979)
   basal: (IE je 24 h) = (kg KG · 0,35) = 56 · 0,35 = 20
   prandial:
   Kohlenhydrate (BE/Tag) = (BE/Tag · 1,35) = 13 · 1,35 = 18
   Summe: (IE/Tag) 38

2. **Schätzung des tatsächlichen Insulinbedarfes**
   Die Patientin ist unter der derzeitigen Insulindosierung von 42 IE/Tag ketonurisch, höhergradig glukosurisch und die MBG liegt über 200 mg/dl. Es besteht ein Insulindefizit. Der tatsächliche Tagesinsulinbedarf wird daher um ca. 10% höher als die bisherige Dosierung angenommen (etwa 46 IE/Tag).

3. **Vergleich des tatsächlichen Tagesinsulinbedarfes mit dem theoretischen (Quotient 'K')**

$$\frac{46}{38} = 1{,}21$$

4. **Erstellung der Algorithmen (siehe auch Nomogramm im Buchanhang):**
   basal (IE/24 h): (0,35 · kg KG · K) = 0,35 · 56 · 1,21 = 23,71
   prandial (IE): für 1 BE = (1,35 · K) = 1,35 · 1,21 = 1,63
   für 100 kcal EW/Fett = (0,45 · K) = 0,45 · 1,21 = 0,54
   Korrekturen:

$$1\ \text{IE} = \left(-35 \cdot \frac{60}{\text{kg KG}} \cdot \frac{1}{K}\right) = -35 \cdot \frac{60}{56} \cdot \frac{1}{1{,}21} = -31$$

   Differenzwert „Delta BG" (mg/dl) je:

$$1\ \text{BE} = \left(+\,50 \cdot \frac{60}{\text{kg KG}}\right) = 50 \cdot \frac{60}{56} = 53$$

5. **Abrundung der Algorithmen und Übergabe der Arbeitshypothese an die Patientin:**
   Wenn Langzeitinsuline (und nicht CSII) verwendet werden, ist erfahrungsgemäß eine geringfügig höhere basale Dosierung erforderlich. Morgens werden zusätzlich ca. 10% (4 IE) des Tagesinsulinbedarfes als Normalinsulin in die Basalrate inkludiert. Die Insulindosierung wird daher wie folgt definiert:
   Basal: morgens: 12 IE Ultratard HM (UT) + 4 IE Actrapid HM (AR), abends: 12 IE Ultratard HM.
   Prandial: 1,6 je 1 BE, (bei kohlenhydratarmen Mahlzeiten 0,5 je 100 kcal Nicht-Kohlenhydrate)
   Korrekturen: Delta BG (mg/dl) je 1 IE: – 30 mg/dl
   1 BE: + 50 mg/dl

6. **Berechnung der Insulindosierung für den 1. Tag.**
   Die Patientin möchte 4 Mahlzeiten zu je 3 BE Essen:

Insulin:	12 UT, 9 AR	5 AR	4 AR	5 AR, 12 UT
BE:	3	3	3 (Obst)	3

   (Diese Dosierung würde zutreffen, sofern der Blutzucker stets im Zielbereich ist. Sie soll als „Therapiebeispiel" am Protokoll eingetragen werden).

7. **Plausibilitätskontrolle:** Summe der Insulindosierung: 47 IE
   Anteil der Langzeitinsuline am Tagesinsulinbedarf: (24 : 47) = 51%
   Aus Sicherheitsgründen sollte die abendliche Verzögerungsinsulindosis daher doch reduziert werden (auf 11 IE).

Anmerkung 1: 'K' illustriert die Insulinsensitivität des Patienten – DEM ARZT. **Der Patient braucht keine Formeln, sondern Zahlen!** Die Information über 'K' ist entbehrlich (s. „Regeln zur Algorithmen-Modifikation").

Anmerkung 2: Die vorausgegangene Therapie der Patientin ist für die „Phase I" atypisch, als in dieser Phase heute üblicherweise bereits eine Therapie mit Normal- und Verzögerungsinsulinen (und nicht mit Mischinsulinen) vorgenommen wird. Es ist somit evident, daß in diesem Fall die „Phase 0" der Rehabilitation ausgelassen wurde!

---

unmittelbar und akut mit einer entsprechenden Gabe von Normalinsulin zu korrigieren.

Das zweite Argument gegen die „loading dose" ergibt sich aus der Tatsache, daß sich die Patienten vor FIT-Beginn (konventionelle Insulintherapie) nicht in einem Zustand des absoluten Insulinmangels befinden. Die meisten Patienten verwenden ohnehin beträchtliche Mengen von Langzeitinsulinen, wie beispielsweise bei einer üblichen Insulintherapie, die überwiegend aus Monotard oder Lente besteht. In beiden Präparationen entfallen 70 % des Insulins auf Langzeitinsuline. Diese vor Umstellung auf FIT verwendeten Insuline werden auch nach Veränderung der Strategie der Insulinbehandlung noch in die FIT-Periode „hineinwirken". Das „Laden" eines bereits „geladenen" Patienten hat daher keinen Sinn.

4.4 Pädagogische und transaktionsanalytische Aspekte der Insulinsubstitution und der „Insulinspiele"

Was hat die Transaktionsanalyse mit Diabetes zu tun? Eine erfolgreiche, funktionelle, nahe-normoglykämische Insulinsubstitution setzt eine aktive, blutglukoseabhängige Steuerung der Insulinapplikation durch den Patienten voraus; zwar intermittierend (üblicherweise 4- bis 6mal täglich), aber lebenslänglich.

Dieses chronische Verfahren (ähnlich der Behandlung anderer chronischer Leiden, die eine aktive Mitarbeit des Patienten erfordern) scheint nur dann optimal zu funktionieren, wenn

- der Informationsstatus des Patienten (das theoretische Wissen),
- das „angewandte" Wissen, die nötigen praxisbezogenen Fertigkeiten,
- die „Motivation" und
- die Krankheitsakzeptanz

in ausreichendem Maße erreicht wurden.

Die Effizienz der Insulinsubstitution wird durch die erwähnten 4 Komponenten determiniert. Vieles spricht dafür, daß eine „Diabetikerschulung", die den Informationsstatus des Patienten nur fragwürdig verbessert, keinen relevanten Einfluß auf die Stoffwechselsituation der Patienten hat und somit die Therapieeffizienz kaum erhöht (Worth et al. 1982). Ein Verfahren, das imstande ist, alle 4 erwähnten Komponenten, die es in der Behandlung einer chronischen Erkrankung zu erfüllen gilt, zu beeinflussen, wird größere Erfolgschancen haben. Es ist zunächst relativ einfach, die ersten beiden Komponenten, das theoretische und das angewandte Wissen, zu beeinflussen. **Wie können aber „Motivation" und „Krankheitsakzeptanz", die letztlich das diabetesbezogene Verhalten des Patienten langfristig determinieren, beeinflußt werden?**

In „The teaching letter" der Diabetes Education Study Group of the European Association for the Study of Diabetes (Editor-in-Chief: J. Ph. Assal) wurde formuliert: „Manche übergewichtige Diabetiker verlieren trotz ständiger Diätanweisungen niemals an Gewicht. Manche mit Insulin behandelte Diabetiker sind trotz wiederholter Aufforderungen nicht bereit, ihren Harn oder ihr Blut regelmäßig zu untersuchen. Manche Patienten versäumen es, trotz wiederholter Unterzuckerungen, Zucker oder sonstige Süßigkeiten mit sich zu tragen. Diese Patienten **könnten** es wahrscheinlich lernen, sind aber nicht imstande, sich wichtige Informationen wirklich zu merken und danach zu handeln. Diese Patienten **wissen** vielleicht, was sie tun **sollten**, versäumen jedoch es zu tun.

Das sind typische Beispiele einer fehlenden Motivation zum Lernen und das Gelernte in die Praxis umzusetzen: sie reflektieren die Unfähigkeit des Behandlungsteams, die Diabetiker erfolgreich zu motivieren."

Um das zitierte Verhalten zu verstehen, ist es günstig, sich der Transaktionsanalyse (TA) zu bedienen. Die Transaktionsanalyse wird von der „Schulpsychologie" nicht immer voll akzeptiert, da sie als einfaches Beschreibungssystem für Verhalten keine analytische Ursachenerklärung anzubieten vermag. Das Wertvolle der TA liegt jedoch gerade in ihrer Praxisnähe unter Verzicht auf esoterische Terminologie.

Die Transaktionsanalyse wurde in den 60er Jahren von Eric Berne (1961) begründet und von Thomas A. Harris (1967) und Amy Harris (1985) wissenschaftlich ausgearbeitet und praktisch erprobt. Gerade in der Diabetologie eignet sie sich gut als ein Instrument zum Verständnis des Patientenverhaltens.

Sie geht von der Beobachtung aus, daß in allen Menschen die drei Persönlichkeits-Zustände: das „Eltern-Ich", das „Erwachsenen-Ich" und das „Kindheits-Ich" nebeneinander existieren. Zitat: „Es ist, als steckte in jedem Menschen derselbe kleine Mensch, der er mit drei Jahren gewesen ist. In ihm sind auch seine eigenen Eltern. Das sind Gehirnaufzeichnungen tatsächlicher Erfahrungen von inneren und äußeren Ereignissen, von denen sich die wichtigsten innerhalb der ersten 5 Lebensjahre abspielten. Es gibt einen dritten Zustand, der sich von diesen beiden unterscheidet. Die ersten zwei werden das Eltern-Ich und das Kindheits-Ich genannt, das dritte ist das Erwachsenen-Ich." Im Gegensatz zur Psychoanalyse brauchen wir „kein anekdotisches Material aus der Vergangenheit ans Licht zu zerren, um zu entdecken, was im Eltern-Ich, im Erwachsenen-Ich oder im Kindheits-Ich aufgezeichnet ist" (Harris 1967). Der jeweilige Ich-Zustand wird durch Wiedergabe von gespeicherten Informationen herbeigeführt, die ein vergangenes Ereignis in Zusammenhang mit der aktuellen Wirklichkeit hervorruft.

Von Harris wurden auch bestimmte körperliche und sprachliche Indizien beschrieben, die uns helfen, das „Eltern-Ich", das „Kindheits-Ich" und das „Erwachsenen-Ich" zu erkennen.

Woran ist nun das **„Eltern-Ich"** zu erkennen? Zu den körperlichen Indizien gehören: gerunzelte Brauen, Stirnfalten, der ausgestreckte Zeigefinger, mit dem Fuß auf den Boden klopfen, seufzen. Zu den sprachlichen Indizien des „Eltern-Ich" gehören z.B. die Worte: immer, nie, dumm, ekelhaft, sinnlos, empörend, lächerlich, Trottel.

Woran ist das **„Kindheits-Ich"** zu erkennen? An den körperlichen Indizien: Tränen, Schmollen, Wutanfälle, Lachen, Entzücken und an den sprachlichen Indizien: ich will, ich möchte, ich wünsche mir, oder an Superlativen, z.B.: größer, am größten, am besten... zumal sie die

Erkennungsmarken des beliebten Spieles des „Kindheits-Ich" – „meins ist besser" – darstellen.

Woran ist nun das **„Erwachsenen-Ich"** zu erkennen? Ein körperliches Indiz wäre ein offenes, direkt dem Partner zugekehrtes Gesicht. Zu den sprachlichen Indizien gehören in erster Linie Fragen: Warum? Was? Wo? Wer? Wie? Wieviel? und solche Worte wie: wahrscheinlich, möglich, unbekannt, objektiv, verhältnismäßig, verkehrt, richtig, falsch, ich glaube, ich denke.

Die Transaktionsanalyse kann uns helfen, die Kommunikation (Transaktion) zu verstehen: von Harris wurden „Komplementär-" oder „Überkreuz"-Transaktionen unterschieden. Ein Beispiel der „Komplementär"-Transaktion auf dem Niveau des „Eltern-Ich":

Reiz: Die Kinder von heute sind faul.
Reaktion: Das ist ein Zeichen der Zeit.

Oder auf dem Niveau des Erwachsenen-Ich:
Reiz: Wie spät ist es?
Reaktion: Ich habe 4 Uhr 30.

Die Überkreuz-Transaktionen führen im Gegensatz zu komplementären Transaktionen zur Unterbrechung der Kommunikation:

Patientin (Erwachsenen-Ich): In einem solchen Krankenhaus würde ich gerne arbeiten.

Krankenschwester (Eltern-Ich): Erstmal müssen Sie mit den eigenen Problemen fertigwerden. (Harris)

Nun, was hat aber die Transaktionsanalyse mit Diabetes-Behandlung zu tun? Sofern man sie nicht ausschließlich zur Transaktion (Kommunikation) einsetzt, sondern auch zur Analyse des Verhaltens, kann uns die TA entscheidende, neue Erkenntnisse bezüglich der Motivation bringen. Zwölf Jahre nach der Entstehung von „I'm OK – you're OK: a practical guide to transactional analysis" wurde gewissermaßen als Fortsetzung das Buch „Staying OK" von Amy und Thomas Harris geschrieben. Es lohnt sich, dort der „Wunschanalyse" zu entnehmen, was die „Motivation" eigentlich ist ...

Zur Analyse unserer Wünsche und Ziele sollte man die Frage stellen: Welcher Teil meiner Persönlichkeit wünscht es? Nehmen wir ein Individuum, das ein Buch über Diabetes-Behandlung schreiben möchte. Ob das Buch nun letztendlich geschrieben wird oder nicht, scheint davon abzuhängen, **welche Teile der Persönlichkeit** dieses

Individuums das Buch schreiben möchten. Ist es ein Ziel (= ein Muß, ein Soll, ein Gebot; „Eltern-Ich") oder ist es ein Wunsch (des „Kindheits-Ich")? Vieles spricht dafür, daß das Buch nur dann geschrieben wird, wenn das „Kindheits-Ich" mit dem „ich möchte" die notwendigen MOTIVATION beisteuert. Wenn aber **nur** das „Kindheits-Ich" es wünscht, so ist dies nicht unbedingt ein Vorteil, denn das „Kindheits-Ich" berücksichtigt weder die Konsequenzen noch andere Wirklichkeitsaspekte. Wenn nur das „Eltern-Ich" es wünscht, werden wir vielleicht ein starkes „Muß" empfinden und die Angst im „Kindheits-Ich" mag temporär eine gewisse Motivation herbeiführen. Aber auch das „Erwachsenen-Ich" muß an dem Wunsch beteiligt sein, da dieser Teil unserer Persönlichkeit für das „Wie" zuständig ist. Gelegentlich ist eine Zusammenarbeit zwischen „Erwachsenen-Ich" und „Kindheits-Ich" von Erfolg gekrönt, auch wenn das „Eltern-Ich" nicht bekommt, was es möchte. Die Verbindung von „Eltern-Ich", „Erwachsenen-Ich" und „Kindheits-Ich" wird, wenn eine solche Konstellation möglich ist, in der Regel dafür sorgen, daß man bekommt, was man wünscht.

Das Wünschen des „Kindheits-Ich" ist jedenfalls eine unbedingte Voraussetzung für die Wunscherfüllung.

Vereinfacht ausgedrückt reduziert sich die Frage der Motivation für eine Therapie bei chronischer Erkrankung darauf, wie wir (chronisch) das „Kindheits-Ich" des Patienten gewinnen können. Wie wäre es eigentlich mit dem, was FIT zu bieten hat: Mit Freiheit? Mit Aktivität? Mit dem „etwas bewirken" (d.h. Blutzucker senken) können? Das „Kindheits-Ich" kennt keine Geduld. Es will eine „Instant"-Lösung, die sofort funktioniert. Das „Kindheits-Ich" will den hohen Zucker weg haben, jetzt, unmittelbar, sofort. Das „Kindheits-Ich" will auch Sicherheit (... wenn ich im Mittel unter 140 bin, dann sind Spätkomplikationen wenig wahrscheinlich ...) und das Gefühl der Sinnhaftigkeit (... und gerade weil ich die Spätkomplikationen vielleicht nicht 100%ig verhindern kann, will ich auf Lebensqualität nicht verzichten! ...).

Das „Kindheits-Ich" muß es „erlebt" haben, daß das Zuckersteuern Spaß machen könnte, daß der Blutzucker aktiv gesenkt oder gehoben werden kann.

Die „Insulinspiele" während des Trainingsprogrammes sind daher als nichts anderes zu betrachten als ein Dialog zwischen dem Berater und dem „Kindheits-Ich" des Patienten. Das „Erwachsenen-Ich" für FIT zu gewinnen ist nicht schwer. Das kann auf dem Wege der angemessenen Information geschehen. Das „Erwachsenen-Ich" ist verantwortlich für künftige therapeutische Entscheidungen des Patienten. Aber das beste theoretische Wissen wird keine gute Kontrolle gewährleisten, wenn das „Kindheits-Ich" es nicht wünscht.

Wie können wir das „Eltern-Ich" des Patienten für FIT gewinnen? Vielleicht, wenn wir dem Patienten erlauben, so zu sein wie die anderen? ... Man soll auch das „Eltern-Ich" im Rahmen der FIT nicht unterschätzen. Es bereitet dem Patienten ja meist in zweifacher Hinsicht Schwierigkeiten: das „Eltern-Ich" ist für das „schlechte Gewissen" bei Hypo- oder Hyperglykämie verantwortlich. Dieses „schlechte Gewissen" ist aber nutzlos. Viel sinnvoller wäre hier das Einsetzen des „Erwachsenen-Ich" (Analyse der Ursachen, unmittelbare Korrektur, Konsequenzen für die Zukunft). Auf der anderen Seite ist das „Eltern-Ich" für die perfektionistischen Züge im Patienten verantwortlich. Der schlecht verstandene Perfektionismus kann manchmal zu allzu drastischen Korrekturen der Hyperglykämie führen, in der Annahme, die glykämische Kontrolle sollte „perfekt" sein ...

Wie verhält es sich nun mit den Trainingszielen im Rahmen der nahe-normoglykämischen Insulinsubstitution vom Standpunkt der Transaktionsanalyse aus? Entscheidend für die „Motivation" sind die Wünsche des „Kindheits-Ich" und des „Erwachsenen-Ich". Aber alle drei Komponenten der Persönlichkeit können zur Bewältigung der Behandlung einer chronischen Erkrankung eingesetzt werden (Abb. 4.2). Das „Kindheits-Ich", indem es Freude an Selbständigkeit hat, am „Aktivsein", und indem seine Ungeduld mit der Möglichkeit des unmittelbaren Handelns gestillt werden kann. Das „Kindheits-Ich" des Patienten kann mit seinem Einfallsreichtum, der letztlich für die Durchführbarkeit der Substitution verantwortlich ist, wie auch mit seinem Sinn für Humor in der Bewältigung der Erkrankung eine große Hilfe darstellen. Das „Erwachsenen-Ich" ist unentbehrlich für die richtige „Datenverarbeitung" zur Beurteilung der Qualität der Substitution und für die therapeutischen Entscheidungen. Das „Eltern-Ich" sollte sich eigentlich nur dann, wenn alle Stricke (des Kindheits- und des Erwachsenen-Ich) reißen, um die Limits kümmern (... Ich sollte vielleicht doch nicht die Schokolade essen ...) und für das nötige Soll (Protokollführung, Kontakt mit einem Diabetes-Zentrum) zuständig sein. Das „Eltern-Ich" darf aber nicht übermächtig werden: **das schlechte Gewissen bei Hyperglykämie ist nutzlos. Perfektionismus in der Diabetes-Kontrolle ist komplikationsträch-**

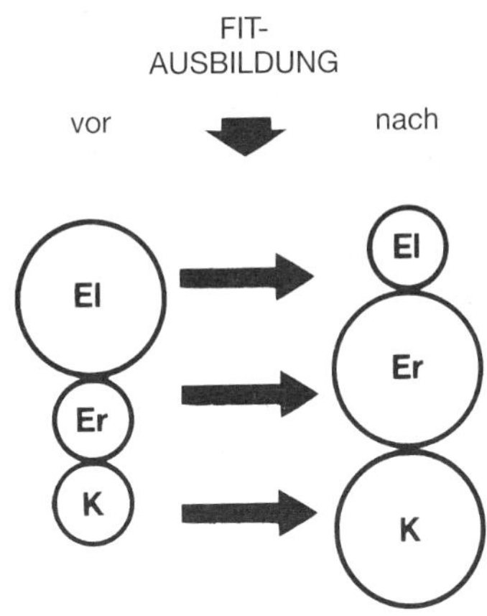

Abb. 4.2. FIT-Ausbildung aus der Sicht der Transaktionsanalyse. **Vor** der Schulung (konventionelle Therapie) ist für die glykämische Kontrolle in erster Linie das System der Gebote und Verbote (Spritzen um..., essen um..., nicht essen von...; „Eltern-Ich") verantwortlich. **Nach** der Schulung wird die glykämische Kontrolle vor allem durch Fähigkeiten („Erwachsenen-Ich") unterstützt durch Wünsche („Kindheits-Ich") determiniert

tig, denn die optimale Kontrolle des Typ-I-Diabetes ist eben nicht die perfekte Kontrolle. Optimale Kontrolle heißt vielmehr, die maximale Lebensqualität und bestmögliche Stoffwechselkontrolle mit akzeptablem Aufwand zu erreichen.

4.5 Hat die „Sünde" oder der „Festtag" einen Sinn?

Der Begriff der „Sünde" bezieht sich in der konventionellen Insulintherapie auf eine unbegründete, von dem (bisherigen) zeit- und mengenmäßig reglementierten Diätregime abweichende Nahrungsaufnahme, insbesondere von Kohlenhydraten. Während der FIT-Schulung findet im Rahmen der „Sünde" die Veränderung der bisher geltenden diätbezogenen „Normen" des Verhaltens statt.

Die Patienten bekommen die Aufgabe, etwas Außergewöhnliches – etwas, worauf sie schon seit längerer Zeit Lust gehabt haben, das sie aber nie zu essen wagten – außerhalb des Krankenhauses zu sich zu nehmen. Eine Voraussetzung für dieses Experiment ist eine minimale Erfahrung, die die Patienten im Umgang mit der selbständigen Insulindosierung bereits haben sollten. Es ist daher sinnvoll, die sogenannte „Sünde" erst etwa am 3. bis 4. Tag nach der Therapiemodifikation auf FIT durchzuführen. Die Patienten entscheiden während der „Sünde" über die mahlzeitenbezogene Insulindosierung sowie die der

Art der Kohlenhydrate anzupassende postprandiale Insulinämie. Das Ergebnis dieser Entscheidung beeinflußt die Insulinmenge, den Abstand zwischen Spritzen und Essen sowie die Art der Insulinapplikation (Genaueres s. 5.2 „Prandiale Substitution. Probleme der Normalinsulindosierung"). Die didaktischen Ziele der „Sünde" lassen sich folgendermaßen umschreiben:

1. Überprüfung der Fähigkeit zur visuellen Schätzung der Kohlenhydratmenge in Speisen, die außerhalb des Schulungszentrums nicht abgewogen werden können.
2. Überprüfung der Fähigkeit zur Schätzung des prandialen Insulinbedarfes.
3. Überprüfung der Fähigkeit zu einer entsprechenden Wahl der postprandialen Insulinämie (Anpassung des Injektionsmodus und des Spritz-/Eß-Abstandes an die Art der Mahlzeit).
4. Überprüfung der Fähigkeit zur adäquaten Blutglukosekorrektur.
5. Kognitive Veränderung des Begriffes „Sünde". Statt: „Ich darf das nicht essen ..." auf „Ich kann das essen, **sofern ...**".
6. **Erkennen der Grenzen der eigenen Fähigkeit zur normoglykämischen Insulinsubstitution.**
7. Überprüfung der Fähigkeit zur Substitution (Insulinverabreichung, Blutglukoseschätzung) außerhalb des Krankenhauses. Zusammenstellung und Überprüfung der „Minimalausrüstung": Insulin, Blutglukosestreifen, Dextroenergen, Plastipak-Insulinspritze (Abb. 4.3).

Den Punkten 5 und 6 kommt eine ganz besondere Bedeutung zu: alle anderen Punkte können als „Methoden" zum Erreichen von 5 und 6 angesehen werden. Das eigentliche Ziel der „Sünde" ist somit die Veränderung der Begriffsinhalte, der Normen im „Eltern-Ich". Bisher war es „verboten". Was ab jetzt „verboten" ist, ist im Grunde genommen lediglich das, was die „Datenverarbeitung im Erwachsenen-Ich" trotz „Wünschen des Kindheits-Ich" nicht mehr schafft: verboten ist lediglich das, was rational nicht mehr kontrolliert werden kann. Allerdings, sofern eine entsprechende Blutglukosekontrolle, eine adäquate Schätzung der Kohlenhydratmenge und der Kohlenhydratart wie auch der benötigten Insulinmenge vorgenommen wurde, ist die Anzahl der „zulässigen Dinge" für einen Diabetiker grundsätzlich nahezu unbegrenzt. Um jegliche Mißverständnisse zu vermeiden, betone ich freilich, daß nach wie vor genügend rationale Gründe gegen die routine-

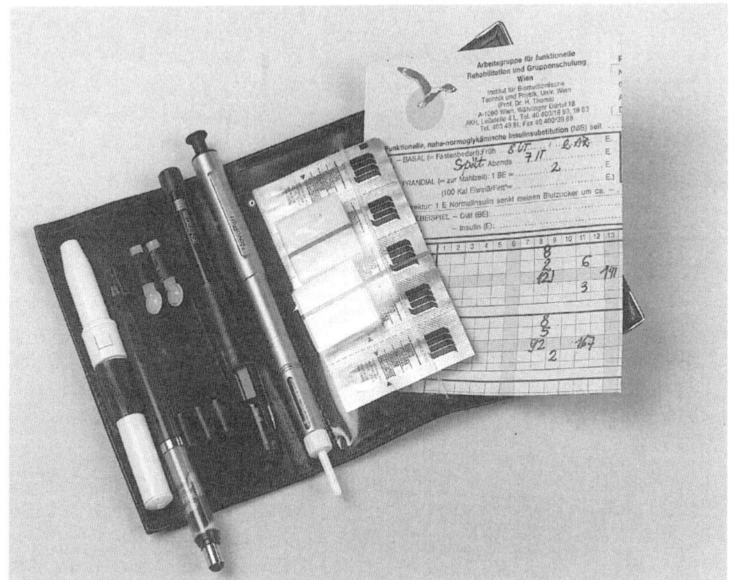

Abb. 4.3. Die „Minimalausrüstung" für funktionelle Therapie: Blutzuckerstreifen, die ein visuelles Ablesen ermöglichen bzw. ein kleines Blutzuckermeßgerät, Normalinsulin und eine Insulinspritze bzw. ein Insulinpen, Selbststichgerät, Dextroenergen, Protokollblatt. Hier ein Beispiel mit einem rasch messenden Blutzuckermeßgerät in Form eines Pens. Das Verzögerungsinsulin ist für unterwegs meist entbehrlich. (Aus: K. Howorka: Insulinabhängig? ... Funktioneller Insulingebrauch. Patientenlehrbuch. Kirchheim, Mainz, 5. Auflage 1995)

mäßige Aufnahme von rasch resorbierbaren Kohlenhydraten (Süßigkeiten) sprechen:

- die Menge der Kohlenhydrate kann in Süßigkeiten schlecht abgeschätzt werden, so daß das Risiko der Hypo- oder Hyperglykämie relativ groß ist, und
- der Genuß von rasch resorbierbaren Kohlenhydraten führt häufig – besonders bei ungeübten Patienten – zu hohen postprandialen Blutzuckerwerten. Die subkutane Insulinspritze erlaubt wie erwähnt nur selten, die benötigte hohe postprandiale Insulinämie herzustellen. Unumgänglich ist daher die Veränderung der Insulinkinetik (intramuskuläre Verabreichung, Massage der Injektions-

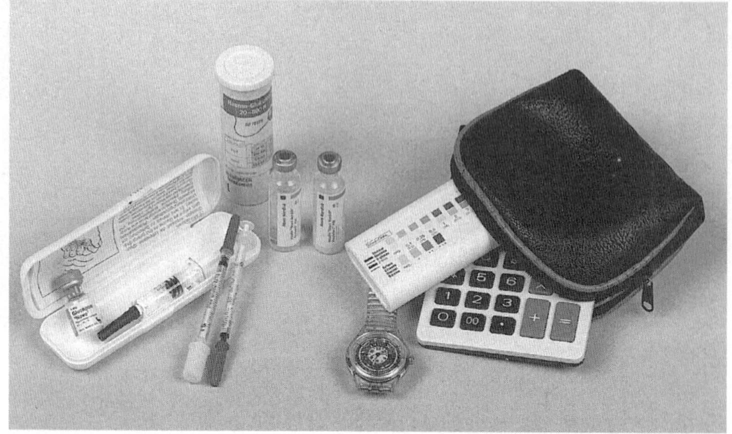

Abb. 4.4. Die sinnvolle Ergänzung der „Minimalausrüstung" für FIT: Azeton- und Harnzuckerstreifen, Uhr mit Sekundenzeiger, Insulinspritzen, Normal- und Verzögerungsinsulin, Glukagon, Blutzuckerstreifen, die ein visuelles Ablesen ermöglichen. Taschenrechner für MBG-Berechnung (Aus Howorka 1995)

stelle). Da ein langer Spritz-/Eßabstand nicht praktikabel ist, könnte in der Zukunft dieses Problem durch Anwendung von rasch wirksamen Insulinanaloga (s. Anhang D) am einfachsten gelöst werden. Die klinische Relevanz dieser neuen Insulinpräparate muß aber noch abgewartet werden.

Die in den Punkten 1–4 erwähnten didaktischen Ziele beziehen sich auch auf Inhalte und Fähigkeiten, die im „Erwachsenen-Ich" enthalten sind ... Kann ich das, was ich vor kurzem gelernt habe, auch richtig und wirkungsvoll anwenden? ... Die besondere Bedeutung der „Sünde" im Rahmen der FIT-Schulung besteht darin, daß der Berater kontrollieren kann, ob (und wie) der Patient bereit ist, für sich selbst die Verantwortung zu übernehmen.

Bei der Durchführung der „Sünde" hat sich folgende Vorgangsweise bewährt: Die Patienten bekommen die Aufgabe, etwas Außergewöhnliches, etwas, wovon sie schon seit langer Zeit geträumt haben, außerhalb des Krankenhauses im Rahmen eines gemeinsamen Ausgangs zu essen und zu genießen.

Sie werden gebeten, sich ein Protokoll anzulegen, und sich – schriftlich – einige Fragen zu stellen wie:

- Kann ich die richtige Insulinmenge zu einer bestimmten Kohlenhydratmenge abstimmen?
- Kann ich den richtigen Spritz-/Eß-Abstand bzw. den richtigen Insulinverabreichungsmodus wählen?
- Habe ich meine Minimalausrüstung für den Insulinersatz richtig zusammengestellt; d.h. kann ich auch außerhalb des Krankenhauses (ohne Blutzucker-Meßgerät) meine Blutglukose richtig schätzen und das Insulin verabreichen? (Abb. 4.3 und 4.4)

Die Patienten protokollieren auch Zeit, aktuelle Blutglukose (nur fakultativ Harnglukose), Bewegung, Mahlzeiten, Insulinverabreichung und anderes. Sämtliche Ereignisse sollen notiert werden, denn ohne Protokoll können die Vorkommnisse und Daten weder vom Arzt (Berater) noch vom Patienten selbst interpretiert werden. Die genauere Analyse erfolgt am nächsten Tag.

Wir empfehlen einen gemeinsamen Ausgang der Patienten innerhalb der Gruppe ohne Begleitpersonen mit „Eltern-Ich"-Inhalten in bezug zu den einzelnen Gruppenmitgliedern (z.B. Diabetesberater, Eltern der jugendlichen Patienten, gesunde Ehepartner ...). Dies wirkt sich sehr günstig auf die Dynamik innerhalb der Gruppe aus.

4.6 Bestimmung der Nierenschwelle und Prüfung der Blutglukose-Korrekturalgorithmen – wozu?

Während der Bestimmung der Nierenschwelle erfolgt eine gezielte Hebung und dann analog Senkung der Blutglukose durch Verabreichung entweder von Glukose oral oder von Normalinsulin. Gleichzeitig werden Parallelmessungen der Blut- und Harnglukose in kurzen Abständen vorgenommen. Die entsprechende Harnmenge kann nur durch eine angemessene Flüssigkeitsaufnahme gewährleistet sein. Die Bestimmung der Nierenschwelle (in Verbindung mit Überprüfung der Korrekturalgorithmen) ist relativ mühsam: die Untersuchung dauert Stunden, kostet viel Geduld seitens der Patienten und Berater, zahlreiche Blutzucker- und Harnzuckerstreifen werden dabei verbraucht. Wozu das alles?

Zu den „offensichtlichen" Zielen der Untersuchung gehört die Bestimmung der Nierenschwelle für Glukose sowie die Prüfung der Blutzucker-Korrekturalgorithmen:

- 1 Broteinheit hebt meinen Blutzucker um ... mg/dl
- 1 Einheit Normalinsulin senkt meinen Blutzucker um ... mg/dl.

Weitere (nicht offensichtliche) didaktische Ziele der Nierenschwellenbestimmung beinhalten:

- Kognitive Erfassung der Zusammenhänge Glykämie – Glukosurie;
- Erfassung der Voraussagbarkeit der Blutglukosedynamik nach Kohlenhydrat- und/oder Insulinapplikation;
- Erleben der Möglichkeit der aktiven Einflußnahme auf die Blutglukose;
- Kognitive Erfassung der Tatsache, daß die Beseitigung der Hyperglykämie relativ lange dauert, selbst wenn die Insulinverabreichung modifiziert wird (sogar bei z. B. intramuskulärer oder intravenöser Normalinsulinapplikation).

Heißt das nun, daß es zur Überprüfung der Wirkung von Normalinsulin und/oder Glukose auf den Blutzucker genügte, Glukose bzw. Normalinsulin zu applizieren und die nachfolgende Dynamik der Blutglukose zu beobachten? Die Antwort: Ja, sofern in dem untersuchten System vor der Untersuchung keine „Spontan"-Dynamik des Blutglukoseverhaltens – kein Abfall und auch kein relevanter Anstieg – zu verzeichnen ist. Anders ausgedrückt: Das Erreichen der basalen Bedingungen bzw. die Stabilität der Blutglukose ist die Voraussetzung zur Überprüfung der Korrekturalgorithmen und zur Nierenschwellenbestimmung. Die zweite Bedingung zur Bestimmung der Nierenschwelle betrifft die ausreichende Flüssigkeitszufuhr. Kann der Patient keinen Harn produzieren, so ist die Untersuchung zwecklos.

Jene Voraussetzung, die in der Praxis am schwierigsten zu erreichen ist, ist das Erreichen der basalen Bedingungen. Die basalen Bedingungen können bei einem insulindefizienten Individuum theoretisch dann erreicht werden, wenn zugleich folgende Voraussetzungen erfüllt werden:

- konstante Insulinämie,
- konstante Glukoseproduktion und
- stabile, konstante (für den Patienten repräsentative) Insulinsensitivität.

Eine **konstante Insulinämie** wird dann erreicht, wenn der aktuelle Insulinspiegel lediglich durch eine stabile, annähernd „lineare" Basalrate determiniert wird. Die letzte Normalinsulinverabreichung – zur Korrektur der Blutglukose oder prandial – sollte daher zu Beginn der eigentlichen Untersuchung (Blutzuckererhebung) zumindest 5 h zurückliegen.

Eine **konstante Glukoseproduktion** kann dann angenommen werden, wenn keine relevante Resorption der Kohlenhydrate aus dem Darm erfolgt, d.h. die letzte Mahlzeit soll ebenfalls zumindest 4 Stunden zurückliegen. Auch sollte kein Glukoseverlust im Harn stattfinden. Der Blutzucker des Patienten soll zu Beginn der Untersuchung unter der Nierenschwelle liegen. Berücksichtigt werden sollte auch die hepatische Glukoseproduktion: Am Vortag soll z.B. kein Fasttag gehalten werden, denn dann können Sie annehmen, daß auch die hepatische Glukoseproduktion, offensichtlich durch verkleinerte Glykogenvorräte, geringer wird. Am Vortag der Untersuchung sollen die Patienten eine normale, „übliche" Ernährung (ca. 30 kcal pro kg KG) beibehalten.

Während der Untersuchung erweist sich eine konstante, stabile und charakteristische **Insulinsensitivität** als günstig. Da die Patienten erfahrungsgemäß eine circadiane Änderung der Insulinsensitivität aufweisen, die sich als morgendlicher, basaler Insulinmehrbedarf äußert, ist die Nierenschwellenbestimmung morgens eher ungünstig. Die Korrekturalgorithmen können somit besser am Nachmittag, z.B. bereits 4–5 h nach der letzten Mahlzeit (Mittagessen), getestet werden.

Bei der Nierenschwellenbestimmung (Abb. 4.5 a, b) sind aus methodischen Gründen 4 Phasen zu unterscheiden:

(1) Erreichen der basalen Bedingungen;
(2) Gezielte Blutglukosehebung, Bestimmung der Nierenschwelle;
(3) Erreichen des Blutglukoseplateaus;
(4) Gezielte Blutglukosesenkung, Überprüfung des Algorithmus „1 E Normalinsulin senkt meinen Blutzucker um ... mg/dl".

Phase 1: Erreichen der basalen Bedingungen

Während dieser Phase, die einige Stunden dauern wird, werden von Patienten und vom Berater gemeinsam die Protokolle angelegt. Am Kopf der Untersuchungsprotokolle werden die offensichtlichen Fragestellungen definiert. Der Untersuchungsablauf und die technischen Voraussetzungen werden mit den Patienten erörtert.

Patient: Datum: Berater:

Technische Voraussetzungen Erfüllt:	Ja	Nein
1. Blutzucker-Meßgerät mit adäquaten Streifen vorhanden?	....	....
2. Actonstreifen (Keto Diabur 5000, Ketur BM) vorhanden?	....	....
3. Harnzuckerstreifen (Diabur 5000) vorhanden?	....	....
4. Ausreichende Menge an Flüssigkeit (ca. 2000 ml, kein Bier!, keine Milch) vorhanden?	....	....

Alle Fragen sollten Sie mit „ja" beantworten können. Sollten Sie die technischen Voraussetzungen nicht erfüllen können, so führen Sie die Untersuchung bitte ein anderes Mal durch.

Phase 1: Erfüllung der Voraussetzung zur Nierenschwellenbestimmung:

Erreichen der basalen Bedingungen	Ja	Nein
1. Letzte Mahlzeit vor mehr als 4 Stunden?	....	....
2. Letzte Normalinsulininjektion vor mehr als 4 Stunden?	....	....
3. Stabiler Blutzucker (kein Trend zum Ansteigen oder Abfallen) seit 1.5 h?	....	....
4. Harnzucker negativ?	....	....
5. Azeton negativ?	....	....

Wenn Sie am Ende der Phase I mehr als eine Frage mit „nein" beantworten, hat die Untersuchung wenig Sinn. In diesem Fall sollten Sie die Nierenschwellenbestimmung an einem anderen Tag durchführen, wenn die basalen Bedingungen erreicht werden können. Während der Phase I sollten Sie zumindest 1 l Flüssigkeit (z.B. Tee, Mineralwasser) trinken.

Phase 2: Kontrolliertes Heben der Blutglukose (s. Frage 1 und Frage 2)
Nehmen Sie bitte so viel Dextroenergen zu sich, daß Ihr Blutzucker auf ca. 250 mg/dl ansteigt. Versuchen Sie ab jetzt in 10minütigen Abständen zu urinieren. Dies ist leicht möglich, sofern Sie bis jetzt zumindest 1 l Flüssigkeit getrunken haben. Messen Sie bitte gleichzeitig Blut- und Harnzucker in kurzen Abständen. Trinken Sie weiter ca. 1/4–1/2 ..

Phase 3: „Plateau"
Warten Sie bis Ihr Blutzucker wieder stabil ist und nicht mehr spontan abfällt. Erst dann können Sie sich die Menge von Normalinsulin ausrechnen, die Sie zur Blutzuckersenkung auf ca. 100–110 mg/dl benötigen. Trinken Sie immer noch ca. 1/4–1/2 l.

Phase 4: Gezielte Blutzuckersenkung mit Normalinsulin
Verwenden Sie dabei (aus Zeitgründen) die Ihnen bekannten Möglichkeiten zur Beschleunigung der Normalinsulinwirkung. Beantworten Sie Frage 3. Führen Sie weiterhin Parallelmessungen Harnzucker/Blutzucker durch.

a

Abb. 4.5 a, b. Bestimmung der Nierenschwelle. Anweisung für Patienten

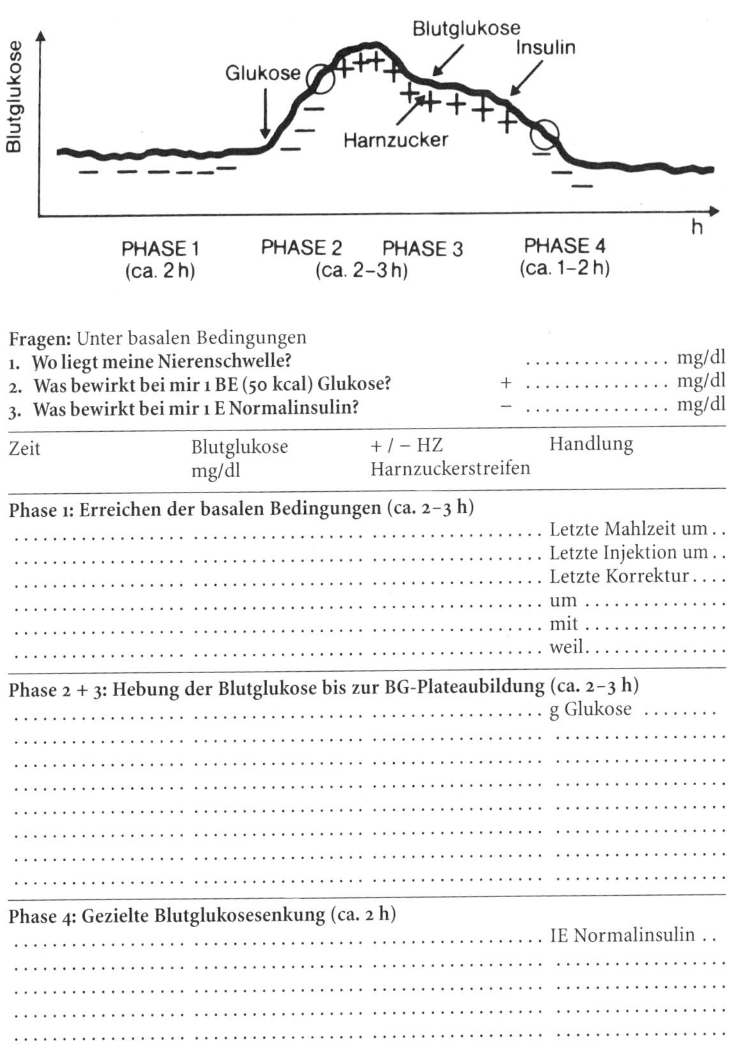

Fragen: Unter basalen Bedingungen

1. **Wo liegt meine Nierenschwelle?** .... mg/dl
2. **Was bewirkt bei mir 1 BE (50 kcal) Glukose?** + ... mg/dl
3. **Was bewirkt bei mir 1 E Normalinsulin?** – .... mg/dl

Zeit	Blutglukose mg/dl	+ / – HZ Harnzuckerstreifen	Handlung

Phase 1: Erreichen der basalen Bedingungen (ca. 2–3 h)

.... Letzte Mahlzeit um . .
.... Letzte Injektion um . .
.... Letzte Korrektur . . . .
.... um ....
.... mit ....
.... weil. ....

Phase 2 + 3: Hebung der Blutglukose bis zur BG-Plateaubildung (ca. 2–3 h)

.... g Glukose ....
....
....
....
....
....
....
....

Phase 4: Gezielte Blutglukosesenkung (ca. 2 h)

.... IE Normalinsulin . .
....
....
....
....

Abb. 4.5 b

Ab ca. der 3. bis zur 5. Stunde postprandial nehmen die Patienten in 30minütigen Abständen Blutzuckermessungen vor. Die basalen Bedingungen gelten als erreicht, wenn

- die Blutglukose keinen Trend zum Abfall oder Anstieg aufweist,
- keine Glukosurie vorhanden ist, und
- keine Ketonurie besteht.

Gleichzeitig muß während dieser Phase mit der „Hydratation" begonnen werden: insgesamt müssen die Patienten mindestens 1,5- bis 2 l kalorienfreier Flüssigkeit (kein Bier!) trinken. Der erste Liter sollte noch während des Erreichens der basalen Bedingungen (etwa 1 h vor Beginn der eigentlichen Untersuchung), der zweite Liter während der Nierenschwellenbestimmung selbst (Phase 2) getrunken werden.

Phase 2: Gezielte Blutzuckererhebung, Erreichen der Nierenschwelle

Eine gezielte Blutzuckerhebung auf den Zielbereich von etwa 240 mg pro dl erfolgt durch gezielte, orale Aufnahme von Glukose (z. B. als Dextroenergen). Im gleichen Schritt erfolgt die Überprüfung des Algorithmus „1 Broteinheit Glukose hebt meinen Blutzucker um ... mg/dl".

Beispiel: Sollte eine stabile Glykämie um 110 mg/dl vorliegen und soll der Blutzucker auf den Zielbereich von 240 mg/dl angehoben werden, so erfolgt der Test des hypothetischen Algorithmus „1 Broteinheit hebt meine Blutglukose um 50 mg/dl", durch Aufnahme von 2,5 Broteinheiten (5 Stück Dextroenergen – 1 Täfelchen Dextroenergen* enthält ca. 7 g Glukose).

Simultan wird eine Blutglukose- und Harnzuckermessung in möglichst kurzen Abständen vorgenommen. Die Miktionen in 10minütigen Abständen sind nach Austrinken von 1 l Flüssigkeit leicht realisierbar. Als Nierenschwelle wird jene Blutglukosehöhe definiert, bei der erstmals eine Glukosurie nachgewiesen wird.

Phase 3: Erreichen eines Blutglukoseplateaus

Man muß damit rechnen, daß ein Blutglukoseplateau erst ca. 1 h nach oraler Glukoseaufnahme entstehen kann. Nach einem relativ starken

* In Deutschland und in der Schweiz ist Dextroenergen auch anders abgepackt.

initialen Blutglukoseanstieg kommt es zu einem späteren Abfall der Blutglukose (Verteilung in anderen Kompartimenten) und schließlich zu einer relativen Plateaubildung. Sofern die Blutglukose des Patienten noch oberhalb der Nierenschwelle liegt, ist häufig die Tendenz zu einem weiteren Blutglukoseabfall zu bemerken. Die Differenz zwischen dem Blutzuckerwert des Plateaus (Phase 3) und dem Vorwert am Ende der Phase 1 bildet die Grundlage zur Überprüfung des Algorithmus „1 Broteinheit Glukose hebt meinen Blutzucker um ... mg/dl".

Phase 4: Gezielte Blutglukosesenkung

Die Überprüfung des Algorithmus „1 Einheit Normalinsulin senkt meinen Blutzucker um ..." erfolgt durch gezielte Verabreichung von Normalinsulin. Aus zeitlichen Gründen ist eine Beschleunigung der Insulinwirkung durch entsprechende, zu diesem Zeitpunkt dem Patienten bereits bekannte Maßnahmen (Einzelheiten s. 5.2 „Prandiale Substitution. Probleme der Normalinsulindosierung") möglich. Die benötigte Insulinmenge ergibt sich aus der Differenz des Plateauwertes (Phase 3) zum Zielbereich (100 mg/dl). Sollte der Patient extrem hyperglykämisch sein und Werte über ca. 250 mg/dl im Plateau aufweisen, so muß der künftige Glukoseverlust durch Glukosurie berücksichtigt werden. Hier ist ein weiterer spontaner Blutzuckerabfall wahrscheinlich. Es empfiehlt sich daher, in solchen Fällen zur Vermeidung von Hypoglykämien eine „schwächere" Korrektur vorzunehmen (z. B. auf einen Zielbereich von 140 mg/dl)

Nach Verabreichung von Normalinsulin erfolgt wieder die simultane Messung des Harnzuckers und des Blutzuckers, diesmal in Abständen von etwa 15–20 min. Die Glukosurie verschwindet nicht in derselben glykämischen Höhe, bei der sie bei der Blutglukosehebung auftrat; das „hang over" der Glukosurie erklärt dem Patienten sehr gut die mangelnde Korrelation der Glukosurie mit der aktuellen Glykämie.

Die Bestimmung der Nierenschwelle erfordert viel Geduld seitens des Patienten und seitens des Diabetes-Beraters. Es muß damit gerechnet werden, daß die Untersuchung (das Erreichen der basalen Bedingungen inkludiert) etwa 5–7 h dauert. Um sich darauf einzulassen, muß unterstrichen werden, daß die Durchführung der Untersuchung nicht ratsam ist, wenn

- die basalen Bedingungen nicht erfüllt sind,
- die technischen Voraussetzungen nicht erfüllbar sind (siehe „Anweisung für Patienten“)
- die didaktischen Ziele nicht erreichbar sind (Fehlen des erfahrenen Diabetes-Beraters),
- die erforderliche Zeit nicht zu Verfügung steht.

Erfahrungsgemäß sollte die technische Ausrüstung noch vor der Untersuchung überprüft werden. Um spätere Interpretationsprobleme zu vermeiden, empfehle ich, daß jeder Patient ständig mit demselben Blutzucker-Meßgerät mißt und daß er ausreichend sensitive Streifen (z.B. Diabur-Test 5000) für die Glukosurie-Testung verwendet. Sinnvoll ist es auch, gleichzeitig die Ketonurie (z.B. mit Ketodiabur-Test 5000) zu testen, um den mangelnden Zusammenhang zwischen Ketonurie und Glukosurie zu verdeutlichen.

Um die Durchführbarkeit dieser scheinbar komplizierten Untersuchung zu erleichtern, und um Zeit des Beraters einzusparen, ist es sinnvoll, daß der Berater nicht der gesamten mehrstündigen Untersuchung beiwohnt, sondern die Patienten anleitet, die Untersuchung praktisch selbständig durchzuführen. Allerdings sollte er etwa alle 30–45 min regelmäßig für kurze (etwa 5minütige) Besprechungen zur Interpretation und Beratung zur Verfügung stehen.

Kann es passieren, daß die zu erwartende Blutglukosedynamik nach Kohlenhydrat- oder Insulinapplikation ausbleibt? Daß jemand Insulin spritzt und es kaum zur Blutzuckersenkung kommt, oder daß jemand trotz Kohlenhydrataufnahme noch einen Blutzuckerabfall beobachten muß?

Die häufigsten Interpretationsprobleme entstehen, wenn die „basalen Bedingungen“ nicht erreicht wurden. Konkret heißt das, daß zu Beginn der Untersuchung entweder eine relative Hyperinsulinämie bzw. eine relative Hypoinsulinämie vorlag.

Eine Hyperinsulinämie tritt dann auf, wenn eine relativ zu hohe Basalrate vorliegt oder bei der letzten Normalinsulinapplikation zuviel Insulin verabreicht wurde. Ein Hinweis auf eine relative Hyperinsulinämie ist ein noch weiterhin bestehender Trend zu einem Blutglukoseabfall viele Stunden nach der letzten Applikation von Normalinsulin bzw. eine Hypoglykämie noch während des ersten Teiles der Untersuchung (Phase 1: Erreichen der basalen Bedingungen). Letzterem kann am besten durch Glukosegabe (ca. 0,5–1,5 BE als Dextroenergen) entgegengewirkt werden. Eine relative Hypoinsulinämie wird meist durch eine zu geringe Insulingabe vor der letzten Mahlzeit oder durch eine zu niedrige Basalrate zustande kommen. Die Hypoinsulinämie ist durch die anhaltende Hyperglykämie (sogar Glukosurie) bzw. durch den Trend zu einer Blutglukosesteigerung zu erkennen. Theoretisch kann in diesen Fällen der gesamte Untersuchungsgang in der umgekehrten Reihenfolge, d.h. zuerst Blutzuckersenkung, dann Blutzuckerhebung, durchgeführt werden. Allerdings ist die Aussagekraft des Versuches, sofern man in einem Zustand mit Glukosurie beginnt, mangelhaft. Hier ist das Erreichen der basalen Bedingungen nicht möglich und die Verifikation der Algorithmen problematisch.

Am Ende dieses Kapitels noch ein Blick aus der Sicht der Transaktionsanalyse. Es ist **nicht** gut, dem Patienten zu sagen, was er machen **muß** (Zucker essen, Insulin spritzen, etc.; mit dem „Muß" verhindern Sie das Ansprechen des „Kindheits-Ich"!). Das eigentliche Ziel der Nierenschwellenbestimmung ist etwas, was wahrscheinlich das „Kindheits-Ich" des Patienten in Zukunft determinieren wird ...

Wenn Sie den Patienten zu dem Erlebnis geführt haben:

Ich kann den Blutzucker gezielt senken und
Ich kann den Blutzucker gezielt heben,

so hat die mühsame Nierenschwellenbestimmung einen Sinn gehabt. Wir dürfen nicht vergessen, daß der Patient die aktive Blutzuckersteuerung nicht „wünschen" kann (Kindheits-Ich), ohne vorher **erlebt zu haben**, daß die Beeinflussung der Blutglukose durch Anwendung von entsprechenden Algorithmen **leicht möglich** ist ...

4.7 Fasten – warum?

Welche Gefühle ruft bei Ihnen die Herausforderung zum Fasten, gerichtet an einen insulinbehandelten Diabetiker, hervor? Die bisher geltende Norm besagte, daß ein insulinpflichtiger Diabetiker regelmäßig essen muß. Täglich immer die gleiche Kohlenhydratmenge.

Das eintägige Fasten hat sich jedoch im Rahmen der FIT-Schulung zum Test des gewählten Basalratenersatzes bewährt, sowohl was die Überprüfung der gewählten Insulindosierung, als auch die Insulinverteilung über den Tag betrifft. Man könnte meinen, daß der Basalraten-Test das „offensichtliche" Ziel des Fasttages darstellt. Es gibt aber noch eine Reihe von anderen, weniger offensichtlichen Zielen.

Die Patienten können nur so aus der Praxis erfahren, daß Essen unter FIT nicht zur Prävention der Hypoglykämie notwendig ist, sofern lediglich das basale Insulin verabreicht wurde. Hier handelt es sich somit wiederum um eine Veränderung der bisherigen Normen.

Ein weiteres Ziel ist auch die kognitive Erfassung der Tatsache, daß selbst im Fastenzustand etwa 50 % des sonst üblichen Tagesinsulinbedarfes benötigt wird, oder – anders ausgedrückt – daß Insulin nie, unter keinen Umständen komplett abgesetzt werden darf.

Der Fasttag bietet auch erstmals die Möglichkeit, Maßnahmen zur normoglykämischen Kontrolle bei Fasten zu erlernen. Dies hat für den Patienten große Bedeutung, beispielsweise bei künftigen Operationen oder anderen Eingriffen, die das „Nüchternsein" erfordern (z. B. Gastroskopie, Entbindung).

Es kann sich Ihnen natürlich die Frage aufdrängen: „Wer wird überhaupt fasten wollen?" ... Das Fasten sollte auf keinen Fall auf dem „Muß" des „Eltern-Ich" beruhen ... Wäre es hier nicht besser, eher das „Kindheits-Ich" des Patienten anzusprechen, seine Neugier zu wecken und zur Selbständigkeit einzuladen? Bei geeigneter Motivation sind erfahrungsgemäß alle Patienten zu einem eintägigen Fasten bereit. Viele Patienten haben uns berichtet, Fasten wäre nahezu das wichtigste Erlebnis der FIT-Schulung: **... endlich statt essen müssen – fasten dürfen ...**, was die Bedeutung der Befreiung vom Zwang zum Essen und Veränderung der Normen sehr gut illustriert.

Die Methodik des Fasttages beruht auf einem Verzicht der Nahrungsaufnahme für insgesamt ca. 36 Stunden. Die letzte Mahlzeit vor dem Fasten wird als Abendessen, die erste Mahlzeit nach dem Fasten (abgesehen von Korrekturen) am übernächsten Tag als Frühstück eingenommen. Die Patienten messen ihre Blutglukose etwa alle 3–4 h (wie sonst üblich) und korrigieren etwaige Hypo- oder Hyperglykämien selbständig, wobei die Hypoglykämien ausschließlich mit einer Glukosegabe (Dextroenergen bei Werten unter 80 mg/dl) und die Hyperglykämien mit Normalinsulin korrigiert werden. Vor dem Schlafengehen sollen die Blutglukosewerte aber über 100 mg/dl liegen, da die Basalrate doch zu hoch sein könnte.

Hat der Fasttag tatsächlich Konsequenzen bezüglich der Basalinsulindosierung? Wenn die Patienten aufgrund von zu tiefen Werten mehr als etwa 2–3 Broteinheiten während der 36 h aufnehmen mußten, sollte zu einer Reduktion der Basalrate geraten werden. Sollte mehrmals eine Normalinsulingabe zur Korrektur der Hyperglykämie während der 36 h des Fasttages notwendig sein, ist eine entsprechende Erhöhung der Basalrate zu empfehlen. Das wichtigste Kriterium zur Beurteilung der basalen Insulindosierung anhand des Fasttages sind also keinesfalls die einzelnen Blutzuckerwerte, sondern die „Bilanz" aller Korrekturen während dieses Tages. In diesem Sinne ist es auch völlig belanglos, wenn der Patient den Fasttag z.B. ausgerechnet mit hohen Werten beginnt, zumal er den Blutzucker unmittelbar auf den Zielpunkt korrigieren wird.

Die Wertigkeit des Fasttages als Basalraten-Test soll nicht überschätzt werden. Der Fasttag ist nur bedingt zur Überprüfung der Algorithmen der Basalrate geeignet, weil

- das totale Fasten während des FIT-Trainings meistens in völliger körperlicher Ruhe durchgeführt wird – im Gegensatz zu ambulanten Bedingungen, wo durch Muskelarbeit mit einem Abfall des Insulinbedarfes gerechnet werden muß, und
- als Kriterium der guten basalen Insulinisierung (siehe Kapitel „Basale Substitution") die Stabilität der Blutglukose unter **kurzfristigem**, d.h. etwa 8- bis 12stündigem Fasten verstanden wird. Da der Fasttag insgesamt doch wesentlich länger dauert (36 h), kann damit gerechnet werden, daß infolge der Senkung der Glykogenvorräte und der hepatischen Glukoseproduktion nach ca. 20 h Fasten auch die Basalrate relativ zu hoch sein wird. Eine angemessene Dosierung von basalem Insulin liegt nach klinischen Erfahrungen dann vor, **wenn der Patient am Fasttag etwa 2 BE Glukose zur Prävention der Hypoglykämie zu sich nehmen mußte.** Aus den gleichen Gründen empfiehlt sich am Fasttag auch die Reduktion des morgendlichen basalen „Pflicht"-Normalinsulins auf etwa 50 % der üblichen Dosierung.

5 Kriterien der funktionellen Therapie

5.1 Basale Substitution

5.1.1 Basales Insulin

Die basale Substitution soll die Stabilität der Blutglukose bei kurzfristigem Fasten gewährleisten.

Methodisch kann das Fasteninsulin wahrscheinlich am besten mit einer kontinuierlichen, subkutanen Insulininfusion (CSII) ersetzt werden. Vieles spricht jedoch dafür, daß mit einer basalen Insulinisierung durch Langzeitinsuline eine vergleichbare glykämische Kontrolle erzielbar ist (Rizza et al. 1980; Reeves et al. 1982; Schiffrin et al. 1982). Zur Herstellung der Basalrate sind sowohl Langzeitinsuline (vom Typ Ultratard HM 2mal täglich; s. Buchanhang D) als auch Insuline vom Monotard-(= Lente-)Typ bzw. NPH-Insuline (immer 2mal täglich in etwa gleicher Dosierung) geeignet. Beide Verfahren, CSII und multiple Injektionen, erfordern bei der überwiegenden Mehrheit der Patienten eine zusätzliche Deckung des morgendlichen basalen Insulinmehrbedarfes („Dawn-Phänomen") durch eine zusätzliche Normalinsulingabe morgens in der Höhe von ca. 10 % des Tagesinsulingesamtbedarfs (durchschnittlich 3–6 IE). Manche Patienten benötigen auch eine kleine zusätzliche basale Normalinsulingabe am späten Nachmittag bzw. abends.

Die Verzögerungsinsuline sollten unter funktioneller Insulinsubstitution morgens nach dem Aufstehen sowie abends vor dem Schlafengehen appliziert werden. Eine 3- oder 4malige Verabreichung (z.B. NPH 4mal täglich) bietet keine Vorteile. NPH- und Monotard-Insulinen wird von der Insulinverabreichung am frühen Abend (vor dem Abendessen) abgeraten, um nächtliche Hypoglykämien und morgendliche Hyperglykämien zu vermeiden.

Zur Beurteilung der Richtigkeit der gewählten Dosierung für die basale Insulinsubstitution sollten sowohl die Patienten als auch die Ärzte über die gleichen Kriterien verfügen.

Beurteilungskriterien für basales Insulin

1. **Prozentueller Anteil des Verzögerungsinsulins** am Tagesinsulinverbrauch bei durchschnittlicher Ernährung.
2. **Stabilität der Blutglukose bei kurzfristigem Fasten,** z. B. in der Nacht und zwischen den Mahlzeiten.
3. **Nüchternwerte.**

1. Der Anteil des Verzögerungsinsulins am Tagesinsulinverbrauch beträgt bei durchschnittlicher Ernährung üblicherweise 35 bis maximal 50%. Für den Patienten ist es wichtig, daß die gewählte basale Sustitution die Stabilität der Blutglukose **unter kurzfristigem Fasten zwischen den Mahlzeiten** bewirkt. Im klaren Gegensatz zu den Algorithmen von Skyler et al. (1983) muß betont werden, daß das Fasteninsulin unter kurzfristigem Fasten von ca. 8–10 h im Konzept von FIT weder zu einem spontanen Abfall noch zu spontanen Steigen der Blutglukose führen darf. Anders ausgedrückt: **das Fasteninsulin gewährleistet Stabilität der Blutglukose, allerdings nicht unbedingt Normoglykämie.** Diese wird erst durch Steuerung durch den Patienten erzielt.
2. Tagsüber steht der Patient unter zahlreichen Einflüssen, die meist aus der Nahrungsaufnahme und Normalinsulindosierung resultieren. Aus diesen Gründen ist es am einfachsten, die kurzfristigen Fastenbedingungen in der Nacht zur Beurteilung der Richtigkeit der basalen Substitution heranzuziehen. Sofern die Interferenz von Kohlenhydraten und/oder des Normalinsulins ausgeschlossen werden kann, sollten im Falle einer richtigen basalen Substitution die Blutglukosewerte, die kurz vor dem Schlafengehen erhoben wurden und jene am potentiellen Nadir der Blutglukose, d. h. etwa zwischen 2–4 Uhr morgens, annähernd gleich hoch sein. Der Unterschied zwischen Nadir und Maximum der nächtlichen Blutglukosen, d. h. zwischen 3 Uhr und etwa 7 Uhr morgens, sollte auf jeden Fall kleiner als 40 mg/dl sein.
3. Daraus ergibt sich auch die Relativität der Wertigkeit der Nüchtern-Blutglukose. Da die Basalrate keinen Blutzuckerabfall bewirken soll, heißt das: wenn der Patient hyperglykämisch schlafengeht, so wird er auch hyperglykämisch aufwachen. Bei Normoglykämie (Blutzucker im Zielbereich) vor dem Schlafengehen **sollten die Nüchternwerte im Durchschnitt größer als 90 und kleiner als**

140 mg/dl sein. Ein einzelner Nüchternwert außerhalb dieses Zielbereiches zwingt noch nicht zu einer Veränderung der Basalrate. Diese sollte erst dann vorgenommen werden, wenn ein Trend anhaltend vorhanden ist (s. Kap. 8 „Regeln zur Algorithmen-Modifikation“).

5.1.2 „Dawn-Phänomen“, hohe Nüchternwerte. Kompensation circadianer Schwankungen im Insulinbedarf

Ein seit Somogyi (1959) bekannter, frühmorgendlicher (zwischen ca. 3.00 und 7.00 Uhr) Blutglukoseanstieg bei Diabetikern wurde von Maria Ines Schmidt (1979) als „Dawn-Phänomen“ bezeichnet. Dieses „Morgendämmerungs-Phänomen“ wurde zu Beginn der 80iger Jahre genauer untersucht (Bolli u. Gerich 1984; Schmidt et al. 1981). Es konnte belegt werden, daß bei vielen Patienten die morgendliche Hyperglykämie ein häufiges Problem darstellt und als Konsequenz eine bis in den späten Vormittag hineinreichende Blutzuckererhöhung nach sich zieht.

Auch bei Gesunden wurde ein frühmorgendlicher, basaler Insulinmehrbedarf (erhöhte Insulinproduktion) nachgewiesen (Schmidt et al. 1984). Als Ursache dieses Phänomens nimmt man (u. a.) eine vermehrte Sekretion von Wachstumshormon am Anfang der Nacht an (Campbell et al. 1985).

In der klinischen Praxis scheint es sich tatsächlich um ein physiologisches Phänomen zu handeln, das noch zusätzlich iatrogen verstärkt wird. Therapeutisch schwer zu lösende Probleme ergeben sich aus der inter- und intraindividuellen Variabilität der Neigung zu einer morgendlichen Hyperglykämie (Bolli 1984).

Folgende Fragestellungen sind für einen Patienten mit Typ-I-Diabetes unter funktioneller Insulinsubstitution von Bedeutung:

- Tritt der Blutglukoseanstieg üblicherweise vor oder nach dem Aufwachen ein?
- Wie ist der Blutzuckerverlauf in der Nacht?

Tritt die Tendenz zu einem Blutglukoseanstieg meist erst nach 7.00 bis 8.00 Uhr morgens auf, so kann diesem Anstieg leicht mit einer „Extra“-Normalinsulingabe, die in die Basalrate inkludiert wird, entgegengewirkt werden. Andere Arbeitsgruppen (Sonnenberg 1983) haben das Problem so gelöst, daß die Patienten morgens andere Algorithmen (höhere Dosierung) prandial (je 1 BE) gebrauchen. Der Nachteil dieser Lösung besteht darin, daß der Patient unterschiedliche Algorithmen zu unterschiedlichen Tageszeiten verwenden muß und darüber hinaus verpflichtet ist zu frühstücken, um auf seine „Extra"-Menge Normalinsulin zu kommen. Sollte er nüchtern bleiben wollen, würde er eine Hyperglykämie riskieren.

Schwieriger ist es, wenn der morgendliche Blutglukoseanstieg vor dem Aufwachen erfolgt. Das Problem der „hohen Nüchternwerte" kann vielen Patienten tatsächlich große Schwierigkeiten bereiten (Abb. 5.1). In solchen Fällen empfiehlt sich vor einer etwaigen Modifikation der Basalrate folgendes Vorgehen:

- Zunächst sollten die „hohen" Nüchternwerte verifiziert werden. Nüchternwerte, die im Mittel noch unter 140 mg/dl liegen, können durchaus akzeptiert werden. Mit Verzögerungsinsulinen sollte möglichst sparsam umgegangen werden.
- Besteht tatsächlich eine frühmorgendliche Hyperglykämie, so muß abgeklärt werden, ob am Anfang der Nacht, also vor dem Schlafengehen, Normoglykämie oder aber – nicht korrigierte – Hyperglykämie vorlag.
- Nächtliche Hypoglykämien, die posthypoglykämische Hyperglykämie theoretisch provozieren könnten (hier muß eine Reduktion der basalen Insulindosierung erfolgen!), sollten ausgeschlossen werden. Dieses sogenannte Somogyi-Phänomen (Somogyi 1959) erscheint heute jedoch klinisch (statistisch) relativ irrelevant, sofern das basale Insulin niedrig genug spät vor dem Schlafengehen dosiert wird: Erfahrungsgemäß sind die Nüchternwerte bei nächtlichen, „überschlafenen" Unterzuckerungen auch niedrig.

Der nächtliche Blutglukoseverlauf ist für die weitere Veränderung der Basalrate ausschlaggebend:

- Kommt es während der Nacht ständig zu einem **konstanten Blutglukoseanstieg**, ohne einen besonderen Nadir um 3.00 oder 4 Uhr morgens, so ist das ein Hinweis auf eine insgesamt zu niedrig angesetzte Basalrate, was eine Erhöhung der basalen Insulinisierung notwendig macht. Falls Langzeitinsulin vom Typ Ultratard HM verwendet wird, muß man (im ersten Schritt um 10 %) mehr Langzeitinsulin morgens und abends spritzen und nicht ausschließlich die Dosierung am Abend erhöhen. Der Grund für dieses Vorgehen liegt darin, daß mit Langzeitinsulinen (mit wenig ausgeprägtem Wirkungsmaximum) bei circadian-variablem Fasteninsulinbedarf ein umschriebener Tagesabschnitt kaum gezielt beeinflußt werden kann. Andere Indizien für eine zu geringe Basalrate sind die Ketonurieneigung und ein kleiner (z.B. unter 35%) Anteil des Verzögerungsinsulins am Tagesinsulinverbrauch.

- Sollten die nächtlichen Blutglukoseprofile zwischen 3.00–4.00 Uhr **einen Nadir** aufweisen, so ist die globale Erhöhung der Basalrate nicht günstig. Ginge der Patient nämlich normoglykämisch schlafen, würde er eine Hypoglykämie am Nadir der Blutglukose riskieren. In diesem Fall ist es besser, die Basalrate nicht zu erhöhen, sondern sie zu verändern. CSII mit einer höheren Alternativ-Basalrate erlaubt eine gezielte Erhöhung der Insulinzufuhr in den frühen Morgenstunden. Bei Patienten, die keine Pumpe wollen, hat sich die Verwendung der Insuline bewährt, die ca. 6 h post injectionem, also während des „dawns", ein Wirkungsmaximum aufweisen. Die gewünschten Eigenschaften haben die NPH-Insuline, eventuell auch Insuline vom Lente-Typ (s. Anhang D). Wenn sie spät vor dem Schlafengehen verabreicht werden, erlauben diese Insuline eine gezielte Beeinflussung der Nüchternwerte. Durch die Weiterverwendung des Langzeitinsulins vom Ultralente-Typ am Morgen kann ein relativ konstantes Wirkungsplateau während des Tages erzielt werden. Diese Vorgangsweise hat den Vorteil, daß die „basalen Spritz-Zeiten" an „Schlaf-Zeiten", nämlich an Aufwachen und Schlafengehen, gekoppelt sind.

Will der Patient unbedingt nur e i n Insulin für die Basis, ist es möglich, noch folgende Lösungen anzuwenden:

- Die basale Insulinisierung wird (morgens und spätabends) mit NPH (oder Lente-)Insulinen hergestellt. Die kürzere Wirkungsdauer dieser Intermediärpräparate kann allerdings zu einem relativen Insulinmangel („Loch") am späten Nachmittag/Abend führen.
- Das gesamte Langzeitinsulin wird nur 1mal täglich am Abend verabreicht. Hier besteht der Nachteil der Fixierung des Injektionszeitpunktes (nach 24 h ist bei einmaliger Injektion des Langzeitinsulins (zu) wenig basales Insulin vorhanden).
- Auch könnte die Basalrate „symmetrisch" (morgens und abends) erhöht werden, wenn eine Pflicht-Spätmahlzeit ohne Insulin zur

Arbeitsgruppe für funktionelle Rehabilitation und Gruppenschulung Wien

Institut für Biomedizinische Technik und Physik, Univ. Wien (Prof. Dr. H. Thoma) A-1090 Wien, Währinger Gürtel 18 AKH, Leitstelle 4 L, Tel. 40 400/19 93, 19 83 Tel. 403 49 51, Fax 40 400/39 88

PATIENT:

Name: Enno G.

Geb.: .... Tel.-Nr.: ....

Adresse: ....

Diabetes seit: 1975 Gewicht: 70

Funktionelle Insulintherapie (FIT) seit .... mit ○ Insulininjektionen ○ Insulinpumpe

INSULIN

- BASAL (= Fastenbedarf): Früh 15 UT / 3 AR E.
  Abends 15 UT E.
- PRANDIAL (= zur Mahlzeit): 1 BE = 1,3 AR E.

Ziel für Blutzucker-Korrektur:
Nüchtern/Vor dem Essen: 100 mg/dl (bzw.: ......)
Nach d. Essen, 1 h: < 160 (bzw.: < .....); 2 h: < 140 mg/dl
MBG-Zielbereich: von ...... bis ...... mg/dl

Korrektur: 1 E Normalinsulin senkt meinen Blutzucker um ca. -30 mg/dl. 1 BE hebt meinen Blutzucker um ca. +50 mg/dl.

THERAPIEBEISPIEL – Diät (BE): ....

– Insulin (E): ....

DATUM:

DATUM	TAGESZEIT	1	2	3	4	5	6	7	8	9	10	11	12	13	14	15	16	17	18	19	20	21	22	23	24	SUMME
MO	DEPOT-I.	Ultratard						15														15				30 54
	NORMAL-I.	Actrapid						12						8								4				24
17.	BZ								210						141									99		MBG 154
8.	BE										3			6				2				3,5				15
	KAL.										400			600				150				500				1700
BEMERKUNG																		Fußball								
DI	DEPOT-I.						15																	15		30 53
	NORMAL-I.						5					3		6					5					4		23
18.	BZ						165										110						71			MBG 115
8.	BE											2		4			1		2					3		12
	KAL.											300		500			50		700					300		1800
BEMERKUNG																		Laufen								
MI	DEPOT-I.								15												15					30 54
	NORMAL-I.								10				5						7					2		24
19.	BZ								172															169		MBG
8.	BE									4			3,5				1		5							14
	KAL.									400			600				50		800							1800
BEMERKUNG																	(H1)									

DATUM	TAGESZEIT	1	2	3	4	5	6	7	8	9	10	11	12	13	14	15	16	17	18	19	20	21	22	23	24	SUMME
DO	DEPOT-I.								15																	
	NORMAL-I.								10																	
	BZ								217																	MBG
	BE																									
	KAL.																									
BEMERKUNG																										

Abb. 5.1. Ein normalgewichtiger Patient legt Ihnen dieses Protokoll vor. Was empfehlen Sie ihm?

1. Die Diagnose „hohe Nüchternwerte" wird gestellt.
2. Vor der Modifikation der Basalrate müßten (theoretisch) die nächtlichen Blutglukosen erhoben werden um entscheiden zu können, ob die Langzeitinsuline (morgens und abends) erhöht werden sollen oder ob ein anderes (intermediäres) Insulin abends genommen werden soll.
3. Da das basale Insulin jedoch bereits über 60% der Tagesinsulindosierung ausmacht, liegt die Lösung (nach Ausschluß nächtlicher Hypoglykämien, die eine **Verminderung** de Insulindosierung erfordern würden) in einer Veränderung des Insulintyps abends auf ein Intermediärinsulin (NPH- oder Lente-Typ; siehe Buchanhang). Diese Insuline müssen spät vor dem Schlafengehen und nicht im Laufe des Abends appliziert werden.

Lösung:

bisherige Basalrate:	15 Ultratard HM + 3 Actrapid HM (morgens)
	15 Ultratard HM (abends)
empfohlene Basalrate:	15 Ultratard HM + 3 Actrapid HM (morgens)
	15 Insulatard HM (beginnen mit 13 IE) (SPÄT)

Nebenbemerkung:

Die Anzahl der Blutglukose-Selbstmessungen ist etwas niedrig ... Wird nur mit Blutzucker-Meßgerät gearbeitet? Warum? HbA_{1c}?

Tabelle 5.1. Vorgehen bei hohen Nüchternwerten (sog. „Dawn"-Phänomen)

1. Sind die Werte tatsächlich hoch (Nüchtern-Mittelwert größer als 140 mg/dl)?
2. Sind die Werte tatsächlich hoch bei Normoglykämie am Anfang der Nacht? Werden die Blutzuckerwerte spät vor dem Schlafengehen gemessen und gegebenenfalls Blutzuckerkorrekturen vorgenommen?
3. Wurden nächtliche Hypoglykämien (Somogyi-Phänomen) ausgeschlossen? (Empfehle sporadisch, d.h. 1- bis 2mal/Monat 3.00 h BG)
4. Wie ist der *Blutglukoseverlauf* in der Nacht (unter Ausschluß der Interferenz abendlicher Kohlenhydrate und/oder Normalinsulin)?

A) „Echter" morgendlicher basaler Insulinmehrbedarf

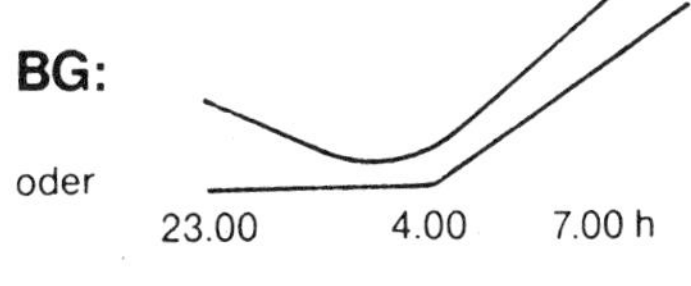

Verändere Basalrate:

- **Spät:** (statt abends UT) NPH-Insulin oder Insulin vom Lente-Typ (morgens kann Langzeitinsulin unverändert belassen werden)

- Wenn der Patient unbedingt nur 1 Insulin für die Basis möchte (eher abraten):
  - Das gesamte Langzeitinsulin **nur am Abend** (evtl. spät) verabreichen
  - eventuell Basalrate „symmetrisch" erhöhen + Pflicht-Spätmahlzeit ohne Insulin

B) Basales Insulin zu niedrig, kein Hinweis für erhöhten basalen Insulinbedarf morgens

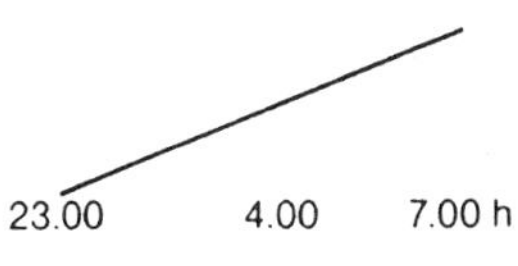

Erhöhe Basalrate „symmetrisch"

(Limit: auf Langzeitinsulin sollten maximal 50 % des durchschnittlichen Tagesinsulinbedarfes bei üblicher Ernährung entfallen; das Optimum liegt bei 35–45 % des Tagesbedarfs)

Andere Indizien für zu geringe basale Insulinisierung:

- Ketonurieneigung
- kleiner Anteil am Tagesinsulinverbrauch

Merke: mit Langzeitinsulinen (Ultralente, Ultratard) kann bei circadian variablem Fasteninsulinbedarf (z.B. „Dawn-Phänomen") **ein umschriebener** Tagesabschnitt *nicht* gezielt beeinflußt werden.

Vermeidung einer etwaigen nächtlichen Hypoglykämie eingenommen wird. Das ist die relativ schlechteste (nicht ganz FIT-kompatible und risikoreiche) Lösung. Auf keinen Fall sollte das Verzögerungsinsulin viel mehr als etwa die Hälfte des durchschnittlichen Tagesinsulinbedarfes betragen!

Durch den vermehrten Einsatz von Insulinpumpen mit variabel programmierbarer Basalrate hat sich in den letzten Jahren gezeigt, daß bei der absoluten Mehrheit der Patienten morgens (und häufig auch abends) ein vermehrter Insulinbedarf besteht. Die Pumpen-Proponenten empfehlen daher auch Pumpen mit einer komplexen Basalrate (Abb. 5.2).

Zusammenfassend: **Um die circadianen Unterschiede im Insulinbedarf auszugleichen, haben sich in der Praxis folgende Teillösungen als wichtig erwiesen, die bei Therapie mit mehrfachen Injektionen eine vergleichbare Basalrate herzustellen erlauben:**

- **Die Verwendung von NPH-Insulinen spätabends** (morgens wird häufig Ultratard-Insulin beibehalten: s. Tabelle 5.1 „Vorgehen bei hohen Nüchternwerten“);
- **Einschluß von Normalinsulin morgens in die Basalrate** (unabhängig von einer gegebenenfalls notwendigen Blutzuckerkorrektur und von der prandialen Insulingabe zum Frühstück) **und manchmal auch abends.**

In der Praxis hat sich die Kompensation der circadianen Schwankungen im Insulinbedarf über die Basalrate besser bewährt, als die Verwendung von unterschiedlichen prandialen Algorithmen zu unterschiedlicher Tageszeit (d.h. mehr Insulin je 1 BE morgens und evtl. abends als zu Mittag, etc.). Die Einfachheit der Kompensation der circadianen Schwankungen über die Basalrate ist besonders bei einer sekundären Anpassung der Insulindosierung, z.B. bei einer Verminderung des gesamten Tagesinsulinbedarfes, etc. von Bedeutung (s. Kap. 8 „Regeln zur Algorithmenmodifikation“).

Um so niedriger die Verzögerungsinsulinkomponente der Basalrate, desto stärker die circadianen Schwankungen im Insulinbedarf (= desto größer erfahrungsgemäß der Normalinsulinanteil der Basalrate; s. auch S. 129, Kap. „Wechselweise Abhängigkeit der Algorithmen“.

Arbeitsgruppe für funktionelle Rehabilitation und Gruppenschulung Wien
Institut für Biomedizinische Technik und Physik, Univ. Wien (Prof. Dr. H. Thoma)
A-1090 Wien, Währinger Gürtel 18
AKH, Leitstelle 4 L, Tel. 40 400/19 93, 19 83
Tel. 403 49 51, Fax 40 400/39 88

PATIENT:
Name: Irene L.
Geb.: 1953 Tel.-Nr.:
Adresse:
Diabetes seit: 1979 Gewicht:

Funktionelle Insulintherapie (FIT) seit .... mit O Insulininjektionen O Insulinpumpe

INSULIN
- BASAL (= Fastenbedarf): Früh ... } Σ 20 IE/24 h ... E.
  Abends } + morgens 4 E. E.
- PRANDIAL (= zur Mahlzeit): 1 BE = 1,6 E.

Ziel für Blutzucker-Korrektur:
Nüchtern/Vor dem Essen: 100 mg/dl (bzw.: ......)
Nach d. Essen, 1 h: <160 (bzw.: < .....); 2 h: <140 mg/dl
MBG-Zielbereich: von ...... bis ...... mg/dl

Korrektur: 1 E Normalinsulin senkt meinen Blutzucker um ca. – 40 mg/dl. 1 BE hebt meinen Blutzucker um ca. + 50 mg/dl.

THERAPIEBEISPIEL – Diät (BE):
– Insulin (E):

DATUM:

TAGESZEIT		1	2	3	4	5	6	7	8	9	10	11	12	13	14	15	16	17	18	19	20	21	22	23	24	SUMME
MO	DEPOT-I.												Basalrate: 20 IE/24 h													
	NORMAL-I.								9																	
17.	BZ								107		210			81												MBG
11.	BE								3																	
	KAL.								400																	

BEMERKUNG

		1	2	3	4	5	6	7	8	9	10	11	12	13	14	15	16	17	18	19	20	21	22	23	24	SUMME
DI	DEPOT-I.																									
	NORMAL-I.																									
	BZ																									MBG
	BE																									

Abb. 5.2. Die Patientin wird mit CSII behandelt. Wie interpretieren Sie den Blutzuckerverlauf? Wurde die Insulindosierung richtig gewählt?

Die Richtigkeit der gewählten Normalinsulindosierung kann am besten am „späten" postprandialen Wert (3–5 h post injectionem, bei Pumpentherapie nach dem prandialen „push") beurteilt werden. Vor dem Mittagessen lag der Blutzucker knapp unter dem Zielbereich – die Dosis war annähernd richtig, vielleicht um eine Spur zu hoch.

Der Wert nach dem Frühstück erlaubt nicht, Schlußfolgerungen bezüglich der Dosierung zu ziehen. Eine höhere Dosis würde vielleicht bessere postprandiale Werte ergeben, würde aber wahrscheinlich in einer Hypoglykämie zu Mittag münden, sofern auf eine zusätzliche Vormittagsjause verzichtet wird.

Der Fehler lag in der falsch gewählten postprandialen Insulinämie. Der Abstand zwischen Bolus und Essen war zu kurz. (Bei Injektionstherapie hätte die Patientin alternativ Maßnahmen zur Beschleunigung der Normalinsulinwirkung ergreifen können, s. 5.2 „Prandiale Substitution. Probleme der Normalinsulindosierung").

5.2 Prandiale Substitution. Probleme der Normalinsulindosierung

Der Anteil des prandialen Insulins beträgt bei durchschnittlicher Ernährung ca. 55–65% des Tagesinsulinbedarfes. Wie sollte nun dieses Insulin verteilt werden? Theoretisch beliebig (entsprechend der Nahrungsaufnahme), in der Praxis nimmt ein Durchschnittsbürger wahrscheinlich zumindest 3 größere Mahlzeiten zu sich, das Normalinsulin sollte daher auf zumindest 3 Portionen, als 3 Injektionen verteilt werden. Bei Einnahme von mehreren Mahlzeiten könnte die Deckung von 2 aufeinanderfolgenden Mahlzeiten mit einer Injektion (bzw. einem Pumpenbolus) abgegolten werden, vorausgesetzt, daß der Zeitabstand zwischen diesen beiden Mahlzeiten kleiner ist als etwa 3 h. Diese Lösung ist zwar zulässig, jedoch nicht ratsam. Es würde sich dabei um „Hauptinsulin-Injektionen" vor den großen Mahlzeiten und um das „Nicht-Spritzen" für die Zwischenmahlzeiten handeln. Um eine maximale Flexibilität zu erreichen, ist es besser, vor **jeder** Mahlzeit zu spritzen.

Bei Verwendung von Normalinsulin muß der Patient die richtige Entscheidung für 2 zum Teil voneinander unabhängige Probleme treffen:

- Wahl der Insulinmenge, die für die Aufnahme von einer bestimmten Menge an Nahrung benötigt wird. Die **Richtigkeit der gewählten Insulindosis wird** am günstigsten **anhand des späten postprandialen Wertes** (3, besser aber 5 h postprandial, genauer post injectionem) **überprüft.**
- Beachtung des zeitlich-dynamischen Verlaufes der postprandialen Insulinämie. Die Resorptionsgeschwindigkeit des Normalinsulins sollte dabei der Resorptionsgeschwindigkeit der Kohlenhydrate angepaßt werden. Die **Richtigkeit der gewählten postprandialen Insulinämie wird am günstigsten anhand der früheren postprandialen Blutglukosewerte** (ca. 1–2 h postprandial) **beurteilt.** Wenn keine Modifikation des üblichen (s.c.) Injektionsmodus vorgenommen wird, kann eine adäquate postprandiale Insulinämie häufig lediglich durch die Verlängerung des Spritz-/Eß-Abstandes (Lean et al. 1985) erreicht werden.

Die Nachahmung der Charakteristika der prandialen Insulinsekretion des Gesunden (hohe Insulinämie und direkt-hepatische Insulinwirkung, die aus der praehepatischen Insulinsekretion resultiert) bewirkt in der Praxis große Probleme. Die derzeit zur Verfügung stehenden Möglichkeiten könnten bei manchen ein Lächeln hervorrufen. Allerdings sollte dabei bedacht werden, daß es sich um ein Problem handelt, das die Typ-I-Diabetiker mehrmals täglich zu lösen haben. Für die Praxis ist es relevant, daß das Normalinsulin, wenn es subkutan verabreicht wird, nach 1,5–2 h ein gewisses Wirkungsmaximum erreicht und (in Abhängigkeit von der Insulinmenge) die Insulinwirkung üblicherweise nach 4–6 h nicht mehr vorhanden ist. Wenn wir dieses Insulinwirkungsprofil mit der Situation des Gesunden vergleichen, ergeben sich für eine **Beschleunigung der Normalinsulinwirkung** bei Insulinmangel-Diabetikern folgende Indikationen:

- Aufnahme von Kohlenhydraten (insbesondere bei großen Mengen von rasch resorbierbaren Kohlenhydraten);
- Korrektur einer Hypgerglykämie;
- Ausgleich des morgendlichen basalen Insulinmehrbedarfs (sogenanntes „Dawn-Phänomen").

Unter FIT gibt es kaum eine andere Indikation zum Gebrauch von Normalinsulin. Man könnte also etwas überspitzt formulieren: **Wenn das Normalinsulin überhaupt indiziert ist** (Kohlenhydrataufnahme; Hyperglykämie-Korrektur; „Dawn-Phänomen"), **dann soll es sofort wirken!**

Folgende Wege können zur Beschleunigung der Normalinsulinwirkung (und -absorption) beschritten werden:

Bei subkutaner Verabreichung:

- Massage der Injektionsstelle (Berger et al. 1982)
- Wärme lokal (Berger et al. 1982)
- Muskelarbeit, Beschleunigung der Kreislaufzeiten (Kemmer et al. 1980; hier dürften aber auch andere Mechanismen eine Rolle spielen)
- lokale Hyperämie (Massage; hyperämisierende Rheumasalben)

Bei Veränderung des Injektionsmodus:

- intramuskuläre Insulinverabreichung
- intravenöse Insulinverabreichung (Schade et al. 1985).

Die zur Zeit vor sich gehende Einführung der rasch wirkenden Insulinanaloga (s. Anhang D) erweckt viel Hoffnung, da der korrektive und der prandiale Insulineinsatz einen viel rascheren Wirkungseintritt des Insulins erfordern, als dies bei subkutaner Verabreichung des Normalinsulins möglich ist. Die klinische Relevanz des rasch wirkenden Insulinanalogons Lispro (Humalog®) kann heute jedoch noch nicht endgültig abgeschätzt werden.

Von den aufgezählten, derzeit vorhandenen Möglichkeiten haben sich in der Praxis lediglich die intramuskuläre Insulinverabreichung, die bei unseren Patienten praktisch zur Routine geworden ist, sowie auch das Hervorrufen der lokalen Hyperämie durch Massage der Injektionsstelle bewährt. Die intravenöse Normalinsulinapplikation wurde ohne ausdrückliche Empfehlung immer wieder von den Patienten spontan (meist bei Hyperglykämie) vorgenommen. Es sind bis jetzt keinerlei Komplikationen bei diesem Verabreichungsmodus aufgetreten.

Gibt es nun Indikationen zur **Verlängerung der Normalinsulinwirkung**? Rein theoretisch wäre dies denkbar, wenn beispielsweise mit einer Insulininjektion zwei konsekutive Mahlzeiten gleichzeitig gedeckt werden sollen.

Der Weg zur Verlängerung der Normalinsulinwirkung wäre Mischen von Verzögerungsinsulinen mit Normalinsulin, was aber grundsätzlich nicht ratsam ist. Obwohl theoretisch die Mischung mit isophanen NPH-Insulinen die Bioverfügbarkeit des Normalinsulins nicht beeinträchtigt (Berger et al. 1982), haben die Patienten in der Praxis jedoch häufig den Eindruck, daß das Mischen der Insuline die Resorptionsgeschwindigkeit des Normalinsulins auf jeden Fall verzögert.

Solange weder die intravenöse Injektion noch die rasch wirkenden Insulinanaloga routinemäßig empfohlen werden können, ist die wünschenswerte, hohe postprandiale Insulinämie relativ schwierig zu erreichen. Das Problem kann aber dadurch umgangen werden, daß statt einer Beschleunigung der Normalinsulinwirkung eine **Verlangsamung der Kohlenhydrataufnahme** angestrebt wird. Die Indikation zu einer solchen Verlangsamung ergibt sich praktisch ausschließlich aus einer relativ zu geringen postprandialen Insulinämie und ist daher bei Hyperglykämie und bei Aufnahme von großen Kohlenhydratmengen oder bei Genuß von sonst rasch resorbierbaren Kohlenhydraten gegeben.

Eine Verlangsamung der Kohlenhydratresorption bewirkt meist auch eine Verminderung des prandialen Insulinbedarfs. Sie kann vorgenommen werden durch:

- geringen Verarbeitungsgrad der Kohlenhydrate (körnig statt gemahlen, roh statt gekocht, etc.)
- Vergrößerung des Anteils der Nicht-Kohlenhydrate in der Mahlzeit (Fett!),
- Ballaststoff-Zusatz bzw. Zusatz von ballaststoffhaltigen Kohlenhydraten (Salaten, Kleie, Soja-Fit TM),
- gelierende Substanzen: Reducella TM, Guar TM,
- geringe Flüssigkeitszufuhr während einer Mahlzeit und
- medikamentöse Hilfen zur Resorptionshemmung: Biguanide und Amylase-Hemmer.

In der Praxis haben sich am ehesten Strategien mit Verkleinerung des Anteils der Kohlenhydrate bzw. Vergrößerung des Anteils der Nicht-Kohlenhydrate (Bernstein 1981; Chantelau et al. 1982) bewährt. Ballaststoff-Zusatz und der Einsatz von gelierenden Substanzen finden in der Praxis nur wenig Verwendung.

Der zwar lange bekannte, aber wenig praktizierte Weg zur Beeinflussung der postprandialen Insulinämie liegt in der Wahl des richtigen Zeitabstandes zwischen der Insulininjektion (Pumpenbolus) und der Mahlzeit. Um optimale Blutzuckerprofile zu gewährleisten, soll der **Spritz-/Eß-Abstand** möglichst groß bleiben (Lean et al. 1985; Dimitriadis u. Gerich 1983), sofern die Patienten die Insulinkinetik nicht gezielt beeinflussen. In der Praxis ist aber ein großer Abstand nicht praktikabel, weil die Patienten eben nicht „warten wollen" (Abb. 5.3).

Der Zeitabstand Insulin–Essen sollte vergrößert werden (konkret auf 30, besser 45 min oder sogar länger):

- bei großen Mahlzeiten mit großen Kohlenhydratmengen,
- bei Hyperglykämie (hier sollte der Abstand Stunden betragen; vgl. **„bei Hyperglykämie – nicht essen, zuerst Blutzucker senken"**),
- morgens, wo der Ausgleich des „Dawn-Phänomens" mit Normalinsulin erforderlich ist;
- bei subkutaner Insulinverabreichung.

Andererseits sollte der Abstand Insulin–Essen klein (Minuten) bis „negativ" sein (Spritzen nach dem Essen), bei:

Arbeitsgruppe für funktionelle Rehabilitation und Gruppenschulung Wien
Institut für Biomedizinische Technik und Physik, Univ. Wien
(Prof. Dr. H. Thoma)
A-1090 Wien, Währinger Gürtel 18
AKH, Leitstelle 4 L, Tel. 40 400/19 93, 19 83
Tel. 403 49 51, Fax 40 400/39 88

PATIENT:
Name: Helga G.
Geb.: 1951 Tel.-Nr.:
Adresse:
Diabetes seit: Gewicht: 65

Funktionelle Insulintherapie (FIT) seit 2. 4 mit ☒ Insulininjektionen ○ Insulinpumpe

INSULIN
- BASAL (= Fastenbedarf): Früh 12 Ultratard / 3 AR E.
  Abends 12 Ultratard E.
- PRANDIAL (= zur Mahlzeit): 1 BE = 1,5 AR E.

Ziel für Blutzucker-Korrektur:
Nüchtern/Vor dem Essen: 100 mg/dl (bzw.: ......)
Nach d. Essen, 1 h: < 160 (bzw.: < .....); 2 h: < 140 mg/dl
MBG-Zielbereich: von ...... bis ...... mg/dl

Korrektur: 1 E Normalinsulin senkt meinen Blutzucker um ca. – 40 mg/dl. 1 BE hebt meinen Blutzucker um ca. + 60 mg/dl.

THERAPIEBEISPIEL – Diät (BE):
– Insulin (E):

DATUM:

DATUM	TAGESZEIT	1	2	3	4	5	6	7	8	9	10	11	12	13	14	15	16	17	18	19	20	21	22	23	24	SUMME
MO	DEPOT-I.	UT							12																	
	NORMAL-I.	AR							10																	
3.	BZ								197		310															MBG
4.	BE								3																	
	KAL.																									
BEMERKUNG										H2 3%																
DI	DEPOT-I.																									
	NORMAL-I.																									
	BZ																									MBG
	BE																									
	KAL																									

Abb. 5.3. Die Patientin versteht nicht, wie es zu diesem hohen Wert gekommen ist, und weiß nicht, was sie jetzt tun soll.
Wie interpretieren Sie den Blutzuckerverlauf?
Wurde die Insulindosierung richtig gewählt?
Was sollte die Patientin jetzt machen? (Es ist 10.30 Uhr)

Trotz beträchtlicher Hyperglykämie erfolgte eine Nahrungsaufnahme. Der Blutzuckeranstieg war daher zu erwarten.

Sprechen Sie den Spritz-/Eß-Abstand an, fragen Sie, wie das Normalinsulin appliziert wurde.

Bei Hyperglykämie nicht essen, zuerst Blutzucker senken...

Da die Hyperglykämie (310 mg/dl) 2 h nach der Mahlzeit festgestellt wird, muß auch eine zu niedrige Dosierung des Normalinsulins vermutet werden. Vor einer etwaigen Normalinsulinapplikation zur Korrektur müßte man den Zeitpunkt der letzten Korrektur berücksichtigen. Der Abstand sollte zumindest 3 (besser 4) h betragen. Übrigens: **Nur auf den Zielbereich** (2 h pp: 140 mg/dl) **korrigieren**. Der Blutzucker der Patientin ist um (310 – 140 =) 170 mg/dl zu hoch. (Ist kein Meßfehler unterlaufen?). Die Korrektur kann theoretisch mit (170:40=) 4 E Normalinsulin vorgenommen werden. Aber: es besteht Glukosurie. Ein Teil der Glukose „braucht" kein Insulin, um transportiert zu werden, da sie im Harn landet.

Richtig wäre hier daher eine Korrektur mit höchstens 3 IE (bei Hypoglykämie-Risikopatienten besser noch 1 h abwarten ... Die letzte Korrektur mit Normalinsulin wurde erst vor 2,5 h durchgeführt).

Wie könnte man eine Beschleunigung der Normalinsulinwirkung erreichen?

- weitgehend kohlenhydratarmen Mahlzeiten;
- bei i. v. Insulinverabreichung (bei einer relativen Normoglykämie praeprandial empfiehlt sich dieser Verabreichungsmodus nur postprandial. Die Dosis soll unter 10 % des üblichen Tagesinsulinverbrauches betragen).

5.3 Selbstkontrolle und Glykämiekontrolle. Protokollführung – wozu?

Intensivierte Insulintherapie erfordert üblicherweise zumindest 4 Blutglukose-Selbstmessungen täglich (Schiffrin u. Belmonte 1982 a), um das glykosilierte Hämoglobin nahe der Norm zu halten. Der Harnzucker sollte unbedingt auch von jenen Patienten gemessen werden, die keine Normalisierung des HbA_{1c} erreichen konnten. In letzteren Fällen ist auch relativ häufig nachzuweisen, daß die Patienten nicht auf die nötigen 4 Blutzuckermessungen pro Tag kommen, sondern (meist aus Gründen der nicht bewältigten praktischen Probleme) nur 3 mal oder sogar seltener messen. Eine Zusammenfassung der Empfehlungen zur Erhebung der Blutglukose, Ketonurie und Glukosurie, befindet sich in der Übersicht „Maßnahmen zur Selbstkontrolle bei ambulanten Patienten“ (s. 3.3 „Selbstkontrolle“).

Vom Patienten auch häufig durchgeführte Selbstkontrollen garantieren jedoch noch nicht eine ausreichende Glykämiekontrolle. Die Glykämiekontrolle umfaßt die Summe aller Maßnahmen, die vom Patienten zur Beeinflussung der aktuellen Blutzuckerhöhe bewußt ergriffen werden; sie entspricht im engeren Sinne der Therapieeffizienz oder mit anderen Worten der Beziehung zwischen Aufwand und Gewinn in der Aufrechterhaltung einer guten metabolischen Kontrolle.

Die Glykämiekontrolle kann vom Arzt am besten mittels eines speziell dafür entwickelten Protokolls (für Blutzuckerwerte, Insulindosierung, Nahrungsaufnahme) in Zusammenhang mit den objektiven Labordaten, in erster Linie in Zusammenhang mit dem Hämoglobin A_{1c} beurteilt werden.

Folgende Teilprobleme sollten im Rahmen der Beurteilung der Glykämiekontrolle beachtet werden (s. auch Kap. 16 „Checkliste für ambulante Patienten“):

- Protokollführung und Bilanzerstellung durch den Patienten
- Praktikabilität der Behandlung
- Häufigkeit von Akutkomplikationen
- Rückkoppelung: Blutglukose-Insulin; Blutglukose-Kohlenhydrate.

5.3.1 Protokollführung und Bilanzerstellung

Ohne ein vorgelegtes Protokoll, d.h. ohne die Berichterstattung des Patienten, kann der Arzt die Therapieeffizienz kaum beurteilen. Andere Gründe für die regelmäßige Protokollführung sind:

- Beibehaltung des Überblickes über die vom Patienten getroffenen therapeutischen Entscheidungen,
- Verhütung der mehrfachen Verabreichung von Insulin aus reiner Zerstreutheit,
- Erkennen von immer wiederkehrenden circadianen glykämischen Trends,
- Erfassung der Häufigkeit von Hypo- oder Hyperglykämie.

Das Protokoll soll allerdings nicht nur herausgerissen, vom Kontext isolierte Zahlen enthalten, sondern ist in erster Linie als ein Instrument für die „Bilanzerstellung" gedacht. Fast das Wichtigste am Protokoll betrifft die (täglichen) Summen der Einheiten der verabreichten Insuline, weiterhin die Summe der aufgenommenen Kohlenhydrate (Broteinheiten) und fakultativ die Summe der Kalorien pro Tag. Die Effizienz der glykämischen Kontrolle läßt sich sehr gut anhand der mittleren Blutglukose **(MBG)** beurteilen. Günstig ist es daher, die mittlere Blutglukose des Tages zu erstellen (ohne Taschenrechner kaum durchführbar). Die Wertigkeit dieses Parameters ist aber nur dann groß, wenn zumindest 3–4 Blutglukosen täglich erhoben werden und etwa ein Drittel aller Messungen stichprobenweise postprandial durchgeführt wird. Wenn man aus den Mittelwerten des Tages einen **Blutzuckermittelwert der Woche** erstellt, so bekommt man einen ziemlich aussagekräftigen Parameter über die aktuelle glykämische Kontrolle. Die so erstellte MBG der Woche sollte auf jeden Fall größer als 100 (bei Hypoglykämie-Risikopatienten größer als 120), allerdings kleiner als 160 (170) mg/dl sein. Bei „labilen", meist C-Peptid-negativen Patienten, liegt während der Zeit der Berufstätigkeit und ohne eine besondere „Extramotivation" wie z.B. Schwangerschaft, die MBG der Woche meist zwischen 120 und 160 mg/dl. Die Patienten sind üblicherweise verhältnismäßig leicht zu einer selbständigen Bilanzführung und Berechnung der Mittelwerte des Tages zu motivieren, am besten mit Hilfe eines Taschenrechners. Eine tägliche „Bilanzerstellung" und Berechnung der MBG dauert ca. 1 min. Interessanterweise läßt sich in der Gruppe der Patienten, die regelmäßig ein Protokoll führen und selbständig die Bilanzen erstellen, eine schlechte metabolische Kontrolle kaum nachweisen. Und dies dürfte kein Epiphänomen sein: **Ein Abfall der MBG unter 100 mg/dl oder ein MBG-Anstieg über 160 mg/dl an 3 aufeinanderfolgenden Tagen sollte zur Überprüfung** (und gegebenenfalls Korrektur) **der Insulindosierungsalgorithmen führen** (s. Kap. 8 „Regeln zur Algorithmen-Modifikation").

Der MBG-Berechnung kommt bei sehr ehrgeizigen, perfektionistischen Patienten die wichtige Funktion des **„psychologischen Puffers"** zu: Die einzelnen Ausreißer der Blutglukose werden bei sonst akzeptablem MBG nicht dramatisiert oder überbewertet. Eine MBG-Berechnung retrospektiv, erst vor einer ambulanten Kontrolle, „für den Arzt", ist allerdings so gut wie sinnlos.

5.3.2 Praktikabilität der Behandlung

Das Fehlen der praktischen Kenntnisse und Fertigkeiten kann manchmal eine gute metabolische Kontrolle unmöglich machen. Eine richtige Substitution ist nicht denkbar, ohne daß der Patient ständig Insulin, eine Plastipak-Spritze, Dextroenergen und BG-Teststreifen bei sich trägt. **Er müßte jederzeit imstande sein, die aktuelle Glykämie zu erfassen, zu beurteilen und zu beeinflussen.** Die Unfähigkeit, die praktischen Probleme der Insulinsubstitution zu lösen, ergibt sich meist entweder aus psychologischen Schwierigkeiten (s. Kap. 13 „Die häufigsten Patientenfehler"), bzw. (seltener) aus reinem Informationsmangel. Die psychologischen Probleme können und müssen auch anders als reiner Informationsmangel behandelt werden.

5.3.3 Häufigkeit der Hypo- und Hyperglykämie

Sämtliche subjektiv wahrgenommenen Gefühle einer Hypoglykämie sollten protokolliert und mit einer Blutzuckermessung objektiviert werden. Anhand dieser Aufzeichnungen kann die Inzidenz der wahrgenommenen Hypoglykämien erhoben werden. Diese Inzidenz ist bei insulinbehandelten Diabetikern inter- und intraindividuell äußerst variabel. Ähnlich ist es mit der Häufigkeit der Blutglukose, die unter 50 mg/dl liegen und ohne Symptome als Zufallsbefunde erhoben werden. Erfahrungsgemäß kann ohne 1–2 leichte Hypoglykämien pro Woche („H1“: s. Kap. 6: „Hypoglykämie“) kaum eine Normalisierung des HbA_{1c} erreicht werden.

Bei der Erörterung der Hyperglykämieinzidenz kann zwischen Werten größer als 240 mg/dl und den Hyperglykämien außerhalb des Meßbereiches des Gerätes (über 400 mg/dl) unterschieden werden. Im letzten Fall ist es wichtig, daß Azeton gemessen wird, zumal die Ketonurie über das Ausmaß des aktuellen Insulinmangels Auskunft gibt. Auf Einzelheiten bezüglich der Häufigkeit der Hypo- und Hyperglykämien wird noch in den einschlägigen Kapiteln eingegangen werden.

5.3.4 Rückkoppelung zwischen aktueller Blutglukose und Insulindosierung bzw. Kohlenhydrataufnahme

Hat der Patient aus jeder einzelnen Blutglukosemessung die entsprechende Konsequenz gezogen? Werden tatsächlich alle hyperglykämischen Werte mit Normalinsulin und alle Werte unter dem Zielbereich (auf jeden Fall unter 80 mg/dl, bei Hypoglykämie-Risikogruppen unter 90 mg/dl) mit Kohlenhydraten korrigiert? Erfolgt die Nahrungsaufnahme in einem hyperglykämischen Zustand? Wie groß sind die Zeitabstände zwischen den konsekutiven Korrekturen der Hyperglykämie mit Normalinsulin? **Es ist besonders darauf zu achten, daß keine „Doppelkorrekturen“ derselben Hyperglykämie erfolgen.** Der Mindestabstand zwischen zwei aufeinanderfolgenden Korrekturen der Hyperglykämie mit Normalinsulin sollte zumindest 3–4 Stunden betragen.

Auf welchen Blutglukose-Zielpunkt wird vor, auf welchen nach dem Essen korrigiert? Das Korrekturziel von 100 (120) mg/dl nüchtern und praeprandial und bis zu 160 (180) mg/dl kurzfristig postprandial kann bei ungefähr 80 % aller Patienten als angemessen gelten. In besonderen Fällen z. B. (bei Hypoglykämie-Risikopatienten) müssen der MBG Zielbereich und Zielpunkte für Hyperglykämie-Korrekturen individuell angepaßt werden (Einzelheiten s. Kap. 6 „Hypoglykämie").

Bei Prüfung der Rückkoppelung zwischen erhobenen Meßwerten und Insulindosierung ist es auch wichtig, sich über die Modifikation der Normalinsulinkinetik durch den Patienten ein Bild zu machen (s. 5.2 „Prandiale Substitution. Probleme der Normalinsulindosierung"). Sollte der Patient das Insulin einfach subkutan verabreichen wollen, so ist ein ausreichender Spritz-/Eß-Abstand, der in diesem Falle (insbesondere bei großen Mahlzeiten) am besten über 30 (bis 45) min betragen sollte, von Bedeutung (Lean et al. 1985; Dimitriadis u. Gerich 1983).

6 Hypoglykämie

6.1 Definition der Hypoglykämie

Von Berger et al. (1983 a) wurde die Hypoglykämie als Blutglukose unter 40 mg/dl oder als Blutglukose unter 50 mg/dl mit gleichzeitigen Hypoglykämiesymptomen definiert. Für die Belange der Arbeit mit Diabetikern und aufgrund der neueren Ergebnisse der Forschung betreffend den Verlust der Hypoglykämiewahrnehmung bei Diabetes (Cranston et al. 1994; Fanelli et al. 1994; Howorka et al. 1996) erscheint uns noch folgende Modifikation und Unterteilung der Hypoglykämiearten und -stadien zweckmäßig:

- Leichte Hypoglykämie (**H1**): Entweder Blutglukose unter 60 mg/dl (kapillär) oder Hypoglykämiesymptome bei Blutglukose unter 70 mg/dl und keine relevante Einschränkung der Handlungsfähigkeit.
- Mittelschwere Hypoglykämie (**H2**): Eingeschränkte Handlungsfähigkeit aufgrund einer Hypoglykämie und keine Bewußtlosigkeit.
- Schwere Hypoglykämie (**H3**): Eine vom Patienten berichtete Bewußtlosigkeit bei gesicherter Hypoglykämie (Hypoglykämie in kausalem Zusammenhang zur Bewußtlosigkeit).
- Schwere Hypoglykämie + medizinische Intervention (**H4**): H3 + Glukagon oder Glukose i. v.

Diese Einteilung erfolgt nach rein klinischen Gesichtspunkten. Die ausschließliche Definition der Hypoglykämie als Blutglukose unter 50 mg/dl erscheint problematisch, zumal bis zu 25% der Patienten üblicherweise bereits im Bereich bei 60 (70) mg/dl Hypoglykämiesymptome registrieren, und umgekehrt, gerade bei Patienten, die über eine sehr schlechte Hypoglykämiewahrnehmung verfügen, auch symptomfreie Werte, die zwischen 30 und 60 mg/dl liegen, gerade als Hypoglykämie klassifiziert werden müssen.

Der Vorbeugung von selbst leichten Unterzuckerungen, die unter intensivierter Insulintherapie häufig symptomlos bleiben, kommt in der Wiederherstellung der Hypoglykämiewahrnehmung (Cranston et al. 1994; Fanelli et al. 1994) hohe Bedeutung zu.

6.2 Erhöhte Wahrscheinlichkeit schwerer Hypoglykämien

Obwohl die Hypoglykämie derzeit ein unausweichlicher Begleiter der Insulintherapie ist, sind die bisherigen Daten über deren Inzidenz, Ursachen, mögliche Prävention und Behandlung unter verschiedenen Therapiearten und bei bestimmten Patientengruppen nur sehr rudimentär. Es ist naheliegend, daß eine langfristige Nahe-Normalisierung der Blutglukose unter den Bedingungen der Insulin-Selbstdosierung mit einem erhöhten Risiko einer Unterzuckerung einhergehen kann. Die folgenden Aussagen fassen klinische Erfahrungen mit dem Phänomen der Hypoglykämie zusammen.

In einer üblichen diabetischen Population zeichnet sich das Phänomen der Hypoglykämie durch „Cluster-Eigenschaften" aus. Das heißt, obwohl vielleicht die durchschnittliche Population keine relevanten Hypoglykämieprobleme zeigt, finden sich einzelne Personen, die eine wesentlich höhere Häufigkeit von *schweren* Unterzuckerungen als die Durchschnittspopulation aufweisen. Die nahe-normoglykämische Insulinsubstitution kann nur dann als erfolgreich angesehen werden, wenn bereits vorbeugend alle möglichen Schritte unternommen wer-

Tabelle 6.1. Hypoglykämie: Risikopatienten

- Patienten, die in der Voranamnese mehrfach schwere Hypoglykämien durchgemacht haben.
- „Typ-A-verhaltensmuster" des Patienten, Perfektionismus, unrealistische Ziele für die Glykämiekontrolle.
- Patienten mit unzureichender Gegenregulation (häufig Werte unter 50 mg/dl).
- Lange Krankheitsdauer.
- Niedriger Broca Index (Untergewicht), Katabolismus.
- Niereninsuffizienz.
- Erratische Insulin-Resorptionskinetik durch Lipohypertrophie und/oder Lipatrophie.

den, um die Hypoglykämiefrequenz sowohl in der Durchschnittspopulation als auch insbesondere in der Risikogruppe möglichst niedrig zu halten. Besondere Aufmerksamkeit (mit den entsprechenden therapeutischen Konsequenzen) sollte daher auf Risikopatienten und auf Risikosituationen gelegt werden. Die Eigenschaften der Risikopatienten wurden in der Tab. 6.1 „Hypoglykämie: Risikopatienten" zusammengefaßt.

Unabhängig von diesen Eigenschaften der Risikopatienten können noch bestimmte Situationen beschrieben werden, in welchen erfahrungsgemäß die Hypoglykämiewahrscheinlichkeit (z. B. durch Verkennung der Symptome!) höher ist (s. Tab. 6.2 „Hypoglykämie: Risikosituationen"). Bei gleichzeitigem Auftreten von mehreren Risikoeigenschaften sowie Risikosituationen scheint die Wahrscheinlichkeit einer Unterzuckerung nahezu exponentiell zuzunehmen.

Tabelle 6.2. Hypoglykämie: Risikosituationen

- Übermüdung
- Alkoholkonsum
- Einschränkung der Nahrungsaufnahme
- Frühschwangerschaft
- Gebrauch von Beta-Blockern
- Gebrauch von Sympathomimetika
- Amphetamin und/oder Koffeinkonsum
- Spezielle psychologsiche Probleme
- Unterlassung der Selbstkontrolle
- „Blinde" Korrektur einer nicht verifizierten Hyperglykämie (!)
- Essen von Nahrungsmitteln (Süßigkeiten) mit unbekanntem Kohlenhydratgehalt
- Muskelarbeit ohne Kohlenhydrat-, Insulinkonsequenzen
- Mangelnde Ausbildung des Patienten: fehlerhafte primäre oder sekundäre Adaptation der Insulindosierung; falsche Algorithmen z. B. zu hohe Basalrate (Essen „in die Basalrate" möglich)
- Falsche Information durch den Arzt (z. B. zu niedriger Zielbereich der Blutglukose im Sinne „60 mg/dl" oder Ähnliches).

Die „Risikosituationen" entstehen entweder durch eine relative Insulinüberdosierung oder durch (potentielle) Verkennung der Symptome einer Unterzuckerung!

6.3 Hypoglykämie-Ursachen

Unter Bedingung der funktionellen Insulinsubstitution (freie Diät und freie Insulindosierung durch den Patienten) erweisen sich folgende Hypoglykämieursachen als relativ relevant:

1. Inadäquate Dosierung des prandialen Insulins – Überschätzung der Kohlenhydratmenge.
2. Mehrfache Korrektur „derselben" Hyperglykämie; zu kurzer Zeitabstand zwischen den konsekutiven Korrekturen der Hyperglykämie mit Normalinsulin. Als Zusatzfehler kommt dieses Phänomen meist dann vor, wenn die Nahrungsaufnahme trotz Hyperglykämie zu früh erfolgte.
3. Falsch definiertes Korrekturziel (z.B. 80 mg/dl). Die Korrekturen mit Normalinsulin postprandial sind aufgrund der relativ unberechenbaren Resorptionskinetik von Kohlenhydraten und Insulin schwer zu schätzen und risikoreich. Aus diesem Grunde sollten als Zielbereich 1 h postprandial die Werte von 160–180 mg/dl gewählt werden.
4. Unterlassung der Korrektur von niedrigen Blutzuckerwerten, die symptomfrei waren, z.B. zwischen 60–90 mg/dl.
5. Fehlen der Kohlenhydrataufnahme bei körperlicher Belastung.
6. Erratische Resorptionskinetik der Insuline, z.B. beim Mischen von Langzeit- und Normalinsulin oder bei Injektion in lipodystrophische Bezirke.
7. Erratische Resorptionskinetik der Kohlenhydrate.
8. Falsche Algorithmen für prandiales Insulin bzw. für Korrektur der Blutglukose.
9. Falsch dosiertes basales Insulin (zu hohe Basalrate). Besonders häufig kommt es vor, wenn intensiviert behandelte Patienten ohne eigentliche FIT-Schulung Ansprüche an flexible Nahrungsaufnahme erheben. Sie sind mitunter nicht imstande, wahrzunehmen, daß sie an einigen Tagen das Essen reduziert haben: der basale Insulinbedarf ist aber auch von der Nahrungsaufnahme und der dadurch determinierten hepatischen Glukoseproduktion abhängig.

6.4 Prävention der Hypoglykämie

Insbesondere in der Gruppe der Patienten, die eine große Häufigkeit von schweren Hypoglykämien aufweisen, müssen alle möglichen Maßnahmen zur Prävention der Hypoglykämie getroffen werden. Ein besonderes Charakteristikum dieser Patienten liegt in ihrer relativ schlechten Hypoglykämiewahrnehmung (White et al. 1983), die aus verminderter adrenerger Reaktion auf eine Unterzuckerung und Ausbleiben von Schwitzen, Zittern, etc. resultiert; im Vordergrund stehen meist nur Symptome des zentralen Nervensystems („verminderte Handlungsfähigkeit"). Die schlechte Hypoglykämiewahrnehmung kann durch Training verbessert werden. Viele Patienten zeigen ein typisches, führendes Symptom, z. B.: Auftreten von bestimmten Emotionen, die keinen Zusammenhang mit der Realität haben, wie Angst oder Depression bei Blutzuckerwerten um 50 bzw. 40 mg/dl, andere geben die Veränderung der Perzeption von Farben und Mustern an. Die Arbeitsgruppen um Stephanie Amiel (Cranston et al. 1994) und Bolli (Fanelli et al. 1993, 1994) dokumentierten, daß die Hypoglykämien per se zur Verschlechterung der Hypoglykämiewahrnehmung führen und daß eine systematische **Hypoglykämievermeidung** eine grundlegende Bedeutung zur Verbesserung der Hypoglykämiewahrnehmung hat. Unterzuckerungen mit Bewußtlosigkeit (White et al. 1983; DCCT Research Group 1991, 1993) haben einen hohen prädiktiven Wert für ein erhöhtes Risiko für die weiteren schweren Unterzukkerungen. Die Neigung zu gravierenden Unterzuckerungen unter intensivierter Insulintherapie ist auch mit gewissen Verhaltensmerkmalen wie einer Risikobereitschaft, niedrige Blutzuckerwerte zu akzeptieren, assoziiert. Selbst kurzfristige Blutzuckererhöhungen über 200 mg/dl werden als „katastrophal" erlebt; unangemessen niedrige Ziele für die mittlere Blutglukose, z. B. grundsätzlich unter etwa 120 mg/dl und HbA_{1c}-Werte tief im Normalbereich werden von dieser Patientengruppe als erwünscht interpretiert. Daher werden in der eigentlichen FIT-Schulung die Ziele für die glykämische Kontrolle (die für HbA_{1c} – ausgenommen Schwangere – nur am *oberen* Referenzbereich und eher bis zu 1,5% darüber liegen) eingehend besprochen. Erfahrungsgemäß genügt aber für die erwähnte „Hypoglykämie-Risikogruppe" dieses Verfahren nicht. Dies hat uns motiviert, eine entsprechende Gruppenschulung für Personen mit besonderem Hypoglykämierisiko zu initiieren (2 Abende). Die vorläufigen Ergebnisse zeigen, daß erst durch diese Schulung Patienten mit unrealistischen Glykämiezielen bereit sind, ihr Streben nach relativer Normoglykämie zu vermindern und das Programm der grundsätzlichen Hypoglykämievorbeugung als zentrale Maßnahme zur Verbesserung der Hypoglykämiewahrnehmung zu akzeptieren (s. Tabelle 6.3).

Tabelle 6.3. Hypoglykämie und fehlende Hypoglykämiewahrnehmung („hypoglacaemia unawareness") Gruppenschulungsprogramm für Diabetiker mit schweren Hypoglykämien

- Nomoglykämie versus Hypoglykämie: Nomenklatur, Physiologie. „Gegenregulation" bei Nicht-Diabetikern und bei Diabetikern.
- Charakteristika der fehlenden Hypoglykämiewahrnehmung: Häufigkeit, Verhaltensmerkmale, Risikopatienten, Risikosituationen.
- Formale Pathogenese: Hormon- und EEG-Antwort auf Hypoglykämie bei verminderter Hypoglykämiewahrnehmung bzw. bei schweren Unterzuckerungen in der Vorgeschichte.
- Ursachen der Entwicklung von fehlender Hypoglykämiewahrnehmung (kausale Pathogenese).
- Rückbildungsmöglichkeiten bei fehlender Hypoglykämiewahrnehmung. Hypoglykämievorbeugung: Bedeutung, Möglichkeiten, Maßnahmen Hypoglykämiewahrnehmungstraining.
- Einschätzung des individuellen Hypoglykämierisikos, Erarbeitung der individuellen Maßnahmen, Neudefinition der individuellen Therapieziele (Kleingruppenarbeit).

Ergänzend konnten wir zeigen, daß Patienten mit Unterzuckerungen mit Bewußtlosigkeit in der Vorgeschichte als ein besonderes EEG-Charakteristikum bereits im basalen Zustand ein auffallend hohes Vigilanzniveau zeigen (Howorka et al. 1996). Die Vigilanz verhält sich aber umgekehrt proportional zu der aktuellen Blutglukose: selbst eine leichte Unterzuckerung geht bei dieser Patientengruppe mit Vigilanzverminderung einher. Schon zuvor wurde gezeigt (Holmes et al. 1983; Pramming et al. 1986), daß der Abfall der Blutglukose unter 50 mg/dl mit einer intellektuellen Leistungsminderung einhergeht. Bei einigen Patienten ist, abgesehen vom passageren Abfall der intellektuellen Leistungsfähigkeit, nicht mit dem Auftreten von anderen Symptomen zu rechnen. Auch diese Patienten sind imstande, selbst die Leistungsminderung zu objektivieren, indem sie es sich im Sinne der Einrichtung eines „intellektuellen Schrankensensors" zur Gewohnheit machen, bei leisestem Verdacht einer Unterzuckerung z. B. komplexe Rechnungen wie 12 × 16 oder Ähnliches als Kopfrechnung durchzuführen und gleichzeitig die dazu notwendige Zeit zu messen. Der Versuch, sich an ein Gedicht oder Gebet aus der Kindheit zu erinnern, kann die gleiche Funkton erfüllen ... Eine passagere Unfähigkeit zur Durchführung der erwähnten intellektuellen „Leistung" bzw. die Verlängerung der dazu notwendigen Zeit auf etwa das Doppelte der „Standardzeit" könnte bereits ein Indiz für eine etwaige, sonst symptomfreie Hypoglykämie darstellen. In der erwähnten Patienten-Risikogruppe hat sich auch der folgende Grundsatz bewährt: „Sollte dir die Welt anders vorkommen, anders gemustert oder anders gefärbt, besonders dunkel oder besonders komplex, **dann denke zuerst an eine mögliche Unterzuckerung...**"

Zur Prävention von schweren Hypoglykämien spielt somit in der Risikogruppe das Training für eine verbesserte Hypoglykämiewahrnehmung eine beträchtliche Rolle.

Ebenso wichtig ist die Möglichkeit einer sofortigen Feststellung und unmittelbaren Behebung einer leichten Unterzuckerung, d. h. das Mit-sich-Tragen von Blutzuckerstreifen und Traubenzucker. Blutglukosewerte um 60 mg/dl sollten unmittelbar auf den Zielbereich von 90–100 mg/dl angehoben werden.

Zur Prävention der Hypoglykämie gehört auch der Grundsatz: **möglichst wenig Insulin.** Dies betrifft in erster Linie das basale Insulin – Hypoglykämien sollten nicht durch Langzeitinsuline hervorgerufen werden. Daher soll die tägliche Gabe von Verzögerungsinsulin möglichst gering gehalten werden. Bei Patienten mit einem hohen Insulinbedarf (über 80–90 Einheiten Insulin je 24 h bei durchschnittlicher Ernährung) erweist sich die Deckung der Basalrate durch eine Kombination von Langzeit- und Normalinsulin als günstig. Um die Dosierung von Verzögerungsinsulinen möglichst gering zu halten, empfiehlt sich auch die Akzeptanz von geringfügigen Nüchtern-Hyperglykämien im Mittel bei 140 mg/dl.

Die Regel „möglichst wenig Insulin" gilt jedoch auch für die prandiale Insulindosierung. Obwohl grundsätzlich mit e i n e r Normalinsulininjektion 2 aufeinanderfolgende Mahlzeiten gedeckt werden können, empfiehlt es sich, um den Zustand einer Hyperinsulinämie möglichst zu umgehen, die Injektion von Normalinsulin vor jeder

Mahlzeit vorzunehmen. Diese Vorgangsweise vermindert das Risiko einer schweren Unterzuckerung, zumal der Patient vor jeder einzelnen Mahlzeit gezielt kalkulieren kann, was er wann tatsächlich zu sich nehmen will.

Die Regel „möglichst wenig Insulin" betrifft auch die Korrekturen mit Normalinsulin, wobei das Korrekturziel zu beachten ist. Der Korrektur-Mindestabstand zwischen zwei konsekutiven Korrekturen mit Normalinsulin sollte größer als 3–4 h sein. Postprandial sollte nicht auf einen Bereich unter 160 mg/dl korrigiert werden. Im stark hyperglykämischen Bereich muß auch der renale Glukoseverlust berücksichtigt werden: ein Teil der Glukose „braucht" kein Insulin, um transportiert zu werden, da er renal ausgeschieden wird. Es empfiehlt sich daher, in den Bereichen bei 300 mg/dl die „schwächere" Korrektur ausschließlich auf einen Blutzucker-Zielbereich von etwa 140–160 mg/dl vorzunehmen, da mit spontanem, glukosuriebedingten Blutglukoseabfall gerechnet werden muß.

Das Risiko einer Unterzuckerung kann durch Erhöhung des Blutglukose-Korrektur-Zielpunktes (z.B. 120mg/dl praeprandial, bis 200 mg/dl postprandial) vermindert werden. Aus den gleichen Gründen können die Blutglukose-Korrekturalgorithmen modifiziert werden, z.B. eine Einheit Insulin bewirkt einen Blutzuckerabfall um 50 statt um 35 mg/dl. An dieser Stelle muß betont werden, daß die im deutschsprachigen Raum weitverbreitete sogenannte „30er-Regel" für sporadische Blutzuckerkorrekturen („1 IE Normalinsulin senkt den Blutzucker um 30 mg/dl") bei den meisten Patienten mit einem Insulingesamtbedarf unter 45 IE/Tag nicht angemessen erscheint. Eine analoge „40er-Regel" erlaubt eine Insulinüberdosierung bei Korrekturen zu vermeiden und würde der Realität eher entsprechen. Die Erhöhung des Korrekturzielpunktes und die Vergrößerung des Algorithmus für „Blutzuckersenkung durch eine Einheit Normalinsulin ..." gehören zu den wichtigsten Grundlagen der Hypoglykämievorbeugung unter funktioneller Insulinbehandlung bei der Gruppe von Risikopatienten (Abb. 6.1).

Die meisten **Hypoglykämie-Risikosituationen** entstehen durch ungewöhnlich viele „Streßfaktoren" (Symptomverkennung) im Zusammenspiel mit Persönlichkeitseigenschaften (Insulinüberdosierung) des Patienten. Durch Streßzunahme neigen die Patienten häufig dazu, weniger Blutglukosemessungen vorzunehmen, als sie es sonst gewohnt sind. Der Grundsatz in solchen Risikosituationen sollte aber gerade umgekehrt sein: **mehr statt weniger Blutglukosemessungen!** In Situationen mit erhöhter Verantwortung (z. B. Prüfungen, Autofahren etc.) wäre auch eine „kontrollierte Hyperglykämie" zu empfehlen. Um das Risiko einer Unterzuckerung auszuschließen, wird dabei die Blutglukose bewußt auf einen erhöhten Zielpunkt (in der Größenordnung von 130 mg/dl) korrigiert. Den Blutzucker-Zielpunkt präprandial über 140 mg/dl anzusetzen, ist jedoch weder sinnvoll noch leicht durchführbar, denn die bei einem so hohen Blutzucker-Korrekturziel bestehenden Blutzuckerschwankungen ergeben sich zum Teil aus der Unmöglichkeit, die „basalen Bedingungen" (die ja oberhalb der Nierenschwelle kaum einzuhalten sind) aufrecht zu erhalten. Daher ist bei Hypoglykämie-Risikopatienten oder -Risikosituationen ein präprandiales Blutzucker-Korrekturziel mit 110 (bis maximal 140 mg/dl) anzusetzen. Dies entspricht bei diesen Patienten einem realisierbaren Zielbereich für die mittlere Blutglukose von 130–160 (170) mg/dl.

Zur Prävention der Hypoglykämie noch eine Schlußbemerkung: Die funktionelle Insulinsubstitution per se, als eine fraktionierte, glykämieabhängige Insulindosierung stellt eine sehr effiziente Maßnahme zur Vorbeugung einer schweren Unterzuckerung dar. Gerade durch die Verteilung des Insulins auf viele kleine Portionen, die blutzuckerabhängig dosiert werden, läßt sich der gefährliche Zustand jener Hyperinsulinämie, die als konstanter Begleiter der konventionellen Therapie den Patienten täglich zu einer regelmäßigen, 6–7maligen Nahrungsaufnahme zwingt, am wirkungsvollsten vermeiden. Nicht selten sehen wir uns mit der Meinung konfrontiert, die konventionelle Therapie schütze vor Unterzuckerung. Es muß mit Nachdruck richtiggestellt werden, daß gerade eine 2mal tägliche Verabreichung von Insulin mit der daraus resultierenden Vorprogrammierung des Patienten für viele Mahlzeiten logischerweise viel gefährlicher ist. Je größer das individuelle Hypoglykämierisiko ist, desto eher sollte die Insulingabe gezielt, fraktioniert, steuerbar, und funktionsgebunden (= FIT-kompatibel) sein. Nur so wird verständlich, warum so viele Patienten unter „konventioneller" oder „intensivierter" Therapie trotz Selbstkontrolle und Diätdisziplin unzählige Bewußtlosigkeiten auf sich nehmen mußten, ohne eine Normalisierung des HbA_{1c} erreicht zu haben, jedoch nach Therapiemodifikation auf FIT eine vernachlässigbare Häufigkeit an Unterzuckerungen und ein (nahe) normales glykosiliertes Hämoglobin aufweisen. Und dies, obwohl sie in der Nahrungsaufnahme voll flexibel sind und manchmal sogar

Arbeitsgruppe für funktionelle Rehabilitation und Gruppenschulung Wien

Institut für Biomedizinische Technik und Physik, Univ. Wien
(Prof. Dr. H. Thoma)
A-1090 Wien, Währinger Gürtel 18
AKH, Leitstelle 4 L, Tel. 40 400/19 93, 19 83
Tel. 403 49 51, Fax 40 400/39 88

PATIENT:
Name: Thomas H.
Geb.: .... Tel.-Nr.: ....
Adresse: ....
Diabetes seit: 1970 Gewicht: ....

Funktionelle Insulintherapie (FIT) seit .... mit ○ Insulininjektionen ○ Insulinpumpe

INSULIN
- BASAL (= Fastenbedarf): Früh 13 UT / 4 AR E.
  Abends 13 UT E.
- PRANDIAL (= zur Mahlzeit): 1 BE = 1,3 AR E.

Ziel für Blutzucker-Korrektur:
Nüchtern/Vor dem Essen: 100 mg/dl (bzw.: ......)
Nach d. Essen, 1 h: < 160 (bzw.: < .....); 2 h: < 140 mg/dl
MBG-Zielbereich: von ...... bis ...... mg/dl

Korrektur: 1 E Normalinsulin senkt meinen Blutzucker um ca. – 30 mg/dl. 1 BE hebt meinen Blutzucker um ca. + ... mg/dl.

THERAPIEBEISPIEL – Diät (BE): ....
– Insulin (E): ....

DATUM:

TAGESZEIT		1	2	3	4	5	6	7	8	9	10	11	12	13	14	15	16	17	18	19	20	21	22	23	24	SUMME
MO	DEPOT-I.	UT						13															13			26 63
	NORMAL-I.	AR						10				5		10						2			10			37
27.	BZ							140						108						140						MBG
2.	BE								4			3		~7									~4			~18
	KAL.								600			400		450									500			

BEMERKUNG

DI	DEPOT-I.		Glukagon!																							
	NORMAL-I.																									
	BZ			H																						MBG
	BE																									
	KAL.																									

Abb. 6.1 Der Patient (23jähriger Medizinstudent) hatte gestern eine schwere Hypoglykämie, die Außenhilfe (Freundin: Glukagon) erforderte.
Welche Fragen stellen Sie?
Was schlagen Sie vor?

- Hypoglykämie-Risikoeigenschaften des Patienten sind:
  - H3 in der Anamnese (wie häufig?)
  - Ehrgeiz – „Mediziner"
  - Lange Krankheitsdauer (über 15 Jahre)
  - Lipohypertrophie
  - Zahlreiche Risikosituationen, Kaffee, Praktikum, herannahende Prüfungen

- Bewußtmachung der Risikoeigenschaften und der Risikosituationen

- Prophylaxe
  - Zielpunkt für BG-Korrektur anheben (ca. 110–130 mg/dl) und den Korrekturalgorithmus: „1 IE Normalinsulin senkt meinen Blutzucker um ca. –30 mg/dl" verändern (auf „... um ca. –40 mg/dl")
  - Hypoglykämie-Risikosituationen vermeiden. Nicht in lipodystrophische Areale spritzen!
  - Weitere Algorithmen der Insulindosierung überprüfen. (Es ist evident, daß der Patient viel mehr Normalinsulin als notwendig gespritzt hat: Versuchen Sie den unmittelbaren Fehler aufzudecken. Obwohl die Hypoglykämie erst gegen 4.00 Uhr aufgetreten ist, scheint es, daß die Normalinsulinüberdosierung und nicht die zu hohe Basalrate für den Zwischenfall verantwortlich ist)
  - Wird Glukose (Dextroenergen) immer mitgetragen?
  - Messung der Blutglukose vor dem Schlafengehen
  - Bei dem erwähnten Hypoglykämie-Risikoprofil ist die Häufigkeit der Selbstkontrolle zu niedrig
  - Neue Glukagon-Packung verschreiben!
  - Möchte der Patient an dem Modul „Hypoglykämie-Gruppenschulung" teilnehmen?

weniger Selbstkontrollen durchführen als zuvor. Die Nutzung aller zitierten Maßnahmen zur Hypoglykämieprävention, einschließlich der strukturierten Hypoglykämie-Schulung, ist allerdings eine unbedingte Voraussetzung für diesen therapeutischen Erfolg.

6.5 Behandlung der Hypoglykämie

Der Therapie einer Unterzuckerung kommt eine besondere Rolle zu, da eine gute Stoffwechselkontrolle ohne leichte Hypoglykämien – für die kleine Minderheit der Patienten allerdings wahrscheinlich auch ohne schwere Hypoglykämien – nicht erreichbar ist. Die Therapie der leichten (auch symptomlosen!) Unterzuckerung besteht in der **unmittelbaren** Aufnahme von rasch resorbierbaren Kohlenhydraten in der Größenordnung von 6–12 g (selten: 20 g) (1–2 Plättchen Dextroenergen). Die zusätzliche Aufnahme von Flüssigkeit beschleunigt die intestinale Resorption. Der Zusatz von Fett oder Eiweiß („Vollkornbrot mit Butter") ist wegen der damit verbundenen Resorptionsverzögerung zur Behandlung einer Hypoglykämie **nicht** geeignet.

Fremde Hilfe kann bei Vorliegen einer eingeschränkten Handlungsfähigkeit (H2) bzw. bei Bewußtlosigkeit (H3) notwendig sein. In diesen Fällen ist die Verabreichung von Glukose (Dextroenergen) bukkal möglich, nachdem sie zuvor befeuchtet wurde. Glukagon wird Bewußlosen verabreicht. Die Glukagonapplikation (1 mg; s.c.-, i.m.-, i.v.-Verabreichung möglich) ist heute als Standardmaßnahme bei schweren Hypoglykämien anzusehen, daher wäre auch zu fordern, das **jeder insulinbehandelte Patient Glukagon im Haushalt** hat. Die entsprechende Instruktion der Angehörigen ist daher eine absolute Notwendigkeit jeder Insulintherapie. Nach Glukagonverabreichung und nach Erlangen des Bewußtseins ist es günstig, noch zusätzlich 1–2 BE zu essen, um einen neuerlichen Blutglukoseabfall zu verhindern. Bei Fehlen von Glykogen in der Leber kann (selten) die Glukagonapplikation unwirksam sein: hier muß Glukose intravenös verabreicht werden.

Bei (und insbesondere **nach**) einer schweren, aber unkomplizierten Hypoglykämie ist eine Hospitalisierung unnötig, ja für den Patienten eher schädlich.

Statt einer mehrtägigen Hospitalisierung empfiehlt sich:

(1) unmittelbare Therapie der H 3
(2) Ruhe, Essen
(3) Analyse der Ursachen (Patient!) und Festlegen der angemessenen Konsequenzen für die Zukunft.

Die erwähnten 3 Punkte erfordern üblicherweise maximal 60 min. Eine Dramatisierung ist unsinnig. Eine schwere Hypoglykämie oder wiederholte leichte Unterzuckerungen sind Anlaß zur Überprüfung und gegebenenfalls zur Veränderung der Insulindosierungs-Algorithmen.

7 Hyperglykämie

Blutglukosewerte über 160 mg/dl (bzw. genauer alle Werte über dem Zielbereich) werden als Hyperglykämie definiert.

Folgende Ursachen der Hyperglykämie unter FIT (gereiht nach klinischer Relevanz und ohne Berücksichtigung psychologischer Probleme) können unterschieden werden:

1. Fehleinschätzung der Resorptionsgeschwindigkeit der Kohlenhydrate, d. h. im engeren Sinne zu kurzer Spritz-/Eß-Abstand bei subkutaner Insulinverabreichung. Die Unterschätzung der Resorptionsgeschwindigkeit der Kohlenhydrate führt lediglich zu einer **kurzfristigen**, postprandialen Hyperglykämie.
2. Fehleinschätzung der Kohlenhydratmenge. Die Unterschätzung der Kohlenhydratmenge ist an der **anhaltenden** Hyperglykämie auch mehrere Stunden postprandial erkennbar.
3. Morgendliche Hyperglykämie, zu niedrige Basalrate, sog. „Dawn-Phänomen".
4. Infektionen, akute Erkrankungen, die zu einer akuten, globalen Erhöhung des Insulinbedarfes führen, z. B. ein fieberhafter Infekt.
5. Falsche Algorithmen für die Dosierung des prandialen Insulins.
6. Reaktive Hyperglykämie nach einer Hypoglykämie. Die posthypoglykämische Hyperglykämie („Somogyi-Phänomen", Somogyi 1959) erscheint unter nahe-normoglykämischer Insulinsubstitution klinisch eher irrelevant. Klassische Somogyi-Reaktionen treten kaum auf, auch selten im Falle einer erratischen, kurzfristigen Insulinüberdosierung.

Die Therapie der Hyperglykämie besteht unter FIT in Insulinzufuhr (sogenannte **primäre Anpassung** der Insulindosierung: **Blutzuckerkorrektur**). Ein sporadischer hyperglykämischer Wert erfordert eine unmittelbare Reaktion in Form einer Applikation von Normalinsulin zur Senkung der Blutglukose auf den Zielbereich, sofern die letzte Korrektur der Hyperglykämie mehr als 3–4 h zurückliegt. Zur Verkürzung der Hyperglykämie empfiehlt sich dabei ein **vorübergehender Verzicht auf Nahrungsaufnahme** bis zur Blutzuckersenkung.

Die häufigsten Ursachen der Hyperglykämie (vgl. Punkt 1 und 2) erfordern **keine** Veränderung der Insulindosierungs-Algorithmen, sondern ausschließlich die Korrektur der Hyperglykämie.

Wenn mehrere konsekutive Akutkorrekturen der Hyperglykämie notwendig sind, z. B. bei einem relativ erhöhten Insulinbedarf bzw. bei inadäquater Insulindosierung (vgl. die Punkte 4, 5 ev. 3), sollte neben der Korrektur der Blutglukose auch eine Veränderung der Algorithmen zur Insulindosierung erfolgen (sogenannte **sekundäre Anpassung: Algorithmen-Veränderung**). Darauf wird im einzelnen noch im nächsten Kapitel: „Regeln zur Algorithmen-Modifikation" eingegangen.

8 Regeln zur Algorithmen-Modifikation

Mit dem Algorithmus: „1 Einheit Normalinsulin senkt meinen Blutzucker um ... mg/dl“, bzw. „1 Broteinheit hebt meinen Blutzucker um ... mg/dl“ sind die Patienten imstande, Blutglukosewerte außerhalb des Zielbereiches akut zu beeinflussen. Erfahrungsgemäß bereitet auch eine akute, unmittelbare Beeinflussung des Blutzuckers dem Patienten keine Probleme. Viel schwieriger ist es, die Patienten zu einer selbständigen Anpassung der Algorithmen der Insulindosierung (Regeln für den Gebrauch des Fasteninsulins, des prandialen Insulins, Korrekturwerte) zu bringen, d.h. die Blutglukose nicht nur akut zu verändern, sondern auch die Regeln für die Insulindosierung den veränderten Bedingungen der Insulinsensitivität (gemessen am täglichen Insulinbedarf) anzupassen.

Bei Veränderung der Algorithmen der Insulindosierung können grundsätzlich zwei Problemgruppen unterschieden werden:

(1) Es kann zu einer globalen Veränderung (des Insulinbedarfs) kommen, so daß sowohl das basale wie auch das prandiale Insulin (und auch die Korrekturalgorithmen) anders dosiert (angewendet) werden müssen.
(2) Aufgrund von besonderen Umständen sind nur einzelne Algorithmen (für basale oder prandiale Dosierung oder für Korrekturen) nicht mehr adäquat und daher zu ändern.

8.1 Globale Veränderung des Insulinbedarfes

Klinisch wird die Veränderung der Insulinsensitivität (vom Patienten) lediglich anhand des veränderten Tagesinsulinbedarfes oder bei Verschlechterung der Glykämiekontrolle (MBG) diagnostizierbar. Die

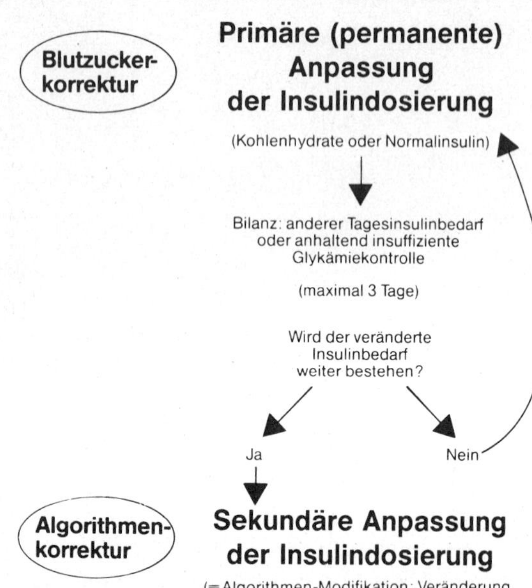

Abb. 8.1. Schema der primären und sekundären Glykämiekontrolle durch den Patienten unter FIT

Protokollführung und die Erstellung der Bilanz der täglich verabreichten Insulinmenge und der während des Tages aufgenommenen Nahrungsmenge ist daher zu einer effizienten Vorgangsweise bei Algorithmenveränderung unerläßlich. **Ohne Bilanzführung ist der Patient nämlich zu einer sekundären Anpassung der Insulindosierung, d.h. zu einer Algorithmenkorrektur** (s. Abb. 8.1) **unfähig, da er den aktuellen Tagesinsulinbedarf nur schlecht schätzen kann.**

Die **primäre Adaptation** der Insulindosierung bedeutet die Korrektur des Blutzuckers mit Normalinsulin (bei Hyperglykämie) oder mit Kohlenhydraten (bei Hypoglykämie). Die primäre Anpassung ist sozusagen „permanent", weil sie ja praktisch bei jeder Blutglukosemessung vorgenommen werden kann.

Die **sekundäre Anpassung** wird nach Diagnose einer (anhaltenden) Veränderung des Tagesinsulinbedarfes mit folgender Vorgangsweise effektiv sein:

Die einzelnen Algorithmen (für das basale und prandiale Insulin) sollten prozentual genauso verändert werden, wie sich der mittlere Tagesinsulinbedarf verändert hat.

Pragmatisch betrachtet, müssen diese Algorithmen mit dem Quotienten:

$$\frac{\text{aktueller Tagesinsulinbedarf (IE)}}{\text{bisheriger mittlerer Tagesinsulinbedarf (IE)}}$$ multipliziert werden.

Der Algorithmus für die Blutglukosesenkung durch eine Einheit Insulin kann analog erstellt werden:

$$\begin{array}{l}\text{Differenzwert}\\ \text{Delta BG je IE}\\ \text{Normalinsulin (neu)}\end{array} = \begin{array}{l}\text{Wert des bisherigen}\\ \text{Algorithmus}\end{array} \times \frac{\text{bisheriger mittlerer Tagesinsulinbedarf (IE)}}{\text{aktueller Tagesinsulinbedarf (IE)}}$$

Die Richtigkeit der sekundären Anpassung muß anhand der üblichen Kriterien und der weiteren Bilanzführung untersucht werden.

8.1.1 Globale Verminderung des Insulinbedarfes ('K' wird kleiner, s. Kap. 4.1)

Als Ursachen der Verminderung des Insulinbedarfes (und -verbrauches) können u.a. in Frage kommen: Muskelarbeit (s. Kap. 9), Einschränkung der Nahrungsaufnahme, Wegfall von chronischem Streß und/oder Erkrankung, Abschluß der Pubertät oder Schwangerschaft (Entbindung), renale Insuffizienz und relative Normalisierung der Blutglukose nach einer Hyperglykämiezeit mit einer daraus resultierenden Verbesserung der Insulinsensitivität.

Eine zu hohe Insulinisierung bei globaler Verminderung des Insulinbedarfes ist üblicherweise anhand einer erhöhten Hypoglykämiefrequenz, bzw. am Abfall der MBG unter 100 mg/dl (unter 110 mg/dl bei Hypoglykämie-Risikopatienten) an 3 konsekutiven Tagen zu erkennen. Bei erhöhter Hypoglykämiefrequenz ist der Ausschluß anderer trivialer Gründe wie z.B. Überdosierung des prandialen Insulins etc. (s. Kap. 6 „Hypoglykämie“) notwendig.

Die erwähnten Hinweise auf eine globale Verminderung des Insulinbedarfes sollten jedenfalls Anlaß zu einer (sekundären) Adaptation der Insulindosierungs-Algorithmen sein. Die primäre Anpassung der Insulindosierung wird natürlich auf einer Korrektur der Blutglukose beruhen, was in der Praxis eine vermehrte Kohlenhydrataufnahme bzw. ein relatives Weglassen von Anteilen der Normalinsulindosierung bedeutet. Wird aus der Bilanzführung evident, daß sich der Tagesinsulinbedarf verändert hat, so muß sich der Patient vor einer etwaigen sekundären Anpassung der Insulindosierung (Algorithmenkorrektur) folgende Frage stellen: Wird der veränderte Insulinbedarf (veränderte Insulinsensitivität) weiter bestehen? Wenn ja, – z. B. bei einer Fortsetzung des Schiurlaubs, nach einer Entbindung, bei renaler Insuffizienz etc. – dann sollten die Algorithmen verändert werden. Sollte dies nicht der Fall sein (z. B. sportliche Betätigung nur an einem einzigen Tag), so können nach einer primären Anpassung mit vorübergehender, relativer Mehraufnahme von Kohlenhydraten die bisherigen Algorithmen unverändert beibehalten werden.

8.1.2 Globale Erhöhung des Insulinbedarfes (des 'K'; der Insulinresistenz)

Als Ursachen der Erhöhung des Tagesinsulinbedarfes kommen in erster Linie alle akuten Erkrankungen, besonders wenn sie mit Fieber einhergehen, weiterhin Gewichtszunahme, Schwangerschaft und andere Faktoren in Frage (Abb. 8.3).

Ein Hinweis auf eine zu niedrige globale Insulinisierung ist eine anhaltende Hyperglykämie (mittlere Blutglukose über 160 (170) mg/dl an mehreren, zumindest jedoch 3 aufeinanderfolgenden Tagen), wobei andere triviale Ursachen wie einfache Unterschätzung des Kohlenhydratgehaltes einer oder mehrerer Mahlzeiten etc. (s. Kap. 7 „Hyperglykämie") ausgeschlossen werden müssen. Eine zu niedrige Dosierung kann auch aufgrund einer Vergrößerung des Normalinsulinanteils am Tagesinsulinbedarf (= Korrekturen), eventuell auch einer Ketonurie (und Glukosurie) diagnostiziert werden.

Die Glykämiekontrolle durch den Patienten erfolgt bei wachsendem Tagesinsulinbedarf analog der Situation mit Verminderung des Insulinbedarfes: die primäre Adaptation wird auf einer Blutzuckerkorrektur (hier allerdings mit Normalinsulin) beruhen. Der Grundsatz **zuerst Hyperglykämie behandeln, dann essen** – ist unbedingt zu beachten, um eine gute Glykämiekontrolle rasch wiederherzustellen.

Mit der Abschätzung des neuen Tagesinsulinbedarfes wird wieder die Entscheidung getroffen: Wird der Zustand des veränderten Insulinbedarfes weiter andauern (z. B. Oberschenkelbruch, Schwangerschaft etc.) oder nicht (endgültig abgefiebert etc.)? Sollte damit gerechnet werden, daß die Erhöhung des Insulinbedarfes weiter andauern wird, so erfolgt die sekundäre Anpassung (Algorithmenkorrektur) durch den Patienten; wenn der Insulinbedarf jedoch nur kurzfristig erhöht war, wird man bei der primären Anpassung (Blutzuckerkorrektur) verbleiben.

Arbeitsgruppe für funktionelle Rehabilitation und Gruppenschulung Wien

Institut für Biomedizinische Technik und Physik, Univ. Wien (Prof. Dr. H. Thoma)
A-1090 Wien, Währinger Gürtel 18
AKH, Leitstelle 4 L, Tel. 40 400/19 93, 19 83
Tel. 403 49 51, Fax 40 400/39 88

PATIENT:
Name: Heinrich L.
Geb.: .... Tel.-Nr.: ....
Adresse: ....
Diabetes seit: 1978 Gewicht: 66

Funktionelle Insulintherapie (FIT) seit 1985 mit ☒ Insulininjektionen ○ Insulinpumpe

INSULIN
- BASAL (= Fastenbedarf): Früh 13 UT / 2 AR E.
  Abends 13 UT E.
- PRANDIAL (= zur Mahlzeit): 1 BE = 1,5 AR E.

Ziel für Blutzucker-Korrektur:
Nüchtern/Vor dem Essen: 100 mg/dl (bzw.: ......)
Nach d. Essen, 1 h: < 160 (bzw.: < .....); 2 h: < 140 mg/dl
MBG-Zielbereich: von ...... bis ...... mg/dl

Korrektur: 1 E Normalinsulin senkt meinen Blutzucker um ca. – 40 mg/dl. 1 BE hebt meinen Blutzucker um ca. + 50 mg/dl.

THERAPIEBEISPIEL – Diät (BE): 2 2 | 4 2 | 3 2
– Insulin (E): 13 UT 8 AR | 8 AR | 7 AR 13 UT

DATUM:

TAGESZEIT		1	2	3	4	5	6	7	8	9	10	11	12	13	14	15	16	17	18	19	20	21	22	23	24	SUMME
MO	DEPOT-I.	Ultratard							13												13					26 35
	NORMAL-I.	Actrapid							15												4					9
6.7.	BZ								120					91			~120				~100					MBG 107
	BE									1,5				2			2				2					~8
	KAL.																									
BEMERKUNG																										
DI	DEPOT-I.							13													13					26 37
	NORMAL-I.							5													6					11
7.7.	BZ							85					~80								~120					MBG 95
	BE								2				2								3,5					~8
	KAL.																									
BEMERKUNG																										
MI	DEPOT-I.																									
	NORMAL-I.																									
	BZ																									MBG
	BE																									
	KAL.																									
BEMERKUNG																										

TAGESZEIT		1	2	3	4	5	6	7	8	9	10	11	12	13	14	15	16	17	18	19	20	21	22	23	24	SUMME
DO	DEPOT-I.																									
	NORMA...																									

Abb. 8.2. Ein 35jähriger Angestellter (sitzende Tätigkeit) hat das FIT-Ausbildungsprogramm vor 2 Monaten absolviert und bringt folgende Protokolle der Selbstkontrolle und der Nahrungsaufnahme zur ersten ambulanten Kontrolle mit. Wonach fragen Sie den Patienten?
Wozu raten Sie ihm?

Der Anteil der Langzeitinsuline am Tagesinsulin war 70 bis 75%, was suggeriert, daß die Basalrate zu hoch ist. Es müßte geklärt werden, warum die Mittagsinjektionen von Normalinsulin weggelassen werden. Offensichtlich kann (und muß) der Patient unter der derzeitigen Ultratard-Dosierung „in die Basalrate essen", d.h. die Nahrungsaufnahme führt auch ohne Normalinsulin nicht zu einer Blutzuckererhöhung.

Es ist evident, daß die frühere Insulindosierung (s. „Therapiebeispiel") nicht mehr zutrifft. Der jetzige Tagesinsulinbedarf liegt derzeit bei 35 und nicht wie früher bei 50 IE: Die „sekundäre Anpassung" der Insulindosierung (Algorithmenkorrektur) wurde unterlassen ...

Man sollte auch fragen, warum der Patient (normal- bis untergewichtig) so geringe Kohlenhydratmengen (ca. 8 BE/Tag) zu sich nimmt. Eine fettreiche Nahrung ist zu vermuten.

Zusammenfassung:
- Basales Insulin reduzieren (ca. 9–9 UT)
- Normalinsulin auch zu Mittag spritzen
- Prinzipien der sekundären Anpassung (Algorithmen-Modifikation) der Insulindosierung nochmals zusammenfassen (!)
- Mehr Kohlenhydrate essen (evtl. Kalorien notieren).

8.2 Modifikation einzelner Algorithmen

Die Veränderung einzelner Algorithmen sollte dann durchgeführt werden, wenn bestimmte glykämische Probleme immer wieder auftreten, aber zugleich auch kein sicherer Hinweis auf eine globale Veränderung des Insulinbedarfes gegeben ist.

Sowohl hypo- wie auch hyperglykämische Zustände (s. Kap. 6 „Hypoglykämie" und Kap. 7 „Hyperglykämie") können vorkommen, selbst wenn optimale Algorithmen verwendet werden. Unter- oder Überschätzung des Kohlenhydratgehaltes der Mahlzeiten wie auch der Resorptionsgeschwindigkeit der Nahrung führen erfahrungsgemäß am häufigsten zu schlechten Blutzuckerwerten. Im Zweifel über die Genese der Abweichung der aktuellen Blutglukose vom Zielbereich sollten daher die Algorithmen **nicht** verändert werden. Von Beginn der FIT an sollte von den Patienten erwartet werden, daß sie (a) selbständig Vorschläge bezüglich der Anpassung der Algorithmen machen, (b) keine Vorschläge zur Algorithmenveränderung von „Beratern" annehmen, ohne daß diese Vorschläge rational begründet und erklärt werden und (c) die Veränderung der einzelnen Algorithmen **um 10, maximal um 20%** in einem Schritt durchführen.

8.2.1 Basales Insulin

Die Indizien für zu niedrige basale Insulinisierung (Indikation zur Erhöhung zuerst um 10% der Basalrate) sind:

- Hohe Nüchternwerte (s. 5.1 „Basale Substitution");
- Kleiner Anteil des basalen Insulins am Tagesinsulinbedarf (z.B. unter 35%);
- Ketonurieneigung bzw. Blutzuckeranstiege zwischen den Mahlzeiten.

Die Indizien für eine zu hohe basale Insulinisierung (Indikation zur Reduktion der Basalrate) sind:

- Spontaner Blutglukoseabfall über Nacht an 2 aufeinanderfolgenden Tagen;
- „Schöne" Nüchtern-Blutzuckerwerte (60–80 mg/dl);
- Anteil des basalen Verzögerungsinsulins am Tagesinsulinbedarf über 50%;

- Der Patient kann (und muß) „in die Basalrate essen" (Normoglykämie trotz Nahrungsaufnahme ohne prandiales Insulin), ohne daß dies durch eine erhöhte körperliche Tätigkeit (Muskelarbeit) begründet wäre;
- Durchgeführte bzw. geplante Gewichtsreduktion: Bei drastischer Einschränkung der Nahrungsaufnahme unter ca. 600–700 kcal pro Tag kommt es bereits nach einigen Tagen zu einer Reduktion des basalen Insulinbedarfs (offensichtlich aufgrund der Verminderung der hepatischen Glukoseproduktion und der verminderten Glykogenvorräte) auf ca. 40–50% des ursprünglichen Wertes sowie zum Verschwinden des morgendlicheen basalen Insulinmehrbedarfes (!)

Kaum geeignet zur Beurteilung der Richtigkeit der basalen Insulindosierung sind die Blutzuckerwerte während des Tages, zumal es hier durch die Dosierung mit Normalinsulin, durch Kohlenhydrataufnahme und andere Faktoren zu zahlreichen „Störungen" kommt. Nächtliche Unterzuckerungen werden häufiger durch Normalinsulinüberdosierung (abends) als durch das basale Insulin hervorgerufen!

Kriterien zur Beurteilung des basalen Insulins sind (s. Kap. 5.1):

- **Blutzucker-Stabilität zwischen den Mahlzeiten;**
- **Nüchternwerte;**
- **Tagesverhältnis Verzögerungsinsulin: Normalinsulin.**

8.2.2 Prandiales Insulin

Indizien für zu niedrige prandiale Algorithmen, d.h. Indikation zur Erhöhung der Algorithmen (im ersten Schritt um 10%) des mahlzeitenbezogenen Insulins sind:

- Wiederholt hohe spät-postprandiale Werte (mindestens 3 h – besser noch später – nach der Injektion von Normalinsulin). Hier muß allerdings ausgeschlossen werden, daß die Hyperglykämie nicht z.B. aus der Nahrungsaufnahme bei bereits bestehender Hyperglykämie resultiert. In diesem Fall dauert nämlich der Transport der Glukose trotz praeprandialer „Korrektur" mit Normalinsulin „unendlich" lange, d.h. 4–6 h. Es sollte auch eine Hyperglykämie,

Arbeitsgruppe für funktionelle Rehabilitation und Gruppenschulung Wien

Institut für Biomedizinische Technik und Physik, Univ. Wien (Prof. Dr. H. Thoma)
A-1090 Wien, Währinger Gürtel 18
AKH, Leitstelle 4 L, Tel. 40 400/19 93, 19 83
Tel. 403 49 51, Fax 40 400/39 88

PATIENT:
Name: Gerald W.
Geb.: 1959 Tel.-Nr.:
Adresse:
Diabetes seit: 1963 Gewicht:

Funktionelle Insulintherapie (FIT) seit 1984 mit ☒ Insulininjektionen ○ Insulinpumpe

INSULIN
- BASAL (= Fastenbedarf): Früh 13 UT / 4 AR E.
  SPÄT – Abends 13 Protaphan E.
- PRANDIAL (= zur Mahlzeit): 1 BE = 1,7 AR, E.

Ziel für Blutzucker-Korrektur:
Nüchtern/Vor dem Essen: 100 mg/dl (bzw.: ......)
Nach d. Essen, 1 h: < 160 (bzw.: < .....); 2 h: < 140 mg/dl
MBG-Zielbereich: von ...... bis ...... mg/dl

Korrektur: 1 E Normalinsulin senkt meinen Blutzucker um ca. –35 mg/dl. 1 BE hebt meinen Blutzucker um ca. +50 mg/dl.

THERAPIEBEISPIEL – Diät (BE):
– Insulin (E):

DATUM:

TAGESZEIT		1	2	3	4	5	6	7	8	9	10	11	12	13	14	15	16	17	18	19	20	21	22	23	24	SUMME
MO	DEPOT-I.							13UT																13Pt		26 57
	NORMAL-I.							14						12								5				31
17.	BZ							91						107						~60				110		MBG
7.	BE								4		2				5		2			1		3				17
	KAL.																									
BEMERKUNG																										
DI	DEPOT-I.							13UT																13Pt		
	NORMAL-I.							11						↯ Unfall										6		
18.	BZ							133					97				● Operation							~300		MBG
7.	BE								4									im Spital								
	KAL.																									
BEMERKUNG																										
MI	DEPOT-I.																									
	NORMAL-I.																									
	BZ																									MBG
	BE																									
	KAL.																									
BEMERKUNG																										
TAGESZEIT		1	2	3	4	5	6	7	8	9	10	11	12	13	14	15	16	17	18	19	20	21	22	23	24	SUMME
DO	DEPOT-I.																									
	NORMAL-I.																									

Abb. 8.3. Am Dienstag erleidet der Patient einen Motorradunfall. Multiple Ober- und Unterschenkelfrakturen sind die Folge. (Eine Hypoglykämie ist ausgeschlossen.) Auf der Unfallchirurgie wird der Patient sofort operiert.
Welche Algorithmenveränderung soll nun vorgenommen werden?

Mit einer Erhöhung des Tagesinsulinbedarfes um 50–100% muß gerechnet werden. Die Algorithmen für die basale und prandiale Substitution können daher sicherlich um zumindest 50% erhöht werden ...

Zulässig wäre aber, zunächst einfach den Blutzucker zu korrigieren (primäre Anpassung der Insulindosierung) und spätestens nach einem oder zwei Tagen zu entsprechenden Schlüssen zu kommen (sekundäre Adaptation: Algorithmenkorrektur).

Eine rationale Handlungsfähigkeit des Patienten vorausgesetzt, können folgende Schritte unternommen werden:

- Erfassung des früheren mittleren Tagesinsulinbedarfes
- Erfassung des neuen mittleren Tagesinsulinbedarfes (Korrekturen!)
- Erstellung des Quotienten:

$$\frac{\text{Neuer mittlerer Tagesinsulinbedarf}}{\text{Früherer Tagesinsulinbedarf}}$$

- Die bisherigen (bewährten) prandialen und basalen Algorithmen können mit diesem Quotienten multipliziert werden, um neue Dosierungsrichtlinien zu ermitteln.

die aus der Inkompatibilität der gewählten postprandialen Insulinämie (Resorptionskinetik der Nahrung versus des Normalinsulins, Spritz-/Eß-Abstand) resultiert, ausgeschlossen werden.
- Niedriger Anteil des Normalinsulin an der Tagesinsulindosierung.

Die Indikation für eine Senkung der Insulindosierung zum Essen (zu hohe Algorithmen für das prandiale Insulin) ergibt sich aus folgenden Indizien:

- Wiederholte Unterzuckerungen – wobei bei einer relativen Überdosierung berücksichtigt werden muß, daß (insbesondere bei großen Mahlzeiten) Hypoglykämien auch viele Stunden nach der Normalinsulinapplikation auftreten können (!). Inadäquate Korrekturen mit Normalinsulin, Fehleinschätzung der Nahrungsmenge etc., sollten ausgeschlossen werden.
- Ein weiteres Indiz für zu hohe Dosierung des prandialen Insulins ist der konstant hohe Anteil des Normalinsulins (über 70 %) an der Tagesinsulindosierung.

8.2.3 Korrekturalgorithmen

Die Korrekturalgorithmen beschreiben die Voraussagbarkeit der Blutglukosedynamik nach Aufnahme von Kohlenhydraten bzw. nach Normalinsulinapplikation und gelten eigentlich nur unter Voraussetzung der richtigen Dosierung des Fasteninsulins. Wie bereits im Kapitel über die Nierenschwelle betont wurde, sind die „basalen" Bedingungen schwer zu erreichen: sie können nämlich erst dann als erreicht angesehen werden, wenn zeitlich gesehen stabile Glykämie, Insulinämie, Insulinsensitivität und kein renaler Glukoseverlust vorliegen und darüber hinaus keine relevante Kohlenhydrataufnahme aus dem Darm erfolgt und die hepatische Glukoseproduktion unverändert konstant aufrechterhalten wird. Diese Bedingungen sind zwar bei Typ-I-Diabetes gleichzeitig kaum erreichbar, trotzdem kann sich der Patient für die Belange der Praxis durchaus der Algorithmen:

- 1 Einheit Normalinsulin senkt meinen Blutzucker um ... mg/dl
- 1 Broteinheit hebt meinen Blutzucker um ... mg/dl

bedienen.

Bei Patienten mit einem Körpergewicht von ca. 60 kg und einem Tagesinsulinbedarf von 40–60 Einheiten senkt eine Einheit Normalinsulin den Blutzucker um 35–40 mg/dl. Dieser Wert des Algorithmus wird natürlich „größer" bei kleinerem Körpergewicht und entsprechend „kleiner" bei großem Körpergewicht (Übergewicht).

Der Algorithmus **„Differenzwert der Blutglukose je eine Einheit Normalinsulin"** sollte vergrößert werden:

- Bei geringem (fallenden) Tagesinsulinbedarf (z. B. bei Muskelarbeit, nach Entbindung);
- Aus Sicherheitsgründen zu Beginn der funktionellen Insulinsubstitution, zumal die Patienten zu diesem Zeitpunkt noch keine Vorstellung von Insulinwirkung haben und sich bei selbständigen Dosisentscheidungen verrechnen können;
- Bei schweren Hypoglykämien (H3) in der Anamnese;
- Bei anderen Hypoglykämie-Risikopatienten, und
- In Hypoglykämie-Risikosituationen (s. Kap. 6 „Hypoglykämie").

Aufgrund des renalen Glukoseverlustes im stark hyperglykämischen Bereich – hier wird viel Glukose durch den Harn verloren und muß daher nicht durch Insulineinsatz in die Zellen transportiert werden – ist bei Korrekturen ebenfalls die Gefahr der Überdosierung relativ groß. (Umgekehrt führt eine länger andauernde Hyperglykämie zur Abschwächung der Insulinwirkung bzw. zu Insulinresistenz!) Immerhin sollte dieser Algorithmus auch

- bei Patienten mit sehr niedriger Nierenschwelle

vergrößert werden.

Umgekehrt sollte der Algorithmus „Differenzwert der Blutglukose je eine Einheit Normalinsulin"

- bei großem oder wachsendem Tagesinsulinbedarf
- bei i. v. Insulingabe

verkleinert werden.

Der Wert **„Differenzwert der Blutglukose je eine Broteinheit"** ist am stärksten durch die aktuelle Insulinämie sowie durch Resorptionskinetik der Kohlenhydrate beeinflußbar. Dieser Wert sollte verkleinert werden bei:

- „Hoher Basalrate" (essen „in die Basalrate" möglich);
- Ausgezeichneter Residualfunktion;
- Großem Verteilungsraum (Körpergewicht);
- Langsam resorbierbaren Kohlenhydraten.

Umgekehrt sollte dieser Wert vergrößert werden bei:

- „Niedriger" Basalrate (unterdosierte Patienten mit Ketonurieneigung;
- Kleinem Verteilungsraum (Körpergewicht);
- Nicht aus metabolischen, sondern aus rein psychologischen Gründen bei jenen Patienten, die dazu neigen, ohne Insulin zu essen.

8.2.4 Korrekturzielpunkte für die aktuelle Blutglukose und Zielbereich für mittlere Blutglukose

Für die Praxis muß zwischen Korrekturzielpunkten für Blutglukose (nüchtern, postprandial, vor dem Schlafengehen) und dem Zielbereich für mittlere Blutglukose (MBG) unterschieden werden. Diese Kenngrößen spielen im Regelkreis der „Glykämiekontrolle durch den Patienten" eine sehr wichtige Rolle. Gründe zur Veränderung des Blutglukose-Korrekturzieles sind selten metabolischer Natur – am häufigsten ist es notwendig, den Zielpunkt bei Patienten mit Anamnese von schweren Unterzuckerungen zu erhöhen. Üblicherweise werden als Ziel für Blutglukose-Korrektur nüchtern und praeprandial Werte von 100 mg/dl und postprandial bis 160 mg/dl angenommen.

Diese Zielpunkte für Hyperglykämie-Korrektur sollten erhöht werden (z. B. nüchtern und praeprandial 110–130 mg/dl, postprandial bis 200 mg/dl):

- In allen Hypoglykämie-Risikosituationen (temporär);
- Bei Hypoglykämie-Risikopatienten (dauerhaft), wobei der Zielbereich um so höher gesetzt werden sollte, je höher die Anzahl der Risikoeigenschaften (s. Kap. 6 „Hypoglykämie") ist.

Die Gründe zur Senkung des Blutglukose-Korrekturzieles sind äußerst selten. Eine Senkung des Blutglukose-Zielpunktes kann nur dann durchgeführt werden, wenn die Patienten in der Voranamnese **keine** schweren Hypoglykämien durchgemacht haben. Die Korrekturzielpunkte werden in der Schwangerschaft gesenkt. Besonders niedrig, etwa mit 85 mg/dl nüchtern und präprandial, werden sie im letzten Trimenon angesetzt. Hier werden auch ausnahmsweise die symptomfreien Werte im Bereich zwischen 65 und 85 mg/dl nicht korrigiert; das Korrekturziel für die Hyperglykämiekorrektur postprandial wird in diesem Schwangerschaftsabschnitt (s. auch Kap. 10 „Schwangerschaft") mit 120 mg/dl definiert. Bei Patienten mit extrem niedriger Nierenschwelle (z. B. bei 110 mg/dl) kann es auch sinnvoll sein, den Zielpunkt mit etwa 90 mg/dl zu veranschlagen, da sonst ein zu großer renaler Glukoseverlust auftritt. Aus psychologischen Gründen ist es manchmal notwendig, einen niedrigen Zielbereich anzusetzen, insbesondere bei Patienten, die ohne besonderen rationalen Grund die Hyperglykämie bevorzugen, wie dies manchmal bei pubertären Patienten zu sehen ist.

Von den Korrekturzielpunkten für die Hyperglykämiekorrektur – die der Patient bei jeder Blutglukosemessung mit dem aktuellen Wert vergleicht – ist ein *Zielbereich für die mittlere Blutglukose* zu unterscheiden. Die mittlere Blutglukose des Tages ist eine wichtige Kenngröße für die sekundäre Anpassung der Insulindosierung. Die mittlere Blutglukose des Tages, MBG, sollte etwa 1/3 der Werte aus postprandialen Messungen beinhalten. Eine etwaige Hypoglykämie wird – bei üblicher Hypoglykämiewahrnehmung – mit 40 mg/dl mit in die Berechnung aufgenommen, selbst dann, wenn keine aktuelle Blutzukkermessung vorgenommen wurde. Genauer betrachtet, ist die mittlere Tagesblutglukose, die die Patienten erreichen, meistens etwa 20–50 mg/dl höher als der zuvor definierte und beschriebene Korrekturzielpunkt nüchtern und präprandial. Ein optimaler Zielbereich mit relativ geringem Hypoglykämierisiko und mit der geringsten Wahrscheinlichkeit von mikrovaskulären Schäden wäre für die Mehrheit der Patienten mit Typ-I-Diabetes zwischen 110 (120) bis etwa 160 (170) mg/dl zu veranschlagen (DCCT Research Group 1991, 1993). Man kann davon ausgehen, daß die mittleren Blutglukosen aus den Selbstmessungen der Patienten um etwa 10–20 mg/dl tiefer sind als die tatsächlich objektivierbaren. Eine Unter- oder Überschreitung dieses Zielbereiches für MBG an *mehreren konsekutiven Tagen* erfordert eine entsprechende Algorithmenanpassung.

Einen höheren MBG-Zielbereich wird man wohl bei zuvor hyperglykämischen Patienten vorschlagen müssen, zumal sie eine „supranormale" Hypoglykämiewahrnehmung vorübergehend zutage legen und einen tieferen Bereich schlicht nicht akzeptieren werden. Auch bei Patienten mit fortgeschrittenen mikrovaskulären Schäden (z. B. einer nicht auskoagulierten proliferativen Retinopathie) ist es ratsam, das Ziel für die mittlere Blutglukose erst schrittweise zu senken und vorübergehend z. B. einen Bereich von 140–180 mg/dl vorzuziehen.

Eine Senkung des MBG-Zielbereiches ist auf jeden Fall in der Schwangerschaft erforderlich. Wenn möglich (bei Fehlen von schweren Unterzuckerungen in der Vorgeschichte) könnte in der Zeit der Organogenese, also in der Woche 5 bis ca. 9 *post menstruationem* ein MBG-Zielbereich von unter 100 mg/dl, bei Patientinnen mit schweren Unterzuckerungen in der Vorgeschichte ein Zielbereich von unter 120 mg/dl akzeptiert werden. Dies reicht im 3. Trimenon, wo die Stoffwechselführung der Mutter über die klassischen neonatalen Komplikationen mitentscheidet, nicht aus. Spätestens nach etwa der 28. Schwangerschaftswoche sollte die mittlere Blutglukose unter 90 mg/dl, wenn möglich sogar unter 85 mg/dl gesenkt werden (Howorka et al. 1996).

Eine Senkung des Zielbereiches für die mittlere Blutglukose sollte auch nach Erstmanifestation in der Zeit der Teilremission erwogen werden. Möglicherweise kann in dieser Zeit noch eine gewisse Sicherstellung der Residualfunktion erreicht werden, und das Risiko einer schweren Unterzuckerung ist noch gering.

8.2.5 Wechselweise Abhängigkeit der Algorithmen

Die Werte der Algorithmen der funktionellen FIT sind voneinander abhängig; der Tagesinsulinverbrauch stellt dabei eine relativ konstante Größe dar. Je niedriger die (Verzögerungsinsulinkomponente der) Basalrate, desto höher werden automatisch die Algorithmen für das prandiale Insulin bzw. für den Normalinsulinanteil der Basalrate, und desto geringer der Blutzuckerabfall, wenn das Insulin zur Korrektur gespritzt wird. Umgekehrt, bei einer hohen Basalrate (hier wird auch der prandiale Insulinbedarf teilweise durch das Verzögerungsinsulin abgedeckt), werden die prandialen Algorithmen niedrig und es muß mit einem „spontanen“ Blutzuckerabfall gerechnet werden. Der Korrekturalgorithmus „1 Einheit Insulin senkt meinen Blutzucker um ... mg/dl“ wird daher „scheinbar“ größer. Im Extremfall muß „in die Basalrate gegessen werden“, d.h. Kohlenhydrate ohne prandiales Insulin bewirken kaum einen Blutzuckeranstieg (ungünstig; vgl. auch 5.1).

9 Muskelarbeit

Muskelarbeit reduziert den Insulinbedarf. Das Ausmaß der Reduktion des Insulinbedarfes ist von der aktuellen Insulinämie, von der Dauer der körperlichen Belastung und von der Intensität der Muskelarbeit abhängig.

Es wurden bereits mehrfach Versuche unternommen (Schiffrin et al. 1985; Sonnenberg et al. 1985), Regeln aufzustellen, wie die insulinabhängigen Patienten ihre Insulindosierung und Kohlenhydrataufnahme einer etwaigen körperlichen Belastung anpassen sollen, um eine gute Stoffwechselkontrolle aufrechtzuerhalten. Diese Regeln sind jedoch nicht immer direkt in die Praxis – insbesondere in die Praxis der funktionellen Insulinsubstitution – übertragbar. Der Grund dafür ist, daß sich einerseits die meisten Versuche ausschließlich auf eine körperliche Leistung knapp nach dem Essen beziehen und andererseits, daß die Regeln nur für solche Therapieformen aufgestellt wurden, die von der Prämisse ausgehen, daß der Patient eine „konstante" Diät einhält und somit eine „übliche" Insulindosierung vorgeschrieben bekommt.

Die größten Schwierigkeiten unter den Bedingungen des Alltagslebens dürften sich für die Patienten daraus ergeben, daß sich eine etwaige Muskelarbeit nur selten bezüglich der Intensität voraussagen läßt. Das heißt, das Phänomen des „planned exercise" (Schiffrin 1985) dürfte eher selten sein. Die üblichen körperlichen Tätigkeiten eines Durchschnittsmenschen werden nicht geplant! Die klinische Erfahrung lehrt, daß dies auch bei Typ-I-Diabetikern der Fall ist. Auch diese Menschen sind nicht immer imstande, die körperliche Belastung zu planen und somit rechtzeitig Konsequenzen in der Insulindosierung zu ziehen.

Die folgenden Empfehlungen zur Anpassung der Kohlenhydrataufnahme und der Insulindosierung bei Muskelarbeit tragen der Tatsache der üblichen „nicht geplanten“ Belastung Rechnung. Sie basieren in erster Linie auf Empirie und nicht auf Studien unter kontrollierten Versuchsbedingungen, allerdings wurden die bisherigen klinisch-wissenschaftlichen Erkenntnisse mitberücksichtigt.

Grundsätzlich ist zwischen einer sporadischen (ungeplanten) und einer körperlichen Belastung über mehrere Tage zu unterscheiden. Bei der sporadischen Belastung muß auch die aktuelle Insulinämie (Abstand zur letzten Normalinsulininjektion) berücksichtigt werden.

9.1 Sporadische Muskelarbeit

9.1.1 Relevante Insulinämie: nur Basalrate

Wenn die aktuelle Insulinämie ausschließlich aus der Basalrate resultiert und die körperliche Belastung etwa 4–5 h postprandial – genauer: post injectionem des Normalinsulins – stattfindet, so muß zu einer Aufnahme von „Extra“-Kohlenhydraten in der Menge von **einer Broteinheit** eher rasch resorbierbarer Kohlenhydrate **pro 45–60 min der körperlichen Belastung** (bei ca. 40–50% des VO_2max, d.h. bei „mittlerer“ Belastung) geraten werden.

Trägt der Patient eine Insulinpumpe, so ist bei körperlicher Tätigkeit lange nach dem letzten praeprandialen Bolus ebenfalls zu einer zusätzlichen initialen Aufnahme von kleinen Mengen an Kohlenhydraten (ca. 1 BE) zu raten, wobei auch eine Unterbrechung der kontinuierlichen Insulininfusion zweckmäßig ist.

9.1.2 Sporadische (ungeplante) Belastung post injectionem (postprandial)

Nach Injektion von Normalinsulin bzw. nach einem Insulinbolus in der Pumpentherapie, kommt es zu einer relativ hohen Insulinämie. Dies hat zur Folge, daß die hepatische Glukoseproduktion noch stärker gehemmt wird als durch jene Insulinkonzentrationen, die aus der basalen Insulinsubstitution allein resultieren. Hier wird daher eine Aufnahme von „Extra“-Kohlenhydraten in der Menge von ca. **1 BE pro 20–30 min der körperlichen Belastung** der „mittleren“ Intensität erforderlich sein. Ich betone dabei, daß es sich nur um „Extra“-Kohlenhydrate (ohne prandiales Insulin) handelt. Ob der Patient die Insulindosierung reduziert und die „übliche“ Nahrung zu sich nimmt oder einfach eine bestimmte „Extra“-Mahlzeit einnimmt, ohne Insulin zu verabreichen, ist von untergeordneter Bedeutung.

Bei der Insulinpumpe ist eine rasche Unterbrechung der Insulinzufuhr möglich: zu Beginn der körperlichen Belastung sollten „Extra“-Kohlenhydrate in der Menge von einer (bis zwei) Broteinheiten eingenommen und die Insulinzufuhr unterbrochen werden.

9.1.3 Weitere Einflüsse

Weitere Einflüsse sind bei der körperlichen Belastung bei Typ-I-Diabetes ebenfalls zu berücksichtigen. Wichtig ist die *Belastungsintensität*. Bei einer körperlichen Aktivität mit abruptem Beginn und hoher Belastungsintensität (Tennismatch, Laufen etc.) passieren häufig sogar „paradoxe“ Blutzuckeranstiege. Dies wird durch eine zusätzlich bestehende, selbst geringfügige Hypoinsulinämie, die meist ohne jegliche Ketose lediglich an leicht erhöhten Blutzuckerwerten zu erkennen ist (130 mg/dl ...) besonders verstärkt. Die körperliche Belastung kann aber auch umgekehrt einen anhaltenden *„Spät-Effekt“* auf den Insulinbedarf ausüben: selbst viele Stunden nach der körperlichen Belastung scheinen die Insulinsensitivität verbessert und der Insulinbedarf vermindert zu sein. Gerade nach der Belastung also (auch viele Stunden danach) sollte die Insulindosis niedrig gehalten werden. Dieser Effekt ist bei relativ hoher basaler Insulinierung und größerer Muskelmasse stärker ausgeprägt.

9.2 Körperliche Belastung über mehrere Tage

Eine länger andauernde körperliche Belastung kann normalerweise geplant werden. Rein theoretisch könnte hierzu die Insulindosierung (prandial **und** basal) rechtzeitig auf 40–60% des üblichen Bedarfes (sekundäre Anpassung: Algorithmenkorrektur) reduziert werden.

Bei Gebrauch von Langzeitinsulinen (Lente/Ultralente-Typ) ist allerdings die Konsequenz der Reduktion der Insulindosierung erst ca. einen Tag (12 h oder mehr) nach der Insulinverabreichung zu erwarten. Die lange Halbwertszeit dieser Insulinpräparationen könnte daher als schwerwiegender Nachteil bei der sekundären Anpassung der Insulindosierung für körperliche Arbeit erscheinen. Das System erscheint relativ träge, zumal eine Veränderung der basalen Dosierung erst Tage nach der getroffenen Entscheidung zu bemerken ist. In der Realität ist der erwähnte Nachteil jedoch nicht relevant, sofern entsprechende Maßnahmen zur Kompensation der Muskelarbeit rechtzeitig getroffen werden.

Am ersten Tag einer schweren – viel intensiveren als üblich – körperlichen Belastung **werden** hierzu **die Regeln für die Kohlenhydratzufuhr während der sporadischen Belastung angewendet.** Konkret heißt das, daß am ersten Tag der Langzeitbelastung der Patient mit größter Wahrscheinlichkeit relativ wenig Normalinsulin benötigen wird und insgesamt relativ große Mengen an Kohlenhydraten zuführen wird. Wenn wir von der Regel ausgehen, daß der Patient (in Abhängigkeit von der aktuellen Insulinämie und der Belastungsintensität) ca. 1–2 BE pro h zuführen muß, so wird ersichtlich, daß z. B. bei einer Belastung von 6–7 h (Schilanglauf den ganzen Tag) der Patient nur wenig Normalinsulin benötigen wird und seinen Insulinbedarf überwiegend mit Langzeitinsulinen („Basalrate") decken wird. Er kann gut 10 oder mehr BE ohne Normalinsulin über den Tag verteilt zuführen.

An weiteren Tagen mit starker körperlicher Belastung **kommen die Regeln für die sekundäre Adaptation der Insulindosierung zur Geltung.** Alle Algorithmen für die Insulindosierung (sowohl prandial als auch basal, aber auch die Korrekturalgorithmen) sollten entsprechend modifiziert werden (s. dort). Nach Erfassung des aktuellen Insulinbedarfes erfolgt die Anpassung de Algorithmen an die Bedingungen der veränderten Insulinsensitivität. Die Algorithmen für das basale wie auch für das prandiale Insulin werden prozentuell so verkleinert, wie sich auch der Tagesinsulinbedarf verkleinert hat. Sie werden also konkret um den Quotienten:

$$\frac{\text{aktueller, derzeitiger Tagesinsulinbedarf (IE)}}{\text{bisheriger, mittlerer Tagesinsulinbedarf (IE)}} \quad \text{verkleinert.}$$

Die Richtigkeit der sekundären Adaptation muß anhand der im Kap. 8 „Regeln zur Algorithmen-Modifikation" definierten Kriterien überprüft werden.

Da die Auswirkung der körperlichen Belastung auf den aktuellen Insulinbedarf nicht genau vorausgesagt werden kann, muß den Patienten empfohlen werden, sowohl vor der körperlichen Tätigkeit (eventuell auch während der Belastung) als auch danach Blutglukosemessungen vorzunehmen. Die Patienten müssen auch darüber unterrichtet werden, daß die Auswirkungen der körperlichen Belastung noch lange Zeit nach der sportlichen oder analogen Tätigkeit mit Muskelarbeit andauern können und daher ein erhöhtes Hypoglykämierisiko in der Nacht besteht.

Bei Patienten mit absolutem Insulinmangel (Hyperglykämie, Ketose) führt die Muskelarbeit zu einer weiteren Verstärkung der Ketose und Hyperglykämie (Berger et al. 1977). Bei diesen Patienten soll daher **vor** der körperlichen Belastung der Insulinmangel beseitigt werden.

10 Gravidität bei Typ-I-Diabetes

10.1 Patienteninformation über Schwangerschaft bei Typ-I-Diabetes

Obligatorisch ist eine Information der Patienten über folgende Tatsachen:

- **Risiko für das Kind**
  Die perinatale Mortalität der Kinder diabetischer Mütter ist eine Funktion der mütterlichen Glykämie während der Gravidität (Jovanovic und Peterson 1980). So führt die mütterliche Hyperglykämie während der Organogenese des Kindes (1. Schwangerschaftstrimenon) zur Erhöhung des Mißbildungsrisikos, im weiteren Schwangerschaftsverlauf und insbesondere im 3. Schwangerschaftstrimenon im Wege einer reaktiven, fetalen Hyperinsulinämie zu Makrosomie und ausgeprägter Neugeborenen-Hypoglykämie. Eine euglykämische Stoffwechselkontrolle von Beginn der Schwangerschaft an vermag die exzessive perinatale Mortalität der Kinder diabetischer Mütter nahezu vollkommen zu eliminieren (Fuhrmann et al. 1983; Miller et al. 1983).

- **Diabetes-Wahrscheinlichkeit bei Kindern diabetischer Mütter**
  Entgegen früheren Vermutungen ist die Wahrscheinlichkeit einer Diabetes-Erkrankung bei Kindern von Typ-I-Diabetikerinnen ausgesprochen niedrig und liegt bei 1–3 % (Warram et al. 1984).

- **Risiko für die diabetische Mutter**
  Bestehende Diabetes-Spätkomplikationen der Mutter erhöhen die Gefährdung von Mutter und Kind. Die vorhandene Angiopathie vervielfacht das Risiko einer Spätgestose. Besonders intensive Betreuung ist daher erforderlich bei:

- **langer Krankheitsdauer** (und/oder frühem Diabetes-Manifestationsalter),
- **Retinopathie,**
- **Nephropathie** (erhöhte Mikroproteinurie, Hypertonie, Pyelonephritis).

10.2 Konsequenzen für die Praxis

Jede Gravidität bei Typ-I-Diabetes ist eine Risikoschwangerschaft. Nur eine optimale Stoffwechselkontrolle während der gesamten Gravidität kann das kindliche Risiko vermindern. Vom gesundheitsökonomischen Standpunkt wäre daher zu fordern, daß juvenile Diabetikerinnen ausnahmslos die Möglichkeit einer Diabetes-Schulung sowie eine ausreichende Information über geeignete Kontrazeption (niedrig dosierte Ovulationshemmer, Barriere-Methoden) und die Notwendigkeit der Planung einer Schwangerschaft erhalten.

Um das potentielle Risiko auf ein Minimum zu reduzieren und um einen optimalen Verlauf einer Gravidität zu erreichen, ist eine nahtlose Kooperation (die meist nur an **Spezialzentren** möglich ist) zwischen einem Diabetologen, einem Geburtshelfer und einem Ophthalmologen erforderlich. Eine entsprechende neonatologische Betreuung des Kindes sollte jederzeit zur Verfügung stehen.

10.3 Interdisziplinäre Schwangerschaftsbetreuung

Die Ziele der interdisziplinären Betreuung sind Normoglykämie präkonzeptionell und während der gesamten Dauer der Gravidität inklusive Entbindung, Minimum an Hospitalisierung und – soweit möglich – normale, vaginale, termingerechte Entbindung. Das primäre Ziel ist natürlich ein gesundes Kind.

10.3.1 Diabetologische Betreuung: FIT

Es gibt wohl kaum mehr Indikationen für FIT als während einer diabetischen Gravidität. Bei bereits präkonzeptionell FIT-ausgebildeten Patientinnen (s. Kap. 17.4) ist eine Hospitalisierung während der Schwangerschaft (ausgenommen Komplikationen) meist nicht erforderlich. Die Schwangerschaft unter FIT führt lediglich zu einer (eher geringfügigen) Veränderung der therapeutischen Ziele und Maßnahmen:

• Selbstkontrolle

Der Aufwand für die Selbstkontrolle sollte während einer Schwangerschaft nahezu verdoppelt werden (von ca. 10 auf etwa 20 min pro Tag), wobei die Anzahl der täglichen Blutzucker-Selbstmessungen nicht unter 7–8 pro Tag liegen sollte. Im Gegensatz zu den nicht-schwangeren Patientinnen liegt der Schwerpunkt der Blutglukose-Selbstmessung auf den postprandialen Werten (1–2 h nach dem Essen). Viel häufiger als üblich sollte auch die Azetonausscheidung im Harn getestet werden. Bei Emesis gravidarum oder bei Einschränkung der Nahrungsaufnahme sind tägliche Azetonkontrollen erforderlich.

• Zielpunkte für Hyperglykämie-Korrektur und MBG-Zielbereich

Wenn möglich (bei Fehlen von schweren Hypoglykämien in der Anamnese) wird der Blutglukose-Zielbereich während der Gravidität praeprandial mit 90 und postprandial bis 120 (140) mg/dl festgelegt. Obwohl bei nicht-schwangeren Patientinnen eine mittlere Blutglukose (der Woche) bis etwa 150 (170) mg/dl akzeptiert wird, so wird während der Schwangerschaft eine MBG von unter 100 mg/dl (unter 120 mg/dl bei Hypoglykämie-Risikopatientinnen) gefordert. Die Blutzuckerwerte knapp über dem hypoglykämischen Bereich (70–90 mg pro dl) werden in der Schwangerschaft auch belassen, und nicht wie üblich mit Kohlenhydrataufnahme korrigiert. Im letzten Schwangerschaftstrimenon determiniert die Glykämiekontrolle bei der Mutter das Ausmaß etwaiger diabetesspezifischer Komplikation (Makrosomie, Hypoglykämie des Kindes etc.). Ab der Woche 28 sollte die mittlere Blutglukose des Tages unter 90 oder sogar auf etwa 85 mg/dl gesenkt werden. Die Wahrscheinlichkeit einer gravierenden Unterzuckerung ist aufgrund der nun vorhandenen physiologischen Insulinresistenz relativ gering. MBG unter 90 mg/dl erfordert als Ziel für Hyperglykämiekorrektur 85 mg/dl nüchtern und präprandial und bis 120 mg/dl postprandial (Howorka et al. 1996). Die Berechnung der Tages- und Wochen-MBG ist essentiell (s. 5.3). Angestrebt werden niedrig-normale Werte des glykosilierten Hämoglobins.

- **Hypoglykämiefrequenz**

Entgegen früheren Befürchtungen führen die Hypoglykämien der Mutter nicht zur Gefährdung des Kindes. Da jedoch jede schwere Hypoglykämie für die Patientin selbst gefährlich ist, müssen (wie auch bei nicht-graviden Patientinnen) schwere Hypoglykämien (H2, H3) vermieden werden.

- **Insulinzufuhr**

Auch in der Schwangerschaft resultieren die multiplen Insulininjektionen im Vergleich zu CSII in einer vergleichbaren glykämischen Kontrolle (Coustan et al. 1986). Gravide Patientinnen sind allerdings aufgrund ihrer besonderen Motivation wesentlich leichter als andere Patienten zu einer Pumpentherapie zu überreden.

- **Besondere Aspekt der Motivation**

Ausreichende Information der Patientinnen vorausgesetzt, ist die Betreuung der diabetischen Schwangeren für den behandelnden Diabetologen besonders angenehm und „einfach". Im Gegensatz zu den nicht-graviden Patientinnen bedarf es nahezu keiner Bemühungen, um die Patientinnen ausreichend zu einer adäquaten Stoffwechselkontrolle zu motivieren. So bietet FIT den Nicht-Graviden den Hauptvorteil einer hohen Lebensqualität durch Flexibilität der Lebensführung; bei schwangeren Patientinnen wird aber das Wohl des Kindes zu einem entscheidenden Motivationsfaktor. Deswegen wird auch die Intensivierung der Behandlungsmaßnahmen (häufigere Selbstkontrolle; Verlängerung des Spritz-/Eß-Abstandes; wenn möglich – relativ regelmäßige Mahlzeiten; sorgfältige, tägliche „Bilanzführung" der Nahrungsaufnahme und des Insulinbedarfs) von ausgebildeten Patienten problemlos in Kauf genommen.

- **Allgemeininternistische Überwachung**

Durch die verbesserten therapeutischen Möglichkeiten werden Schwangerschaften trotz sehr fortgeschrittener Diabetes-Spätkomplikationen immer wieder möglich. Eine sorgfältige Überwachung der Schwangeren mit einem – aufgrund der fortgeschrittenen Spätkomplikationen – hohen Gestoserisiko umfaßt die regelmäßige und eng-

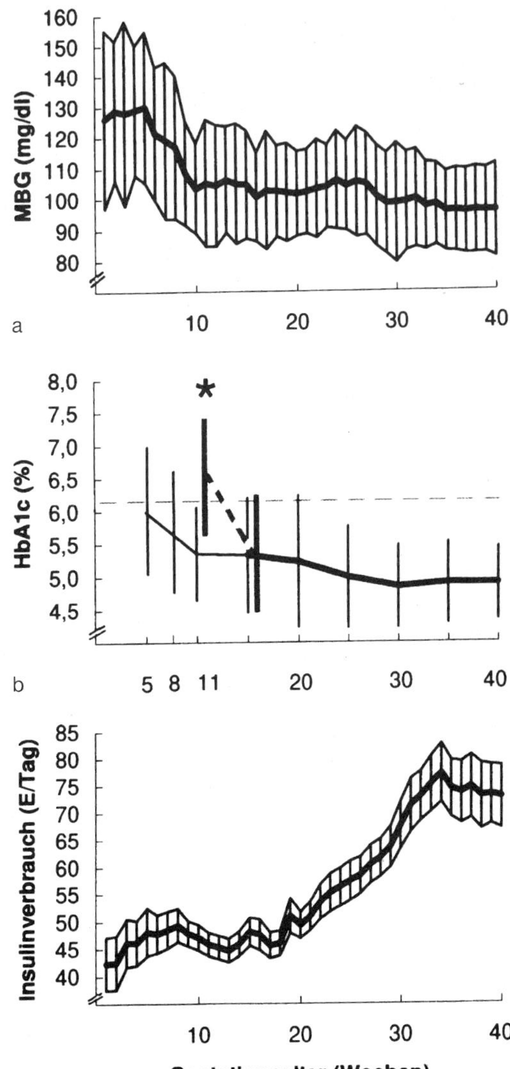

Abb. 10.1 a. (oben): Blutglukose der Woche (x±SD) während der Schwangerschaft bei 58 Patientinnen mit funktioneller Insulinbehandlung. Die Senkung von MBG in der Woche 5–6 ist als Motivationseffekt des positiven Schwangerschaftstests zu interpretieren.

b HbA_{1c}-Verlauf (x±SD, Referenzbereich bis 6,1%) bei schwangeren Diabetikerinnen mit Einleitung der funktionellen Insulinbehandlung vor und nach der Konzeption. (strichliert; Erstvorstellung in der 11±3 SS Woche; $^{*}p<0{,}009$ vs. HbA_{1c} bei präkonzeptioneller Schulung)

c Der Insulinbedarf (x±SEM) während der Schwangerschaft bei funktionell behandelten Diabetikerinnen (Howorka et al. 1996) maschige Erfassung der Blutdruckwerte, der Eiweißausscheidung im Harn (Mikroalbuminurie) und der Nierenfunktion. Als Antihypertonika kommen Methyldopa, Dihydralazin, Atenolol und Metoprolol in Frage. Eine Hypertonie-Schulung sollte bei diesen Patientinnen allerdings schon **vor** der Schwangerschaft absolviert werden (s. 16.6 „Diabetes-Folgeschäden"). Besonderes Augenmerk sollte auf die Harnwegsinfekte gelegt werden. Die Gewichtszunahme muß sorgfältig überwacht und das Vorhandensein von etwaigen Beinödemen anläßlich jeder ambulanten Kontrolle überprüft werden.

Bei präkonzeptionell FIT-ausgebildeten Patientinnen wird auf prophylaktische stationäre Aufnahmen (zugunsten der engmaschigen ambulanten Betreuung) verzichtet. Grundsätzlich ist anzustreben, daß die Patientinnen während der gesamten Gravidität alle zwei Wochen (besser sogar wöchentlich) zu einer kurzen Kontrolle in die **Spezialambulanz** kommen. Der Diabetologe übernimmt im Rahmen der intersdisziplinären Betreuung einer diabetischen Schwangerschaft neben den didaktischen und allgemeininternistischen Aufgaben zusätzlich noch die Koordination der geburtshilflichen, ophthalmologischen und anderen Zusatzuntersuchungen und Maßnahmen.

• Geburtsvorbereitungskurs für diabetische Schwangere und ihre Partner

Die Hauptfunktion der Senkung der Mißbildungsrate hat die FIT-Gruppenschulung in Verbindung mit gezielter präkonzeptioneller, individueller Beratung und Motivation. Um die Patientinnen und ihre Partner für das *letzte* Trimenon, Entbindung, Stillen und Mutterschaft bei Diabetes, vorzubereiten, wurde ein spezieller eintägiger Gruppenkurs gemeinsam mit einem Eltern-Kind-Zentrum etabliert. Erst diese Vorgangsweise ermöglichte uns die Annäherung der Schwangerschaftsergebnisse an jene der gesunden Population (Howorka et al. 1996). Es war unser explizites Ziel, neben der intensiven Therapie den kranken Patientinnen ein Maximum an bewußter Selbstbestimmung vor, während und nach der Entbindung anzubieten. Dabei wurde das vorhandene Risiko und die reale Notwendigkeit einer schulmedizinisch einwandfreien intensiven Überwachung berücksichtigt. Die Programmschwerpunkte liegen auf der Glykämiekontrolle in der normalen Schwangerschaft, den Glykämiezielen bei Rückgang des Hypoglykämierisikos nach der 24. Schwangerschafts-

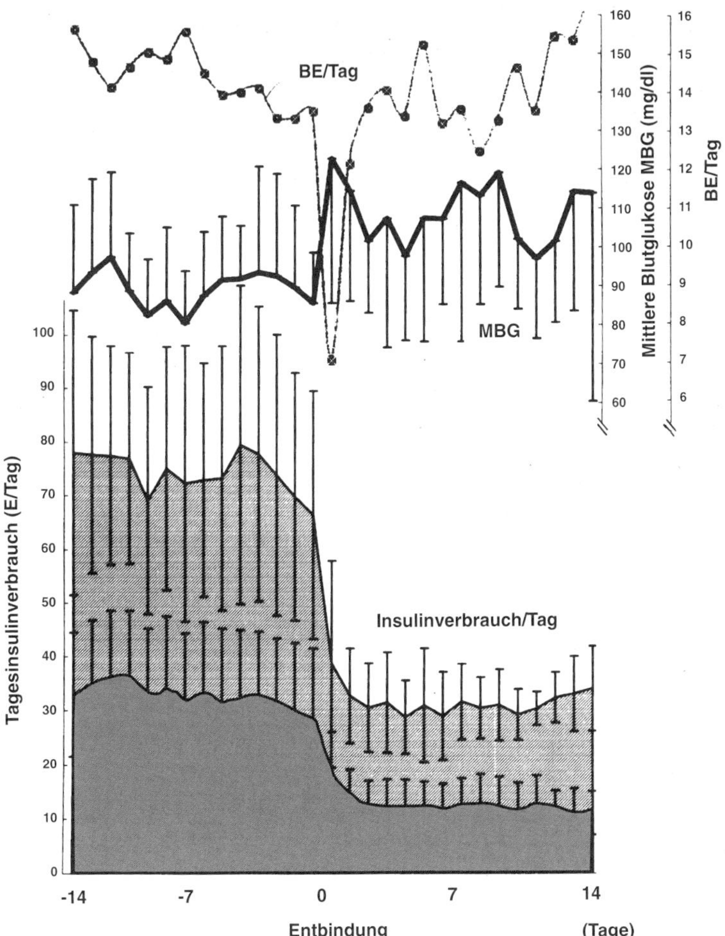

Abb. 10.2. Funktionelle Insulinbehandlung peripartal (x±SD): täglicher prä- und postpartaler Insulinverbrauch (*dunkel:* Veerzögerungsinsulin, *hell:* Normalinsulin), MBG und Nahrungsaufnahme. Analyse der Datensätze einer Subgruppe der 18 vaginal gebärenden Patientinnen mit Typ-I-Diabetes (Howorka et al. 1996)

woche, dem Zusammenhang zwischen Tagesinsulinbedarf und Plazentafunktion sowie Proteinurie und Präeklampsie, Pathophysiologie der mütterlichen Hyperglykämie/fetalen Hyperinsulinämie, Kontrolle einer exzessiven Gewichtszunahme, Möglichkeiten und Indikation der Geburtsinduktion, sekundären Insulindosisanpassung peripartal, Diabetesvererbung: Stillen versus frühzeitige Kuhmilchexposition. Immer, wo dies möglich war, wurden potentielle Funktionen des Partners in den einzelnen Schwangerschaftsphasen (Motivation der Partnerin, Hilfe bei Tagesbilanz, Hypoglykämietherapie und -vorbeugung, Möglichkeiten und Bedeutung seiner konkreten Hilfe in den einzelnen Geburtsphasen, statistische Wahrscheinlichkeit der postnatalen Depression, Möglichkeiten der Hilfe hierbei) besonders unterstrichen. Mit den Geburtswehen werden die Algorithmen auf 1/3 der *vor* der Geburt bestehenden Werte verringert; die Partner wurden zur Hilfe bei zumindest zweistündiger Blutzuckermessung in der Eröffnungsphase motiviert (Abb. 10.2 u. 10.3).

10.3.2 Geburtshilfliche Überwachung

Die geburtshilfliche Betreuung sollte bis zum Termin ca. 11–12 Kontrollen umfassen. Neben äußerer und innerer Untersuchung muß zur Erfassung fetaler Wachstumsparameter bei jeder Kontrolle eine Ultraschallbiometrie vorgenommen werden. Schädel- und Abdomendurchmesser sowie Femurlänge werden gemessen und in entsprechenden Wachstumskurven dokumentiert. Die Überprüfung von Plazentalage und Morphologie, Schätzung der Fruchtwassermenge und die gewissenhafte Untersuchung der fetalen Organsysteme im Sinne eines erweiterten Mißbildungsscreenings (20–23 SSWo) sollten die sonographische Untersuchung ergänzen. Die Kardiotokographie und die Plazentafunktionstests (Human Placental Lactogen [HPL], Östriol, Oxytocin-Belastungstest) sind im 3. Schwangerschaftstrimenon von Bedeutung.

10.3.3 Augenärztliche Betreuung

Da der Retinopathiestatus insbesondere bei Patientinnen mit fortgeschrittenen Spätkomplikationen auch über die Art der Entbindung mitentscheidet, kommt der ophthalmologischen Betreuung und besonders einer frühzeitigen fokalen bzw. panretinalen Koagulation bei Neovaskularisation eine große Bedeutung zu. Während der

Arbeitsgruppe für funktionelle Rehabilitation und Gruppenschulung Wien

Institut für Biomedizinische Technik und Physik, Univ. Wien (Prof. Dr. H. Thoma) A-1090 Wien, Währinger Gürtel 18 AKH, Leitstelle 4 L, Tel. 40 400/19 93, 19 83 Tel. 403 49 51, Fax 40 400/39 88

PATIENT: **ZENTRUM:**
Name/Code: Roswitha
Geb.: 1961 Tel.-Nr.:
Adresse:
Diabetes seit: Gewicht:

Funktionelle Insulintherapie (FIT) seit .... mit ☒ Insulininjektionen ○ Insulinpumpe

I N S U L I N
- BASAL (= Fastenbedarf): Früh 23 UT / 5 AR E.
- Abends 23 NPH E.
- PRANDIAL (= zur Mahlzeit): 1 BE = 5 AR E.
- (100 Kal Eiweiß/Fett* = ... E.)
- Korrektur: 1 E Normalinsulin senkt meinen Blutzucker um ca. ≃ 10

Ziel für Blutzucker-Korrektur:
Nüchtern/Vor dem Essen: 100 mg/dl (bzw.: ......)
Nach d. Essen, 1 h: < 160 (bzw.: < .....); 2 h: < 140 mg/dl
MBG-Zielbereich: von ...... bis ...... mg/dl

1 BE hebt meinen BZ um ca. + ... mg/dl.

THERAPIEBEISPIEL – Diät (BE): ....
– Insulin (E): ....

DATUM:

TAGESZEIT		1	2	3	4	5	6	7	8	9	10	11	12	13	14	15	16	17	18	19	20	21	22	23	24	SUMME
MO 26/4	VERZ.-I.							23																23		46 / 108
	NORMAL-I.							5		15			15			10			15	15						62
	BZ							72				70		90		72			80	80	101			76		80
	BE									3			3			2				3						11
BEMERKUNG				Ac				hep						—							—					
DI 27/4	VERZ.-I.							23																23		46 / 83
	NORMAL-I.							5						15							15	2				37
	BZ	65						71			67			62	79		68				68	85				71
	BE													3							3					6
BEMERKUNG				Ac			hep					GYN: Kontrolle														
MI	VERZ.-I.							23															23			46 / 106
	NORMAL-I.							5		15				20		3				15			2			60
	BZ							62			78		72			117		65		60			92			78
	BE									3				4						3						10
BEMERKUNG				Ac				hep							—							—				

TAGESZEIT		1	2	3	4	5	6	7	8	9	10	11	12	13	14	15	16	17	18	19	20	21	22	23	24	SUMME
DO	VERZ.-I.							23																23		46 / 133
	NORMAL-I.							5		15				15		20				15			15	2		87
	BZ							70					56		72				69		75			86		71
	BE									3			1	3		4				3		3				16
BEMERKUNG																										
TAGESZEIT		1	2	3	4	5	6	7	8	9	10	11	12	13	14	15	16	17	18	19	20	21	22	23	24	

MBG der Woche: 81

* gilt nur bei kohlenhydratarmen Mahlzeiten

Abb. 10.3. Eine schwangere Patientin steht unter funktioneller Insulinbehandlung im letzten Schwangerschaftstrimenon.
Welche Maßnahmen hat sie unternommen, um eine optimale Stoffwechselkontrolle zu erreichen? Wäre dies auch außerhalb der Schwangerschaft anwendbar? Welche Dosierungsrichtlinien würden Sie für die Entbindung vorschlagen?

Antwort: basal: ....

prandial: ....

Korrekturwert: ....

Begründung:

Die Patientin hat folgende Maßnahmen ergriffen:

- sehr häufige Blutzuckermessungen, auch postprandial
- Senkung des Zieles für Blutzuckerkorrektur sowohl nüchtern als auch postprandial
- Werte zwischen 70 und 85 mg/dl werden ohne Korrektur akzeptiert
- Senkung des MBG-Zielbereiches auf unter 90 mg/dl
- systematische Ketonurietestung (relativ hypokalorische Diät ist notwendig geworden, da Roswitha bereits 15 kg zunahm),
- Jene Perioden, wo die Patientin das präprandiale Blutzuckerkorrekturziel überschreitet, werden wahrgenommen und am Protokoll markiert; dies stärkt die Motivation!

Eine derartige Therapieführung ist *nur* für Schwangerschaft zu empfehlen und sonst, bei fehlender Insulinresistenz, *nicht* anwendbar!

Die besondere Motivation der Patientin ist durch die vorangegangenen Komplikationen in den Schwangerschaften unter konventioneller Therapie verständlich: Roswitha hatte bereits ein makrosomes Kind geboren; das zweite Kind war ebenfalls makrosom und wurde tot geboren.

Zur Dosisreduktion intrapartal: Mit Einsetzen der Geburtswehen ist mit Reduktion des Insulinbedarfes zu rechnen. Daher werden die prandialen und basalen Dosierungsalgorithmen auf 1/3 reduziert.

Vorschlag für neue Algorithmen (Geburt und danach)

basal: morgens 7 IE Ultratard + 2 IE Actrapid
spätabends 7 IE NPH-Insulin
prandial: 1,5 IE Actrapid pro BE
Korrektur: Delta-BG je 1 IE: –40 mg/dl

Der Korrekturzielpunkt sollte intrapartal auf 100 mg/dl angehoben werden, postpartal weiterhin angehoben auf etwa 120 mg/dl, um Unterzuckerungen zu vermeiden.

In einigen Tagen (oder Wochen) muß aufgrund einer weiteren Veränderung des Insulinbedarfes eine neue sekundäre Adaptation durchgeführt werden.

Schwangerschaft sind zumindest 3 ophthalmologische Untersuchungen anzustreben.

10.3.4 Neonatologische Betreuung

Die neonatologische Hilfe kann aufgrund des höheren Risikos von Mißbildungen, Makrosomie, hyalinen Membranen, Hypoglykämie und Hypocalzämie notwendig sein. Erfahrungsgemäß kommt es aber bei Kindern nahe-normoglykämisch substituierter Mütter zu keinen relevanten Komplikationen und insbesondere nicht zu Hypoglykämien. Eine routinemäßige Hospitalisierung des Neugeborenen auf einer neonatologischen Abteilung nur aufgrund der „Diabetes-Diagnose" der Mutter ist daher nicht mehr gerechtfertigt. Auf jeder Entbindungsstation sollten jedoch wiederholte Blutzuckermessungen beim Neugeborenen während der ersten 24 Stunden nach der Geburt möglich sein. Auch soll darauf hingewiesen werden, daß es die diabetischen Mütter ganz besonders verdienen, nach Monaten der Kooperation während der gesamten Schwangerschaft, die Zeit nach der Geburt mit ihrem Kind verbringen zu dürfen. Gegen Stillen besteht natürlich kein Einwand, es sollte unterstützt werden.

10.4 Besonderheiten der sekundären Adaptation der Insulindosierung während der Schwangerschaft und Geburt

Während des ersten Trimenons fällt der Insulinbedarf aus ungeklärten Gründen geringfügig ab, um ab der 12.–14. Woche infolge der Zunahme kontrainsulinär wirkender Plazentahormone (Progesteron, HPL, Östriol) wieder anzusteigen. Der maximale Tagesinsulinbedarf (ca. 50–150% höher als vor der Konzeption) besteht am Ende der Schwangerschaft. Nach der Entbindung fällt der Insulinbedarf drastisch auf ca. 30 (bis 50%) des Wertes während der Spätschwangerschaft, um sich (meist erst nach Wochen) wieder auf die Werte der Phase vor der Konzeption zu erhöhen. Natürlich müssen die Patientinnen auf die Notwendigkeit der sekundären Algorithmenanpassung während der Schwangerschaft aufmerksam gemacht werden. Sie müssen auch darüber informiert werden, daß ein plötzlicher Abfall des Insulinbedarfes ein Hinweis für ein Plazentainsuffizienz bzw. einen intrauterinen Fruchttod darstellen kann.

Insulinsubstitution während der Geburt bei FIT-ausgebildeten Patientinnen ist einfach. Mit Einsetzen der Geburtswehen werden die Algorithmen für prandiales und basales Insulin (entsprechend dem zu erwartenden Abfall des Insulinbedarfes) jeweils auf 30 (bis 50 %) verkleinert. Sollten die Geburtswehen bereits nach Verabreichung von (noch unverändertem) Langzeitinsulin unvorhergesehen einsetzen, so muß zusätzlich (aufgrund der nun zu hohen Basalrate) Glukose (in der Höhe von ca. 30 bis maximal 40 g als Dextroenergen oder intravenös) zugeführt werden. Eine Normoglykämie während der Geburt ist bei 1- bis 2stündlichen Kontrollen der Blutzuckerhöhe leicht möglich; bei rechtzeitiger sekundärer Adaptation der Insulindosierung ist eine Glukoseinfusion völlig entbehrlich. Aus Sicherheitsgründen ist jedoch ein intravenöser Zugang zu setzen.

11 Funktionelle Insulintherapie bei Typ-II-Diabetes

11.1 Therapiecharakteristika bei Typ-II-Diabetes

Ursprünglich ist die funktionelle Insulintherapie (Anfang der 80er Jahre) grundsätzlich als nahe-normoglykämische Substitution, also primär für Insulinmangel-Diabetiker, konzipiert worden. Viele jüngere Typ-II-Diabetiker zeigten jedoch bald Interesse an der neuen Therapieform und insbesondere an ihren zwei gravierenden Vorteilen, der Flexibilität der Nahrungsaufnahme und der Möglichkeit der unmittelbaren Korrektur überhöhter Blutzuckerwerte. Im Laufe der Jahre haben wir immer wieder Typ-II-Diabetiker mit dem Wunsch nach einer funktionellen Behandlung stets in die Kurse mit Typ-I-Diabetikern integriert. Erfahrungsgemäß zeigt diese Patientengruppe häufig folgende Charakteristika:

- Geringere Stoffwechsellabilität. Die vorhandene Insulinresistenz bzw. Insulinrestsekretion schwächt die bei Typ-I-Diabetes so gravierenden Blutzuckerschwankungen ab.
- Geringere Gefahr von schweren Unterzuckerungen. Die – sonst unerwünschte – Insulinresistenz übt hier eine gewisse Schutzfunktion aus.
- Typ-II-Diabetiker erscheinen zur Erstvorstellung häufig in einem höheren Alter als Typ-I-Diabetiker (häufig in der 6. oder 7. Lebensdekade), obgleich es auch einige Patienten mit einem sehr früh manifestierten Typ-II-Diabetes gibt (Erstvorstellung in der 3., 4. oder 5. Lebensdekade).

Die leichtere Stoffwechselführung bei Typ-II-Diabetes kompensiert das mitunter etwas langsamere Lernen im Vergleich zu den jüngeren Typ-I-Diabetikern, so daß letztlich (unter besonderen Voraussetzungen) Typ-I- und Typ-II-Diabetiker in der gleichen Gruppe integriert werden können.

11.2 Abdeckung des basalen Bedarfes bei insulinpflichtigem Typ-II-Diabetes

Typ-II-Diabetiker zeigen eine Insulinresistenz oder verfügen zumindest über beachtliche Insulinrestsekretion, jedoch ohne der Fähigkeit, bei Kohlenhydrataufnahme postprandial eine optimale Glykämiekontrolle mit eigenen Reserven sicherzustellen. Über das Ausmaß der vorhandenen Insulinrestsekretion gibt am besten das basale C-Peptid (bzw. bei noch nicht insulinbehandelten Patienten das Insulin) Auskunft. Je nach Ausprägung des Diabetes und Kontrolle der Nüchternwerte kann funktionelle Insulinbehandlung mit unterschiedlich abgedecktem basalen Bedarf vorgenommen werden.

- **Keine Substitution des basalen Bedarfes**

Bei einem relativ geringen Insulinbedarf ist es möglich, ausschließlich mit prandialen Gaben und Hyperglykämie-Korrekturen mitunter auch eine optimale Stoffwechselkontrolle zu erreichen. Diese Form der Therapie eignet sich gut für eine ambulante Neueinleitung der Behandlung, indem dem Patienten lediglich die prandialen Regeln „wieviel Einheiten Insulin pro eine BE", und die Korrekturregel „eine Einheit Normalinsulin senkt meinen Blutzucker um ...." erklärt werden. Sollte bei dieser Therapieform stets eine Nüchternhyperglykämie vorhanden sein (Nüchternblutzuckerwerte über etwa 150 mg/dl), so muß eine weitere Therapie, sei es mit oralen Antidiabetika oder mit Verzögerungsinsulin, folgen.

- **Biguanide zur Abdeckung des basalen Bedarfes**

Die Hauptwirkung der Biguanide beruht auf der Hemmung der hepatischen Glukoseproduktion – eine Therapie, die besonders bei *übergewichtigen* Diabetikern zunehmend Akzeptanz gefunden hat. Biguanide induzieren keine Hypoglykämien; eine weitere (erwünschte) Nebenwirkung beruht auf Appetithemmung. Biguanide können natürlich in Kombination mit Insulin verwendet werden und tragen auch zur Senkung des Insulinbedarfes bei Insulinresistenz bei. Wenn unter der Therapie mit Biguaniden die Nüchternhyperglykämie gut kontrollierbar ist, wird sonst das prandiale- und Korrekturinsulin wie üblich verwendet. Eine sehr seltene, aber mitunter tödliche Komplikation der Biguanidtherapie ist die Lactatacidose. Biguanide sollten ausschließlich bei *nicht* eingeschränkter Nierenfunktion (Kreatinin i. S. unter 1,4 mg/dl) verwendet werden.

• Deckung des basalen Bedarfes mit Sulfonylharnstoffen

Eine andere Option bietet die Kombination von lang wirkenden Sulfonylharnstoffen (z. B. Glibenclamid) mit Normalinsulin für Mahlzeiten. Sulfonylharnstoffe sind potentiell gefährlich, zumal die Prognose von schweren Hypoglykämien, die durch Sulfonylharnstoffe hervorgerufen werden, wesentlich schlechter ist als jene der Unterzuckerungen durch Insulin. Der korrektive Einsatz von Normalinsulin ist dann problematisch, wenn der Blutzucker „spontan" abfällt! Die Information über die Therapie von Unterzuckerungen unter Sulfonylharnstoffen muß mit dem Patienten detailliert erörtert werden. Glukose ist i. v. erforderlich; Glukagon ist besonders bei lange wirkenden Sulfonylharnstoffen nicht geeignet.

• Verzögerungsinsuline zur Abdeckung des basalen Insulinbedarfes bei Typ-II-Diabetes

Bei einer klinisch relevanten Insulinresistenz und höherem Insulinbedarf ist die kombinierte basale Substitution (morgens Insuline vom Ultralente-Typ, spätabends NPH- bzw. Lente-Insuline) günstig, zumal diese Kombination die Nüchternwerte mit einer verhältnismäßig niedrigen Dosis kontrollieren läßt. Wie schon ausführlich im Kapitel über basale Substitution besprochen, sollten Lente- bzw. NPH-Insuline ausschließlich spät vor dem Schlafengehen und nicht vor dem Abendessen gespritzt werden.

Basale Substitution mit Insulin kann auch – insbesondere bei ausgeprägter Insulinresistenz – zusätzlich mit Biguaniden oder Sulfonylharnstoffen kombiniert werden. Dies erlaubt, die Insulindosis niedriger zu halten.

11.3 Besonderheiten des didaktischen Prozesses: FIT-Schulung bei Typ-II-Diabetikern

Mehrfach tägliche Blutzuckerkontrollen werden von jüngeren Typ-II-Diabetikern gerne akzeptiert, den Patienten fehlen jedoch manchmal die Fertigkeiten, dies im Alltag umzusetzen. Daher werden bereits während der Basisschulung die praktischen Aspekte der Selbstmessung unter Alltagsbedingungen besprochen und die einschlägigen Fertigkeiten geübt. Die Ernährung und Vorbeugung der Gewichtszunahme ist für den weiteren Krankheitsverlauf eines Typ-II-Diabetikers von großer Bedeutung; die Problematik der assoziierten Störungen im Rahmen eines metabolischen Syndroms (Hyperinsulinämie, Hypertonie, Hypercholesterinämie zusätzlich zu Glukosetoleranzstörung) ist für diese Patientengruppe wichtig. Es wird daher etwas weniger der Insulinmangel als vielmehr das metabolische Syndrom mit seinen Folgen, Prognose und Therapiemöglichkeiten besprochen. Es wird evident, daß unterschiedliche Patientengruppen unterschiedliche Schulungen benötigen, so daß wir in den letzten Jahren noch weitere ambulante Schulungsmodelle neben der FIT-Schulung entwickelt und modular verwendet haben:

- Hypertonieschulung (3 Abende; s. Kap. 16 „Checkliste für die ambulante Beratung der FIT-Patienten: Diabetes-Folgeschäden“),
- Hyperlipidämieschulung (2 Abende),
- Schlank-Kurs (8 Abende in ca. 1wöchigen Abständen).

11.4 Wie kann die Gewichtsabnahme bei Typ-II-Diabetes unter funktioneller Insulinbehandlung erreicht werden?

Der Gewichtsabnahme kommt bei Insulinresistenz und abdomineller Fettsucht eine entscheidende Bedeutung zu. Auch die funktionelle Insulintherapie kann hierzu als Hilfe verwendet werden, da der geschulte Patient manchmal erst unter flexibler Insulinbehandlung und ohne den herkömmlichen „insulinbedingten Zwang zum Essen“ Erfolge erzielt.

Folgende Formen der Gewichtskontrolle und Einschränkung der Nahrungsaufnahme haben sich in Kombination mit einer *intensiven körperlichen Betätigung*, unabhängig vom Diabetes-Typ und auf Basis von Stoffwechselmonitoring durch den geschulten Patienten selbst, bewährt:

- **Schalttage:** Gemüse-/Obsttage mit viel Flüssigkeit und Ballaststoffen („Salat, Obst, Dunstgemüse")in Anlehnung an Schalttage von Carl von Noorden (tgl. Nahrungszufuhr unter etwa 400 kcal) sind sehr einfach durchzuführen. An einem Schalttag sollten Biguanide und Sulfonylharnstoffe abgesetzt und die Insulindosis halbiert werden. Unter funktioneller Insulintherapie wird das basale Insulin halbiert und die prandiale Insulingabe beibehalten. Die Normalinsulinmenge an einem Schalttag wird jedoch wesentlich geringer aufgrund einer niedrigen Nahrungszufuhr. Ein bis zwei Schalttage pro Woche werden gerne akzeptiert.
- **Allgemeine Einschränkung der Nahrungsaufnahme** („FDH")
  Eine Reduktionskost von etwa unter 1000 kcal (Fett- und Alkoholverzicht) erfordert ebenfalls eine Reduktion der Insulindosis, insbesondere der Verzögerungsinsuline um 30 bis 50%.
- **Fasten und Very Low Calory Diet (VLCD)**
  Bei Diabetikern haben sich modifizierte Fastenformen (z. B. Fasten nach Buchinger) gut bewährt. Das Prinzip ist die Zufuhr von ausschließlich viel Flüssigkeit in Form von (verdünnten) Gemüsesäften, Gemüsebrühen und Tees. Zum Aufbau der Motivation sind ein Fastenführer (z. B. Lützner 1989) und eine Gruppe (z. B. „Schlank-Kurs") häufig ganz entscheidend.

Bei Berufstätigkeit, wo das praktisch vollständige Fasten relativ anstrengend ist, werden die „Formula"-Diätformen, die es derzeit am Markt in wachsender Zahl gibt, leichter akzeptiert. Bei dieser Form von „Halbfasten" ist es wichtig, daß die Patienten die Zusammenfassung der Trink-Mahlzeiten selbst abschätzen lernen – das Lesen der Zusammensetzung der „Formula"-Diäten muß geübt werden –, um die Insulinmenge richtig zu wählen. Auch bei dieser Form ist das Absetzen der oralen Antidiabetika absolut erforderlich; das basale Insulin wird je nach Diabetestyp bis zu 1/3 reduziert bzw. nach längerer Halbfastenzeit bei Typ-II-Diabetes auch abgesetzt.

Alle „radikaleren" Formen der Diät bei Diabetes erfordern

1. eine Information und Motivation des Patienten,
2. laufende ärztliche Supervision besonders bei assoziierten Erkrankungen und Pharmakotherapien,

3. eine laufende Arbeit mit dem Patienten, um seinen Lebensstil und Eßverhalten zu optimieren. Information über trainierende Bewegungsformen, dem aktuellen physischen Zustand angepaßt, ist wichtig.

Um diese Aufgaben zu integrieren und gleichzeitig für mehrere Personen wirksam zu machen, ist ein *Gruppenschulungsverfahren* („Schlank-Kurs“: 8 Einheiten, etwa wöchentlich; „Schlank-Treff“ laufend, eine Einheit pro Monat) bestens geeignet. Wenn das eigentliche Ziel *nicht* eine vorübergehende Gewichtsabnahme mit hohem „Rebound-Effekt“, sondern eine Lebensstiländerung sein soll, bietet erfahrungsgemäß erst die Kombination von Verhaltensmodifikation (Schwerpunkt: körperliche Aktivität, Wing et al. 1988; Kunze et al. 1991) mit kognitiven Interventionen (Schulung über metabolisches Syndrom und seine Risiken, Ernährung, Bilanzierung, Fetteinschränkung) und mit den neuen Techniken der Kurzzeittherapie (Besser-Siegmund 1992: Neurolinguistisches Programmieren, de Shazer 1989: Lösungsorientierung) einen befriedigenden Effekt. Im „Schlank-Kurs“, wo diese Interventionsebenen integriert werden, erreichen wir eine Gewichtsabnahme von 6 (Bereich: 0–14) kg in 4–5 Monaten.

Zusammenfassend kann die funktionelle Insulintherapie gerade für die Zwecke der Gewichtsabnahme bei Typ-II-Diabetes von Vorteil sein. Eine spezielle Schulung bzw. weitere Schulungsmodule (Schlank-Kurs, Hyperlipidämie- und Hypertonieschulung) können bei dieser Patientengruppe hilfreich sein.

12 Sondersituationen

Für Patienten, welche die konventionelle Insulintherapie anwenden, wurden diverse Regeln aufgestellt, wie man die Behandlung den wechselnden Bedingungen anpassen sollte. Es gab die Constam 0–8-Regel (Constam 1985), es gibt diverse Hinweise zur Anpassung der Insulintherapie unter Zeitverschiebung etc.

Unsere bisherigen Erfahrungen haben gezeigt, daß ausgebildete Typ-I-Diabetiker unter funktioneller Insulinsubstitution gegen verschiedene bedrohliche Ereignisse weitgehend immun sind.

Die von uns empfohlene Vorgangsweise kann folgendermaßen formuliert werden. Es wird so lange nichts Gravierendes passieren, solange der Patient imstande ist – es muß nicht immer die optimale Lösung sein – getrennt und voneinander unabhängig

- das Fasteninsulin zu ersetzen,
- das prandiale Insulin zu ersetzen, und
- den Regelkreis selbständig zu schließen, d.h. die aktuelle Glykämie zu erfassen und sie entsprechend zu beeinflussen. Der primären (Glykämiekorrektur) und der sekundären (Algorithmenkorrektur) Anpassung der Insulindosierung kommt hier eine entscheidende Bedeutung zu.

Diese Empfehlung gilt auch, wenn der Patient aus irgendeinem Grunde ins Krankenhaus (z.B. zu einer Operation, Entbindung oder zu einem anderen wichtigen Eingriff) gehen muß. Die Erfahrungen unserer FIT-ausgebildeten Patienten haben gezeigt, daß der Diabetiker seinen Blutzucker am besten **selbst** „steuert". Solange der Patient bei Bewußtsein ist und rational handeln kann, sollte er selbständig über die Insulindosierung entscheiden, auch wenn er dies aufgrund besonderer Umstände vielleicht nicht perfekt macht. Er wird es üblicherweise besser machen als sein neuer Therapeut aus dem einfachen

Grund, **weil er „immer bei sich selbst ist"**, weil er seine bisherige Insulindosierung (die bisherigen Algorithmen) kennt und die entsprechende Übung in der Beeinflussung der aktuellen Glykämie durch Erfahrung erworben hat. Immer dann, wenn die Regeln der Selbständigkeit im „Schließen des Open-loop-Systems" der Insulinzufuhr eingehalten werden können, sind auch die potentiellen Gefahren für den Patienten relativ gering.

Methodisch ist es günstig, bereits 1–2 Tage nach Einleitung der funktionellen Insulinsubstitution den Patienten während des Gruppenunterrichts unterschiedliche, individuell zugeschnittene „Sondersituationen" zur Bearbeitung während der kommenden Tage zu „vergeben" (... Markus, stell dir vor, du bekommst eine Grippe mit Fieber und Schüttelfrost. Womit mußt du rechnen? Was wirst du wann und wie tun? Bitte denke darüber bis morgen nach ... Elisabeth, nehmen wir an, Sie entscheiden sich, ein Kind zu bekommen. Erzählen Sie uns bitte übermorgen, was Sie – in bezug auf Ihren Diabetes – vor und während der Schwangerschaft machen werden. Also welche Empfängnisverhütung kommt in Frage, und – wenn Sie sie absetzen – welche Stoffwechselkontrolle mit welchen Mitteln und konkret wie werden Sie anstreben? Welche Untersuchungen sind dann notwendig? Was müssen Sie vor der Entbindung beachten? ... Und Sie, Herr Maier, Sie betreiben ja Sport? Schifahren? Nehmen wir an, Sie werden ein Wochenende in Obertauern verbringen. Täglich sechs Stunden auf der Piste. Bitte denken Sie nach, was Sie konkret mit Ihrer Behandlung anders machen werden als sonst ... und wie? ...) Dieses Verfahren gibt jedem Kursteilnehmer die Möglichkeit, an einem Teil des theoretischen Stoffes „aktiv" mitzuwirken und erlaubt, die komplexen, theoretischen Inhalte und Zusammenhänge darzustellen. Zudem werden die Patienten auch wirklich motiviert, die zur Lösung der „Sondersituationen" nötigen Inhalte aus den Unterrichtsmaterialien zu selektionieren (z. B. „Insulinabhängig? ... Funktioneller Insulingebrauch", Kirchheim Verlag, Mainz, 5. Aufl. 1995. Die Interaktionen innerhalb der Gruppe werden verstärkt, denn jedem fällt es wesentlich leichter, einen gleichermaßen Betroffenen zu kritisieren und sich mit seinem „Schicksal" zu identifizieren, als (häufig nicht so praxisbezogene) Ausführungen des Arztes zu kommentieren, ja dem Arzt/Berater überhaupt zuzuhören.

Die „Kunst" des Arztes/Beraters reduziert sich somit darauf, Situationen, die mit hoher Wahrscheinlichkeit bei den einzelnen Kursteilnehmern demnächst auftreten werden (... Reifeprüfung, Tennisspiel, Laserbehandlung ...), für die Erörterung bestimmter „theoretischer" Inhalte (z.B. Streß, kurzzeitige körperliche Belastung, Spätfolgen) auszuwählen.

13 Die häufigsten Patientenfehler

13.1 Allgemeines zur Trauerarbeit der Menschen mit Diabetes

Freud (1917) und Kübler-Ross (1969) unterschieden u.a. 3 Abschnitte der Trauer:

- Leugnen der Realität (Kübler-Ross auch: Zorn, Verhandeln);
- Depression;
- Zustimmung und Anpassung an die neue Wirklichkeit.

Ähnliche Phasen der Trauerarbeit scheinen auch nach Verlust der Gesundheit, d.h. nach Feststellung einer chronischen Erkrankung (z.B. Diabetes), bewältigt werden zu müssen. Vom Standpunkt der Transaktionsanalyse könnten die erwähnten 3 Abschnitte der Trauer wahrscheinlich jeweils den einzelnen Persönlichkeitszuständen zugeordnet werden: Leugnen der Realität dem „Kindheits-Ich", die Depression dem „Eltern-Ich" und die Anpassung an die neue Wirklichkeit dem „Erwachsenen-Ich".

Der richtige Verlauf der Problembewältigung läßt sich daran erkennen, daß der Patient die illusorische Erwartung einer „restitutio ad integrum" zugunsten der „restitutio ad optimum" aufgibt (Gfeller u. Assal 1979).

Das Verfahren der funktionellen Insulinsubstitution wird von Patienten außergewöhnlich gut akzeptert. Es scheint, daß FIT die „restitutio ad optimum" beschleunigt. In erster Linie erlaubt die gute Stoffwechselkontrolle eine weitgehende biologische Integrität und sichert somit die Kooperation des „Erwachsenen-Ich". Zweitens gewinnt die weitgehende Flexibilität in der Lebensführung und die Möglichkeit einer unmittelbaren Reaktion auf die aktuelle Glykämie die Kooperation des „Kindheits-Ich". Die erwähnte Flexibilität, die potentiell größere Unabhängigkeit vom Arzt und größere soziale Adaptabilität scheinen noch eine zusätzliche psychosoziale Integrität (Wunsch de „Eltern-Ich") zu gewährleisten.

Die Stadien der Trauerarbeit vollziehen sich nicht konsekutiv; nebeneinander können Anpassung an gewisse Aspekte der Wirklichkeit wie auch das Leugnen von anderen Aspekten der Realität bestehen. Die Anpassung an die Wirklichkeit der Krankheit und ihre Phasen (Manifestation, therapiebedingte Restriktionen, Spätkomplikationen) ist als ein dynamischer und nie vollendeter Prozeß anzusehen. Äußere Einflüsse können rasch zu einer Verlagerung vom Stadium der Akzeptanz in das Überwiegen der Verlegunung oder Selbstzerstörung führen.

Ehe man die möglichen Fehler der Patienten betrachtet, sollte man grundsätzlich jene Fehler, die sich aus reinem Informationsmangel (Konsequenzen des unzureichenden Unterrichts) ergeben, von anderen Fehlern, die die Konsequenz einer suboptimalen Anpassung an die Wirklichkeit der Erkrankung darstellen, unterscheiden. Zur letztgenannten Gruppe zählen Fehler, die sich zumindest teilweise aus dem Leugnen der Realität bzw. aus der Depression ergeben – anders ausgedrückt, für die nicht das „Erwachsenen-Ich" verantwortlich zu machen ist, sondern die vom archaischen „Kindheits"- oder „Eltern-Ich" getragen werden.

13.2 Informationsmangel

Der Informationsmangel bei FIT-ausgebildeten Patienten ist selten, seltener als die im nächsten Subkapitel erwähnte unzureichende Anpassung an die Wirklichkeit der Krankheit. Die Fehler, die aus Informationsmangel resultieren, lassen sich noch am ehesten folgenden Bereichen zuordnen:

- **Unterschätzung der Resorptionsgeschwindigkeit der Nahrung**

Sofern die Pharmakokinetik des Normalinsulins praeprandial nicht modifiziert wird, wurde als optimaler Spritz-/Eß-Abstand ein Abstand von 45 min und länger (!) angegeben (Lean et al. 1985; Dimitriadis 1983). Da ein so langer Spritz-/Eß-Abstand oft nicht praktikabel ist, bleibt dem Patienten als Alternative lediglich die Beeinflussung der Kinetik des Normalinsulins praeprandial, insbesondere bei rasch resorbierbaren Kohlenhydraten.

- **Falsche Wahl des Blutglukose-Korrekturzieles**

Postprandiale Korrekturen einer Hyperglykämie sind aufgrund der verminderten Voraussagbarkeit der Blutglukosedynamik relativ gefährlich. Das (relative) Risiko einer postprandialen Blutglukosekorrektur steigt jedoch sehr stark, wenn eine Korrektur auf einen zu niedrigen Zielpunkt, z. B. auf 100 mg/dl 1 h nach dem Essen vorgenommen wird. Das Blutglukose-Korrekturziel (praeprandial) solllte bei keiner Zielgruppe, ausgenommen Schwangere und frisch Erkrankte, auf tiefere Werte als 100 mg/dl gesetzt werden. Man muß dabei bedenken, daß die Meßfehler der Blutglukose-Selbstkontrolle durchaus bei 15–20 mg/dl liegen können, d. h., daß statt „70" „90" mg/dl abgelesen wird und daß in diesem Fall eine Überdosierung um eine einzige Einheit Insulin bei einem relativ insulinempfindlichen Patienten zwangsläufig zu einer Hypoglykämie führen wird, denn 70 minus 40 ist 30. Mit Nachdruck muß daher empfohlen werden, sämtliche unter 90 mg/dl gelegene Blutglukosewerte zu heben. Wenn dies vom Patienten unterlassen wird, so steigt das Hypoglykämierisiko.

- **Essen bei Hyperglykämie**

Die Senkung der Blutglukose, insbesondere bei einer höhergradigen Hyperglykämie (Blutzucker über 240 mg/dl), erfordert lange Zeit. Erfolgt bei einer bestehenden Hyperglykämie eine Nahrungszufuhr, so wird die Senkung der Blutglukose trotz der vollzogenen Blutzuckerkorrektur noch länger dauern. Aufeinanderfolgende Korrekturen der so entstandenen, anhaltenden Hyperglykämie in zu kurzen Abständen (z. B. in kürzeren Abständen als 3 Stunden), werden daher nach einigen Stunden (spät, aber doch) zwangsläufig in eine Hypoglykämie münden. Essen bei Hyperglykämie läßt sich daher als falsche Einschätzung des tatsächlich bestehenden Insulindefizites formulieren und gehört zu den relativ häufigen Fehlern, die von Patienten begangen werden.

- **Falsche Algorithmen**

Nur wenige optimal ausgebildete Patienten begehen Fehler aufgrund des Gebrauches von falschen Algorithmen. Erfahrungsgemäß kommt es unter verbesserter glykämischer Kontrolle zur Erhöhung der Insulinsensitivität und somit zur Verringerung des Insulinbedarfes. Es muß daher darauf geachtet werden, daß die Algorithmen für die Dosierung des basalen und des prandialen Insulins dem veränderten Insulinbedarf angepaßt werden.

Unsere Erfahrungen haben gezeigt, daß sich ein FIT-Ausbildungsprogramm schwerpunktmäßig eher mit der sekundären Anpassung der Insulindosierung (Algorithmenkorrektur) als mit der wesentlich einfacheren primären Anpassung (Blutzuckerkorrektur) befassen sollte.

13.3 Unzureichende Anpassung an die Wirklichkeit der Krankheit

Eine suboptimale Adaptation an die Tatsache der Erkrankung geschieht fast immer dann, wenn das „Erwachsenen-Ich" nicht mehr für die glykämische Kontrolle verantwortlich ist. Im einzelnen wird darauf in 14.1 „Kontraindikationen für die funktionelle Insulinsubstitution" eingegangen. Die diversen Formen der Leugnung der Realität umfassen in erster Linie die Unterlassung der Selbstkontrolle oder der Protokollführung, bzw. die Unterlassung von prandialen Insulininjektionen. Ein klassisches Beispiel für die Leugnung der Realität ist auch die Leugnung der Grenzen der Insulinbehandlung im Sinne: „Ich kann ja jetzt sowieso alles essen ...".

14 Die häufigsten ärztlichen Fehler

Die häufigsten ärztlichen Fehler können in 3 Kategorien unterteilt werden:

1. Kommunikationsschwierigkeiten mit dem Patienten;
2. Unfähigkeit zur Erfassung der Lebensrealität des Patienten;
3. Informationsmangel.

14.1 Kommunikationsprobleme

Ausbildung in und Motivation zur Selbstbehandlung sind aus der Langzeittherapie bei chronischen Erkrankungen nicht mehr wegzudenken. Bedauerlicherweise ist es den Medizinern bis zum heutigen Zeitpunkt nicht möglich, das Unterrichten der Patienten(-gruppen) noch während des Studiums zu erlernen. Kommunikationsprobleme ergeben sich relativ häufig aus fehlenden Kenntnissen über die Stadien der Krankheitsverarbeitung. Nach den Prinzipien der Transaktionsanalyse handelt es sich dabei häufig um „Überkreuz-Tansaktionen“. Statt des „Erwachsenen-Ich“ werden vom Arzt andere Persönlichkeitsanteile des Patienten angesprochen, meist das „Eltern-Ich“. Das besondere Problem dürfte darin liegen, daß durch die Kommunikationsprobleme in der Arzt-Patienten-Beziehung die Trauerarbeit des Diabetes-Patienten nicht nur verlangsamt, sondern manchmal sogar zum Stillstand gebracht wird. Wenn man die Trauerarbeit so verstehen würde, daß sich die „restitutio ad optimum“ aus der Emanzipation des „Erwachsenen-Ich“ entwickelt, so werden die Nachteile, die sich aus dem häufig geübten Ansprechen des „Eltern-Ich“ (der Verhaltensnormen) des Patienten ergeben, verständlich. Gemeint ist hier die Untermauerung des Systems der

Gebote (Sie müssen ...) und Verbote (wie dies bei den „verbotenen" Speisen u. ä. gemeint ist ...).

Die fehlenden Kenntnisse über die Stadien der Krankheitsverarbeitung können auch durchaus zu einer nicht adäquaten Beratung führen. Als Beispiele seien erwähnt das Fehlen einer direktiven Beratung bei proliferativer Retinopathie und Planung einer Schwangerschaft trotz herannahender Blindheit oder das Eingehen eines größeren sozialen Risikos (z. B. Berufswechsel) trotz einer proliferativen Retinopathie. Das Leugnen der Realität gehört eben zu einer „normalen" Krankheitsbewältigung! Daraus ergibt sich aber nicht, daß es auch von seiten der Ärzte unterstützt werden sollte ...

14.2 Unfähigkeit zur Erfassung der Lebensrealität des Patienten

Vieles spricht dafür, daß unter den derzeit gegebenen Umständen eine gute Stoffwechselkontrolle kaum zu erreichen ist, wenn der Patient nicht fähig ist, die Glykämie zu beurteilen, sich Insulin in allen sozialen und psychischen Situationen zu verabreichen, die Hypoglykämie zu diagnostizieren und unmittelbar selbständig zu behandeln. Diese Tatsache erfordert eine Modifikation der Inhalte der Typ-I-Diabetikerschulung, zumal sich daraus Konsequenzen für die Erfassung des Glykämiestatus und die Art der Insulinapplikation ergeben. Sollte der Patient tatsächlich 4- bis 6mal täglich den Blutzucker messen wollen, muß er, sofern er berufstätig ist, etwa **80 % der Messungen ohne Gerät** (oder – Anmerkung 1995 – mit einem sehr schnell messenden Gerät) vornehmen. Leider gibt es keine Lebenslage, in der der Patient die Blutglukosemessung aus sozialen, beruflichen, familiären oder anderen Gründen unterlassen könnte. Ähnlich ist die Situation mit Insulininjektionen, bzw. mit einer kontinuierlichen, subkutanen Insulininfusion. In Mitteleuropa wird die Nahrung durchschnittlich 4- bis 5mal täglich aufgenommen. Sollte der Patient die Injektionen der Pumpe vorziehen, so wird er 6- bis 7mal pro Tag Insulin spritzen. **Weniger als 3 Insulininjektionen pro Tag sind mit dem Konzept einer FIT nicht zu vereinbaren.** Aus diesen Tatsachen ergibt sich auch die Relevanz der klinischen Anwendung von NovoPen und ähnlichen Einrichtungen für Insulininjektionen. Ohne daß der Patient gelernt hat, wie dies praktikabel (**ohne** Kühlschrank, **ohne** „Desinfektion", **ohne** neue Spritze) durchzuführen ist, ist er nicht fähig, die Therapie richtig zu vollziehen.

Bei Insulinmangel-Diabetes ist eine nahe-normoglykämische Stoffwechselkontrolle derzeit ohne Hypoglykämiegefahr nicht erreichbar. Daraus ergibt sich auch die absolute Notwendigkeit des „Mit-sich-Tragens“ von Glukose (aus Praktikabilitätsgründen in Form von Dextroenergen). Die Angaben der Patienten, sie hätten „keine“ Hypoglykämien, müssen anhand des HbA_{1c} und anderer klinischer Daten entsprechend interpretiert werden. Üblicherweise handelt es sich um eine fehlende Hypoglykämiewahrnehmung oder aber um eine insuffiziente, hyperglykämische Stoffwechselkontrolle.

Relativ häufig werden die Ursachen der Hypo- und Hyperglykämie falsch beurteilt. Es ist naiv zu glauben, daß der Insulinbedarf für die Aufnahme einer bestimmten Menge von Kohlenhydraten bzw. Nicht-Kohlenhydraten vom Patienten „einfach“ zu schätzen sei. Es wurde bereits darauf hingewiesen, daß Fehler in der Dosierung des prandialen Insulins am häufigsten zu Hypo- oder Hyperglykämien führen. Die dadurch entstandenen sporadischen „Ausreißer“ sollten daher nicht gleich in einer sofortigen Algorithmen-Modifikation resultieren.

14.3 Informationsmangel

Der tatsächliche Informationsmangel ist relativ selten. Am häufigsten ist vielleicht die Unkenntnis der Insulinkinetik (insbesondere der Langzeitinsuline) anzutreffen. Die Langzeitinsuline zeigen ein sehr schwach ausgeprägtes Wirkungsmaximum und erlauben daher nicht, gezielt einen umschriebenen Tagesabschnitt durch Erhöhung oder Senkung der einzelnen Komponenten der Basalrate zu beeinflussen. Bei Auftreten von morgendlichen Hyperglykämien muß also (nach Ausschluß nächtlicher Hypoglykämien) eine Differentialdiagnose (A) zu geringe basale Insulinisierung, bzw. (B) echtes „Dawn-Phänomen“, d.h. ein zeitlich umschriebener, morgendlicher Insulinmehrbedarf, gestellt werden. Bei einem tatsächlichen, so definierten „Dawn-Phänomen“ ist eine abendliche Erhöhung der Langzeitinsulindosis bei 2maliger Verteilung (am Morgen und am Abend) nur in Ausnahmefällen effizient. Hier sollten besser Intermediärinsuline (NPH- oder Lente-Typ) spätabends angewendet werden. Im einzelnen wurde darauf bereits in 5.1 „Basale Substitution" eingegangen.

An dieser Stelle möchte ich nochmals betonen, daß bei prandialer Substitution die frühen postprandialen BG-Werte nur zum Teil über die Richtigkeit der für eine Mahlzeit gewählten Insulinmenge Auskunft geben. Der frühe postprandiale Wert (z. B. 1 h nach dem Essen) ist vor allem für das Übereinstimmen der Resorptionsgeschwindigkeit der Kohlenhydrate mit der gewählten Insulinkinetik repräsentativ.

15 Die „Kontras"

15.1 Kontraindikationen für die funktionelle Insulintherapie

Die Kontraindikationen für FIT ergeben sich aus der Unfähigkeit des Patienten zur Therapiedurchführung. Diese Unfähigkeit kann durch eine selbständige Entscheidung des Patienten für eine andere Therapieform bedingt sein oder sich aus dem Fehlen der rationalen Handlungsfähigkeit des Patienten ergeben. Eine angemessene Information und eine übliche Krankheitsverarbeitung vorausgesetzt, entscheiden sich nahezu alle Patienten für FIT. Das Fehlen der rationalen Handlungsfähigkeit findet man bei kleinen Kindern sowie bei Patienten mit psychiatrischen Erkrankungen (wie z.B. Schizophrenie, Zwangsneurose) bzw. sehr niedriger Intelligenz. Auch Depressionen, Alkoholismus, Bulimie und Anorexie können die rationale Handlungsfähigkeit höhergradig einschränken.

FIT im engeren Sinne kann nicht „teilweise" durchgeführt werden. Wenn dem Patienten die Zuständigkeit für die aktuelle Glykämie übertragen wurde, so muß er auch über die Möglichkeit und Fähigkeit zur selbständigen Nahrungs- und Insulindosierung verfügen. Bei Patienten mit eingeschränkter rationaler Handlungsfähigkeit ist es daher ratsam, klar zu entscheiden, ob der Patient FIT-fähig ist oder nicht, und dementsprechend die Therapieform zu wählen.

Da Erfahrung und Wissen des Therapeuten letzten Endes auch die Glykämie und das Risiko der Patienten unter FIT determinieren, können mangelnde Erfahrung bzw. mangelndes Wissen des Therapeuten ebenfalls eine Kontraindikation für FIT darstellen.

Eine besondere Hypoglykämiegefährdung stellt keinerlei Kontraindikation für funktionelle Insulinsubstitution dar, allerdings bedeutet sie eine Kontraindikation für die Wahl eines nahe-normoglykämischen Zielbereiches. Sie erfordert somit eine Modifikation des Blutzucker-Zielpunktes und der Korrekturalgorithmen (s. Kap. 6 „Hypoglykämie").

15.2 Welche Patienten sind „schwierig"?

„Schwierig" für den Therapeuten sind Patienten mit noch nicht optimaler Anpassung an die Wirklichkeit der Erkrankung. Nach dem Konzept der Trauerarbeit wie auch vom Standpunkt der Transaktionsanalyse kann hier zwischen der Phase der Leugnung der Realität bzw. der Phase der Depression unterschieden werden.

Es scheint, daß in der Phase der Leugnung der Realität überwiegend das „Kindheits-Ich" über die „gesehene" Welt entscheidet. Die Argumente gegen ein vom Therapeuten angebotenes rationales Verfahren klingen auch nach „Ausreden" des „Kindheits-Ich". Z.B. Unterlassung der Selbstkontrolle (Ich kann ja nicht in der Schule ..., In der Früh war es 110 ..., Ich komme wirklich nicht dazu ...) bzw. die Unterlassung der Protokollführung (HbA_{1c} um 8% und: ... Ich habe sowieso ausgezeichnete Werte ..., Das hilft mir sowieso nicht ..., Das ist ja so fad ...). Ähnlich mutet die Unterlassung von prandialen Insulininjektionen an (Das ist ja doch nur 1 BE ...) bzw. die Leugnung des unausweichlichen Zusammenhanges: Essen erfordert mehr Insulin (Insulininjektion) oder ständige Hyperinsulinämie erfordert regelmäßiges Essen (Bei 120 mg/dl werde ich doch nicht gleich ...). Etwas einfallsreicher scheint die Leugnung der Voraussagbarkeit der Glykämiedynamik (Bei mir ist es ja sowieso immer anders, es ist daher ja ganz egal, was ich mache ...) bzw. die Leugnung der Hyperglykämiekonsequenzen (Ja, aber unter 200 mg/dl kriege ich gleich geschwollene Füße ..., Ja, aber unter 150 mg/dl fühle ich mich einfach nicht wohl ...).

Noch schwieriger ist es, Patienten zu betreuen, bei welchen ein starres „Eltern-Ich" über das Verhalten entscheidet. Von Harris (1967) wurde die Depression als ein Zustand beschrieben, in dem das übermütige „Eltern-Ich auf das Kindheits-Ich einschlägt". Die depressiven Patienten scheinen nicht (mehr) auf rationale Argumente zu reagieren (Ja, ... aber es ist mir doch egal).

Ähnlich problematisch sind auch Perfektionisten, die nicht selten zwangsneurotische Züge aufweisen, wie beispielsweise Patienten, die sich trotz total fehlender Hypoglykämiewahrnehmung und/oder herannahender Blindheit um Normoglykämie bemühen. Auch extreme Hypoglykämieangst scheint vom „Eltern-Ich" und dessen Geboten determiniert zu sein (Ich kann ja nicht riskieren, daß die anderen ...).

Das „Erwachsenen-Ich“ des Patienten scheint auch nicht mitzuspielen in einer unglücklichen sozialen Struktur mit Herausforderung des sekundären Krankheitsgewinns (Ich werde ja immer erst bewußtlos, wenn die Mutter zurückkommt ...).

15.3 *Intermezzo 3:* Die Strategie des Mißerfolges oder wie man es auch ambulant noch „vermasseln“ könnte

Wir werden nun versuchen, unser „immer entwicklungsfähiges Konzept“ auf die ambulanten Bedingungen auszudehnen ...

1. Nehmen Sie die Gefahr einer „libidinösen Bindung“ des Patienten an den behandelnden Diabetologen ernst. Um diese zu verhindern, sollten Sie für zahlreiche, immer wechselnde Gesichter in der ambulanten Betreuung des Patienten sorgen. Günstig ist es, immer ganz „brandneue“ Kollegen zu Beratungszwecken einzusetzen, damit diese von den FIT-Patienten etwas Neues lernen können.

2. Öffnen Sie endlich Ihrem Verschreibungszwang die Tür: umgeben Sie den Patienten mit zahlreichen Geboten und Verboten; gebrauchen Sie das Wort „Sie müssen“ so oft wie möglich. In erster Linie sollten Sie auch Ihre „Verschreibung“ der Algorithmen für Insulindosierung schriftlich fixieren, damit der Patient es nicht wagt, eine sekundäre Algorithmenadaptation durchzuführen und seine eigene Meinung zu entwickeln.
   Die vom Patienten entwickelten, praxisnahen, individuellen und einfallsreichen Lösungen sollten natürlich nicht ernst genommen werden. Bei Ihrer „Verschreibung“ sollten Sie jegliche Erklärung vermeiden, zumal dann die Gefahr einer potentiellen (auch negativen) Stellungnahme des Patienten (und womöglich Ablehnung Ihrer Ratschläge) gegeben ist.

3. Betrachten Sie den Patienten nach einem FIT-Training als „ausgelernt“ und nicht mehr lernfähig bzw. nicht würdig, seine Fähigkeiten, die Insulinsubstitution praktisch unter Alltagsbedingungen durchzuführen, zu überprüfen. Die ambulanten Kontrollen sollen nämlich ausschließlich der Verbreitung von Geboten und Verboten gewidmet sein und nicht etwa einer neuerlichen Edukation und Motivation der Patienten dienen.

4. Betrachten Sie alle Patienten als in die „guten“ und in die „schlechten“ unterteilt und in ihrem Verhalten praedeterminiert. Betrachten Sie die Veränderung des Verhaltens eines Patienten bzw. seiner Motivation als völlig unmöglich.

5. Sollte der Patient ein Hämoglobin A_{1c} außerhalb des Normbereiches aufweisen, so zeigen Sie sich bitte mit dem Ergebnis äußerst unzufrieden. Statt einer etwaigen Hilfe zur Analyse der Ergebnisse und der Stoffwechselkontrolle, wäre es günstiger, das „schlechte Gewissen“ des Patienten entsprechend zu verstärken. Sie können damit rechnen, daß der Patient durch das

„Ausschalten seines Erwachsenen-Ich“ nicht imstande sein wird, sein Verhalten relevant zu ändern.

6. Gehen Sie von der Annahme aus, daß der Patient, außer sich um seinen „Zucker“ zu kümmern, nichts anderes zu tun hat, und wundern Sie sich sehr, falls er nicht auf die (von Ihnen verlangte) tägliche Anzahl der Blutzuckermessungen pro Tag kommt. Setzen Sie auch voraus, daß sich der Patient immer rational verhält. Sollten Sie bemerken, daß er (ohne schwanger zu sein) den Blutzucker 8- bis 10mal täglich oder gar nicht mißt, so betrachten Sie bitte diese Umstände als „gegeben“ und nicht wert, analysiert oder verändert zu werden.

7. Nehmen Sie „brittle“ für brittle und zerbrechen Sie sich nicht den Kopf darüber, was die außergewöhnliche Blutglukose-Schwankungsbreite hervorruft (*Anmerkung:* Besonders viele „brittles“ werden Sie finden, wenn Sie den Blutglukosewerten knapp über 220 bzw. unter 70 eine entsprechende Wertigkeit beimessen).

16 Checkliste für die ambulante Beratung der FIT-Patienten

Auch unter FIT ist ärztliche Hilfe, Überwachung und Beratung unentbehrlich in der Langzeitbetreuung der Typ-I-Diabetiker. Gerade die Zusammenarbeit zwischen Patient und Arzt scheint den langfristigen metabolischen Erfolg (und somit auch die Spätkomplikationen der Erkrankung) zu determinieren.

Arzt wie auch Diabetes-Berater können auf folgende Aspekte der Erkrankung und ihrer Behandlung durch die Gestaltung der Interaktion mit dem Patienten Einfluß nehmen:

1. Informationsstatus
2. Angewandtes Wissen, Therapiedurchführbarkeit
3. Motivation
4. Krankheitsakzeptanz
5. Metabolischer Ist-Zustand
6. Diabetes-Folgeschäden
7. Zusatzerkrankungen
8. Soziales Umfeld
9. Kontakt mit Diabetes-Zentrum
10. Humor

Die Punkte 1, 2 und 5 wurden teilweise bereits in Abschnitt 5.3 „Selbstkontrolle und Glykämiekontrolle. Protokollführung – wozu?“ erörtert.

16.1 Informationsstatus

Eine optimale Insulinsubstitution setzt voraus, daß der Patient eine etwaige Hyperglykämie nicht nur mit „starren“ Algorithmen korrigiert, sondern daß er auch imstande ist, die Algorithmen sekundär dem veränderten Insulinbedarf anzupassen.

Den Status des theoretischen Wissens des Patienten kann man am besten erfassen, indem man überprüft, ob das basale bzw. das prandiale Insulin wie auch die Korrekturalgorithmen richtig verwendet werden. Im einzelnen wurde darauf im Kap. 5 „Kriterien der funktionellen Therapie“ eingegangen. Die **Erfassung des täglichen Insulinbedarfs** bildet die Voraussetzung für eine Algorithmen-Modifikation unter Bedingungen der veränderten Insulinsensitivität. Der Bilanzerstellung, d.h. der Berechnung der Summe der Insulineinheiten pro Tag bzw. der Broteinheiten pro Tag wie auch der **Erfassung der mittleren Blutglukose,** kommt hier eine besondere Bedeutung zu. **Der MBG-Anstieg über 160 (170) mg/dl bzw. MBG-Abfall unter 100 mg/dl an 3 aufeinanderfolgenden Tagen sollte Anlaß zur Überprüfung der Insulindosierung (sekundäre Anpassung? ...) sein.**

Auch das allgemeine, theoretische, diabetesbezogene Wissen (z.B. Bedeutung der Ketonurie, der Glukosurie, das Risiko der Spätkomplikationen etc.) sollte stichprobenweise überprüft und wenn notwendig, ergänzt werden.

Eine optimale Krankheitsbewältigung vorausgesetzt, ist für den Informationsstatus die „Datenverarbeitung im Erwachsenen-Ich“ verantwortlich.

16.2 Angewandtes Wissen, Praktikabilität

Dem Patienten soll eine maximale Lebensqualität ermöglicht, d.h. eine etwaige Beeinträchtigung durch „sich ständig um den Zucker kümmern zu müssen“ verhindert werden. Dennoch soll die ausreichende Häufigkeit der Selbstkontrollen zur Aufrechterhaltung der guten metabolischen Situation gewährleistet sein. Das richtig in die Praxis umgesetzte Wissen sollte garantieren, daß der Patient ohne schwerwiegende Akutkomplikationen (wie wiederholte schwere Unterzuckerungen) und ohne allzu großen Aufwand eine gute glykämische Kontrolle erreicht.

Getestet werden kann das angewandte, substitutionsbezogene Wissen des Patienten durch Überprüfung seiner Fähigkeiten, die Glykämie in allen möglichen Lagen zu erfassen, zu beurteilen und zu beeinflussen, den Blutglukose-Zielbereich in Risikosituationen zu verändern und Insulin unkompliziert, auch in schwierigeren Situatio-

Arbeitsgruppe für funktionelle Rehabilitation und Gruppenschulung Wien

Institut für Biomedizinische Technik und Physik, Univ. Wien
(Prof. Dr. H. Thoma)
A-1090 Wien, Währinger Gürtel 18
AKH, Leitstelle 4 L, Tel. 40 400/19 93, 19 83
Tel. 403 49 51, Fax 40 400/39 88

PATIENT:
Name: Maria S.
Geb.: 1935 Tel.-Nr.:
Adresse:
Diabetes seit: 1974 Gewicht: 66 !

Funktionelle Insulintherapie (FIT) seit .... mit O Insulininjektionen
O Insulinpumpe

INSULIN
- BASAL (= Fastenbedarf): Früh 11 UT / 1 AR E.
Abends 11 UT E.
- PRANDIAL (= zur Mahlzeit): 1 BE = 1 AR E.

Ziel für Blutzucker-Korrektur:
Nüchtern/Vor dem Essen: 100 mg/dl (bzw.: ......)
Nach d. Essen, 1 h: < 160 (bzw.: < .....); 2 h: < 140 mg/dl
MBG-Zielbereich: von ...... bis ...... mg/dl

Korrektur: 1 E Normalinsulin senkt meinen Blutzucker um ca. -40 mg/dl. 1 BE hebt meinen Blutzucker um ca. +60 mg/dl.

THERAPIEBEISPIEL – Diät (BE):
– Insulin (E):

DATUM:

TAGESZEIT		1	2	3	4	5	6	7	8	9	10	11	12	13	14	15	16	17	18	19	20	21	22	23	24	SUMME
MO	DEPOT-I.	Ultratard						11														11				22 31
	NORMAL-I.	Actrapid						5							4											9
28.	BZ							91			112				96				120					201		MBG 124
5.	BE								3			1			4							1				9
	KAL.								250			100			300							70				~700

BEMERKUNG

TAGESZEIT		1	2	3	4	5	6	7	8	9	10	11	12	13	14	15	16	17	18	19	20	21	22	23	24	SUMME
DI	DEPOT-I.							11													11					22 30
	NORMAL-I.							3							5											8
29.	BZ							107						111					145					234		MBG
5.	BE								2		1				3					1						~7
	KAL.								200		50				600					60						900

BEMERKUNG

TAGESZEIT		1	2	3	4	5	6	7	8	9	10	11	12	13	14	15	16	17	18	19	20	21	22	23	24	SUMME
MI	DEPOT-I.									11!																
	NORMAL-I.									4																
	BZ									96																MBG
	BE										3															
	KAL.																									

BEMERKUNG

TAGESZEIT		1	2	3	4	5	6	7	8	9	10	11	12	13	14	15	16	17	18	19	20	21	22	23	24	SUMME
	DEPOT-I.																									

Abb. 16.1 Eine etwas übergewichtige Patientin, die weit weg von Ihrem Zentrum wohnt, kommt zur Kontrolle.
Was raten Sie ihr?
Wonach fragen Sie?

Es kommt offensichtlich regelmäßig zu einem Blutglukoseabfall über die Nacht. Die Patientin muß hyperglykämisch schlafengehen, um normoglykämisch aufwachen zu können.

Eine Reduktion (im ersten Schritt um 10–20%) des basalen Insulins muß empfohlen werden: d.h. 9-9 oder 8-8 Ultratard HM (basales Insulin soll auch bei Reduktionsdiät weniger als 50% des Tagesinsulinbedarfes betragen!). Über eine eventuelle Erhöhung der Normalinsulindosierung kann erst nach Reduktion des basalen Insulins entschieden werden.

Bei einer so hohen Dosierung für basales Insulin muß auf jeden Fall die Hypoglykämiehäufigkeit analysiert werden: (Zu) viel Verzögerungsinsulin ist mit einem erhöhten Risiko einer Unterzuckerung verbunden.

nen, zu applizieren. Auch die Hypoglykämiefrequenz kann als Indikator für das angewandte Wissen des Patienten gewertet werden.

Vom Standpunkt der Transaktionsanalyse ist für das in der Tat angewandte Wissen des Patienten die Kooperation zwischen dem „Erwachsenen-Ich" und dem „Kindheits-Ich" verantwortlich.

16.3 Motivation

Es wurde bereits versucht (**D**iabetes **E**ducation **S**tudy **G**roup 1985: The Teaching Letter), die Motivation der diabetischen Patienten in „intrinsische" und „extrinsische" Kompenenten zu unterteilen. Die „intrinsic motivation" einer Person wird dabei durch ihre Ziele und Prioritäten determiniert; sie kann auch als ihr Wertsystem beschrieben werden. Darüber hinaus scheint es noch eine „extrinsic motivation" zu geben, die von wesentlich kürzerer Dauer ist und daher schwächer wirkt. Diese Art der Motivation wird durch extreme Faktoren und Einflüsse induziert.

In Begriffen der Transaktionsanalyse entspricht die „intrinsic motivation" den „Wünschen des Kindheits-Ich" unterstützt durch das Rationale des „Erwachsenen-Ich" des Patienten; die weniger tragfähige „extrinsic motivation" wird dabei durch Gebote oder Verbote seines „Eltern-Ich" determiniert.

Wie kann nun die Motivation erhöht werden? Es scheint, daß sich die Motivation am ehesten durch positive Verstärkung, anders ausgedrückt, durch „Spaß des Kindheits-Ich", induzieren läßt. Vielleicht wäre es deswegen günstig, sich als Diabetes-Berater immer wieder die Frage zu stellen: Wie könnte ich den Patienten noch loben? Oder: Was könnte dem Patienten an der Behandlung noch Spaß machen?

Um die Kooperation des „Erwachsenen-Ich" zu erreichen, ist es zielführend, jeweils (kurzfristig) realisierbare, realistische Verhaltensziele individuell für jeden einzelnen Patienten festzulegen. Am wenigsten erfolgversprechend zeigte sich unter FIT der Versuch, durch Gebote und Verbote die Motivation langfristig zu stärken.

16.4 Krankheitsakzeptanz

Auf die Stadien der Trauerarbeit - Leugnung der Realität (Domäne des „Kindheits-Ich"), Depression (Domäne des „Eltern-Ich") sowie bewußte Annahme der Krankheit (Domäne des „Erwachsenen-Ich") - wurde bereits im Kapitel „Die häufigsten Patientenfehler" hingewiesen. Auf welche Art und Weise könnten nun die erwähnten Anfangsphasen der Krankheitsverarbeitung beschleunigt werden? Dies kann wahrscheinlich nur durch Verstärkung der Autonomie des Patienten und durch Einsatz des Rationalen erreicht werden, was vom Standpunkt der Transaktionsanalyse ungefähr dem „Locken des Erwachsenen-Ich" entspricht. Statt Gebote und Verbote anzuwenden, statt konkreter „Vorschreibungen" wäre es doch besser, den Patienten zu fragen: **„Was können wir gegen ein bestimmtes Problem unternehmen?", „Welche möglichen Lösungsstrategien würden Sie vorschlagen?"**

16.5 Metabolischer Ist-Zustand

Der metabolische Ist-Zustand resultiert aus den erwähnten Teilfaktoren - dem Informationsstatus, dem angewandten Wissen des Patienten, seiner Motivation und seiner Krankheitsakzeptanz. In der Praxis läßt sich der metabolische Ist-Zustand natürlich am besten anhand der klassischen Parameter wie des glykosilierten Hämoglobins, der mittleren Blutglukose, Glukosurie, Ketonurie, des Körpergewichtes wie auch aus der Häufigkeit der Akutkomplikationen (Hypo- und Hyperglykämiefrequenz) ablesen.

16.6 Diabetes-Folgeschäden

Zumindest einmal im Jahr ist der Status der potentiellen und/oder vorhandenen Folgeschäden zu erheben. In jedem einzelnen Fall sollte dabei berücksichtigt werden, wie groß die statistische Wahrscheinlichkeit der mikrovaskulären Spätschäden (Krankheitsdauer, glykämische Kontrolle, Zigarettenrauchen) ist, welche Folgeschäden schon früher bekannt waren und wann sie zuletzt untersucht wurden. Es ist unerläßlich, den Patienten über Spätkomplikationen zu informieren und zwar so, daß er seine Zukunft dementsprechend planen kann. Es ist nicht günstig zu warten und dem Patienten das Wesen des Nierenversagens erst bei Kreatininwerten um 6 mg/dl zu erklären. Das soll man früher tun.

Bei Patienten, die bereits eine sekundäre Hypertonie entwickelt haben, kommt der Blutdrucksenkung eine viel größere Bedeutung zu als der Blutzuckernormalisierung.

Es scheint, daß die Progression der renalen Diabetes-Folgeschäden (und auch der Retinopathie) durch eine wirkliche Nahe-Normalisierung der Blutdruckwerte [bei jungen Diabetikern etwa unter 130(120)/ 90 mmHg] wesentlich verlangsamt werden kann. Bei dieser Patientengruppe ist daher die übliche Definition der Hypertonie nicht mehr aktuell, denn der therapeutische Zielbereich muß wesentlich niedriger und wirklich den physiologischen Werten nahe angesetzt werden. Bei relativ jungen, normalgewichtigen Diabetikern haben auch in den letzten Jahren die nichtmedikamentösen Maßnahmen (Salzrestriktion, Gewichtsreduktion) eher an Bedeutung verloren, zumal sie (allein) nur selten effizient sind. Zu einer langfristigen Aufrechterhaltung der normotensiven Blutdruckwerte bei diesen Patienten (spätestens bei erhöhter Microalbuminurie) hat sich eine Hypertonie-Schulung (in Anlehnung an das Modell von Mühlhauser et al. 1986) ausgezeichnet bewährt (s. Tabell 16.1). Die Hypertonie-Schulung erfolgt in unserem Zentrum in mehreren (3–4) Schulungseinheiten im Abstand von einer Woche und basiert – in Ähnlichkeit zu einer Diabetikerschulung – auf der Blutdruck-Selbstmessung und der selbständigen Anpassung der Pharmakotherapie (kardioselektive β-Blocker, Diuretika, Vasodilatantien, ACE-Hemmer) unter Supervision des Arztes.

16.7 Zusatzerkrankungen

Gewisse Zusatzerkrankungen können eine funktionelle Insulintherapie wie auch das selbstverantwortliche Handeln der Patienten praktisch unmöglich machen. Dies kann z. B. bei Anorexie oder Bulimie der Fall sein. Bei Bestehen von Zusatzerkrankungen sollten daher das Ausmaß und die Konsequenzen der Interaktionen mit der Diabeteskontrolle erfaßt werden. Jene Zusatzerkrankungen, die die Autonomie und das rationale Handeln des Patienten einschränken, können eine therapeutische Priorität darstellen; im einzelnen wurde darauf in

Tabelle 16.1 Hypertonie-Schulung: Übersicht über die Unterrichtsinhalte
Schwerpunkt: Sekundäre Hypertonie bei Diabetes mellitus

Unterrichts-Einheit I:

- Ursachen des Bluthochdrucks (= Hypertonie)
- Ursachen der Hypertonie bei Diabetes mellitus
- Erfassung von Nierenschäden bei Diabetes mellitus
- Nicht-medikamentöse Behandlungs-Maßnahmen bei Hypertonie
- Medikamentöse Stufentherapie bei Bluthochdruck (Umriß)
- Blutdruck-Selbstmessung

Unterrichts-Einheit II:

- Zusammenfassung: Entstehung des Bluthochdruckes
- Bedeutung der sekundären Hypertonie bei Diabetes
- Die häufigsten Fehler bei Blutdruck-Selbstmessung
- Medikamentengruppen und ihre Eigenschaften
  - ACE-Hemmer
  - Calcium-Antagonisten
  - Beta-Blocker
  - Gefäßerweiterer
  - Diuretika
- Besprechung der ambulant erhobenen Blutdruckwerte; Therapieanpassung

Unterrichts-Einheit III:

- Zusammenfassung der medikamentösen Maßnahmen
- Protokollbesprechung und Therapieanpassung
- Hochdruckbehandlung als Vorbeugung der Spätkomplikationen bei Diabetes
- Absetzen der antihypertensiven Therapie: wann und bei wem sinnvoll und möglich?
- Therapieanpassung bei hypertensiver Krise
- Bluthochdruck und andere Risikofaktoren der koronaren Herzkrankheit
- Diskussion

15.1 „Kontraindikationen für die funktionelle Insulintherapie" eingegangen.

16.8 Soziales Umfeld

Sowohl der Beruf des Patienten wie auch die Art und das Ausmaß der Interaktion mit der Familie und den Angehörigen beeinflussen seine Stoffwechselkontrolle. Bei Herausforderung des sekundären Krankheitsgewinns und/oder bei mangelnder sozialer Integration des Patienten, können Selbsthilfegruppen wertvolle Hilfe leisten. Sie haben sich auch in jenen Fällen ausgezeichnet bewährt, wo weder eine optimale Motivation noch eine ausreichende Krankheitsakzeptanz erreicht werden konnte. Die **Selbsthilfegruppen** scheinen in diesen schwierigen Fällen häufig die Funktion eines Katalysators im Prozeß der Krankheitsbewältigung und Beschleunigung der Trauerarbeit des Diabetes-Patienten zu haben.

16.9 Kontakt des Patienten mit einem Diabetes-Zentrum oder mit einem Diabetes-Arzt bzw. -Berater

Die Rolle des Patienten im Rahmen der FIT ist eine andere als jene unter der konventionellen Insulintherapie. Ein ähnliches Phänomen betrifft auch den Diabetes-Arzt. Unter der konventionellen Insulintherapie scheint dieser in erster Linie für die Inhalte des „Eltern-Ich" (die Verhaltensnormen) des Patienten verantwortlich zu sein; der Arzt ist der Verantwortliche für die Sätze „Ich darf", „Ich darf nicht", „Ich soll". Unter der funktionellen Insulintherapie trägt überwiegend das „Erwachsenen-Ich" des Patienten die Verantwortung für die glykämische Kontrolle. Die modifizierte Rolle des Diabetes-Arztes ergibt sich daraus, daß er in erster Linie den Patienten helfen soll, zu einer verbesserten Analyse und Lösung der anstehenden Probleme zu kommen. Er ist also vor allem für das diabetesbezogene Funktionieren des „Erwachsenen-Ich" (s. auch 15.3 „Motivation") zuständig. Seine eigentliche Aufgabe dürfte jedoch darin liegen, eine optimale Kooperation zwischen dem „Kindheits-Ich" („Ich wünsche"), dem „Erwachsenen-Ich" („Wie kann ich es erreichen?") und womöglich dem „Eltern-Ich" („Ich soll") des Patienten herzustellen. Die Höhe des

Hämoglobin A_{1c} ist von den erwähnten Faktoren der Glykämiekontrolle abhängig. Es lohnt sich daher, den Patienten zu einer eigenständigen Bilanzführung und auch zu einer regelmäßigen Kontaktaufnahme mit einem Diabetes-Zentrum zu motivieren. Um dies jedoch zu garantieren, muß das „Kindheits-Ich" des Patienten überzeugt sein, daß es jeweils etwas Neues geben wird, was es im Rahmen einer ambulanten Kontrolle lernen könnte ...

16.10 Humor

„Das Großartige [des Humors] liegt offenbar im Triumph des Narzißmus, in der siegreich behaupteten Unverletzlichkeit des Ich. Das Ich verweigert es, sich durch die Veranlassung aus der Realität zu kränken, zum Leiden nötigen zu lassen, es beharrt dabei, daß ihm die Traumen der Außenwelt nicht nahegehen können, ja es zeigt, daß sie ihm nur Anlaß zu Lustgewinn sind." So formuliert Freud 1927 – also etwa in der Zeit, in der das Insulin erstmals angewendet wurde, die Bedeutung des Humors. Heute könnte man aus der Sicht der Transaktionanalyse noch hinzufügen, daß das Großartige des Humors in der siegreich behaupteten Unverletzlichkeit des **„Kindheits-Ich"** liegt.

Gewiß haben die Dialyse-Anwärter oder die Patienten mit abgestoßenen Nierentransplantaten, wie auch die auf Erblindung Wartenden nicht viel zu lachen. Sie hätten aber vielleicht mehr davon, wenn Ihnen auf der Suche nach Humor geholfen werden könnte. Glauben Sie nicht, daß diese Hilfe auch zum „Arzt-Sein" gehört?

17 Ergebnisse und Erfahrungen – ein Überblick

Die ausführliche Darstellung der Ergebnisse der Ausbildung in FIT ist einer speziellen Monographie* vorbehalten. Im folgenden wird lediglich auf die metabolischen Ergebnisse der dargestellten Methodik anhand der ersten 159 Patienten eingegangen. Diese Patienten wurden in den Jahren 1983 bis 1986 an einer traditionsreichen, internistischen Universitätsklinik unter Bedingungen geschult, die ursprünglich kaum mit einer Patienten-Gruppenschulung vereinbar waren. Das FIT-Programm (und weitere Module, s. Kap. 2) wurde später an einer anderen Einrichtung der Medizinischen Fakultät in Wien ambulant abgehalten. Dieses modulare, ambulante Schulungssystem zeigte sich weniger aufwendig, aber gleichermaßen effektiv: Akutkomplikationen bei Schulungen waren vernachlässigbar, Patientenakzeptanz ausgezeichnet. Der modulare Aufbau mit vielen strukturierten, periodisch angebotenen Gruppeninterventionen erlaubt den Rehabilitationsprozeß individuell variabel zu gestalten und mit nur einem kleinen Team hohe Standards der Struktur-, Prozeß- und Erlebnisqualität aufrechtzuerhalten.

17.1 Patienten

Seit der Etablierung der funktionellen Insulinsubstitution an der Abteilung für klinische Endokrinologie und Diabetes mellitus an der I. Universitätsklinik in Wien im April 1983 wurden bis Januar 1986 konsekutiv 159 nicht ausgewählte bzw. negativ selektionierte Patienten in FIT ausgebildet. 146 Patienten, deren mittleres Alter 29 ± 11 Jahre

* 1994: Qualitätssicherung in Therapie und Rehabilitation von Diabetes. K. Howorka, Diplomarbeit, Wirtschaftsuniversität, Wien

($\bar{x}\pm$SD; 12–64 Jahre) und deren mittlere Diabetes-Dauer 11±7 (0–46) Jahre betrug, wurden später nachuntersucht. 63% der Patienten waren Frauen. Spätkomplikationen waren bei 65% der Patienten vorhanden; 1 Patient war blind, 2 weitere Patientinnen waren fast blind. Vier Patienten befinden sich im Stadium der chronischen Dialyse (2 Patientinnen wurden erfolgreich nierentransplantiert, wobei eine der Patientinnen aufgrund einer ursprünglichen Transplantatabstoßung ein zweites Mal transplantiert werden mußte).

Vor Beginn der funktionellen Insulintherapie absolvierten weniger als 20% der Patienten eine Diabetes-Schulung und nur 6 Patienten nahmen an einem „strukturierten“ Diabetes-Schulungs- und Behandlungsprogramm (Mühlhauser et al. 1983) teil.

Unter unseren Patienten waren alle sozialen Schichten vertreten: 7 Patienten waren arbeitslos; 4 Patienten kamen aus dem Gefängnis; die anderen arbeiten in verschiedensten Berufszweigen. Zwei Drittel aller Patienten wurden in auswärtigen Krankenanstalten als „brittle“-Diabetiker eingestuft.

17.2 Nachbetreuung

Die Patienten im Bereich Wien wurden üblicherweise in Abständen von zwei Monaten zur Nachuntersuchung und Beratung an der FIT-Ambulanz, Wien eingeladen, jene aus fernen Bundesländern in Abständen von sechs Monaten. Die Zeit zwischen Ausbildung und Enduntersuchung betrug für die 146 nachuntersuchten Patienten 16±8 Monate. In dieser Zeit wurden 8±7 (Median: 6) ambulante Kontrollen durchgeführt (schwangere Patientinnen kamen meist wöchentlich zur Kontrolle). Das Hämoglobin A_{1c} wurde dabei mittels Mikrosäulen-Chromatographie (Biorad, Richmond, USA) bestimmt. Regelmäßig wurden auch ambulant Blut- und Harnglukosekonzentrationen (Hexokinase-Methode) erhoben und andere Routineuntersuchungen (Blutlipide, Nierenfunktion etc.) vorgenommen.

Mit EDV-Unterstützung wurden prospektiv (Czerwenka-Howorka 1984 c) die Patientenprotokolle (Blutglukose, Insulindosierung, Nahrungsaufnahme) wie auch die anläßlich der ambulanten Untersuchungen erhobenen Daten ausgewertet. Signifikante Unterschiede gegenüber Vorwerten wurden mit gepaartem t-Test bzw. mit Wilcoxon-Test festgestellt.

Alle Patienten wurden nach einem Jahr FIT-Erfahrung mit Hilfe eines standardisierten Fragebogens über die Häufigkeit der Akutkomplikationen, der Blutglukose-Selbstmessungen, der Insulininjektionen und über andere Aspekte der Durchführbarkeit von FIT befragt.

17.3 Ergebnisse

17.3.1 Akzeptanz

Die primäre Ablehnung der FIT-Strategie war bei 3 von 162 Patienten zu finden. Die sekundäre Therapieveränderung (Rückkehr zu zwei Injektionen täglich) wrude bei zwei Patienten durchgeführt. Eine „theoretische" Therapieakzeptanz, jedoch ohne die Fähigkeit, die Therapie effizient durchzuführen, ist bei 16 Patienten zu finden. Die Unfähigkeit zur Therapiedurchführung ergibt sich in diesen Fällen überwiegend aus psychischen Problemen (schwere Depression, Anorexie-Bulimie, Alkoholismus) bzw. aus sozialen Schwierigkeiten (Gefängnis, Verwahrlosung, u.a.).

17.3.2 Metabolische Ergebnisse

Während der kumulativen Beobachtungsdauer von 190 Patientenjahren kam es zu einem Abfall der mittleren Blutglukose (mg/dl) von 197 ± 63 ($\bar{x} \pm SD$; Median 196) auf 132 ± 26 (Endpunkt: 139 ± 44; Median 131, $p < 0{,}0001$) und zu einem Abfall des Hämoglobin A_{1c} (%) von $7{,}7 \pm 1{,}7$ (Median 7,5) auf $6{,}3 \pm 1{,}2$; ($\bar{x} \pm SD$) Median 6,0; (Endpunkt: $6{,}3 \pm 1{,}5$; Median 6,1 $p < 0{,}0001$).

Folgende Determinanten der metabolischen Kontrolle unter FIT konnten gefunden werden: die Höhe des Hämoglobin A_{1c} vor FIT, Protokollführung und Selbstkontrolle, Häufigkeit der ambulanten Kontrollen, Alter (die jüngsten, i.e. pubertären Patienten waren die metabolisch schlechtesten) und der Insulinbedarf (Patienten mit Insulinbedarf von über 60 IE pro Tag hatten die schlechteste Kontrolle).

17.3.3 Akutkomplikationen

Leichte Hypoglykämien traten mit einer Häufigkeit von 1,3 Episoden pro Woche auf; schwere Hypoglykämien mit Bewußtlosigkeit traten

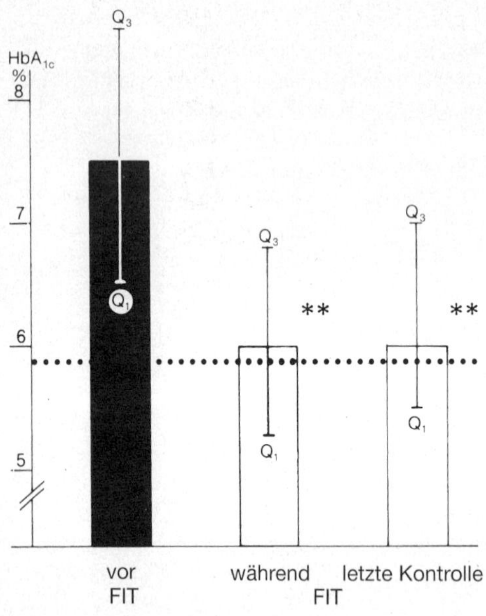

Abb. 17.1. HbA_{1c} vor, während und am Ende der FIT-Beobachtungszeit von 16 ± 8 Monaten bei 146 unselektionierten Patienten mit Typ-I-Diabetes (Median; Q1–Q3), $^{**}p < 0{,}0001$ vs. konventionelle Insulinbehandlung

mit einer Häufigkeit von 0,3* Episoden pro Patientenjahr auf; die mediane Inzidenz der schweren Hypoglykämien ist jedoch 0, da diese Unterzuckerungen lediglich bei 12% der Patienten auftraten. Die Inzidenz der schweren Hypoglykämien, insbesondere bei Hypoglykämie-Risikopatienten, konnte durch die prophylaktischen Maßnahmen, die im Kapitel „Hypoglykämie" erwähnt und routinemäßig angewendet wurden, gesenkt werden.

Trotz Unterlassung der „Desinfektion" und trotz der mehrfachen Verwendung von Injektionsspritzen und NovoPen-Nadeln kam es bei keinem einzigen Patienten zu kutanen Komplikationen. Die estimierte Anzahl der „Hautstiche" für Insulinapplikation und/oder Selbstkontrolle lag in der kumulativen Beobachtungsdauer von 190 Patientenjahren bei einer Million. Während dieser Zeit traten auch keine hospitalisierungsbedürftigen Ketoacidosen auf.

* Anmerkung 1995: 0,21 Episoden pro Patientenjahr

17.4 Erfahrungen mit FIT in besonderen Situationen

Funktionelle Insulinsubstitution ist insbesondere mit NovoPen bzw. mit Nordisk Infuser und mit der Hilfe der Angehörigen bei der Selbstkontrolle auch bei blinden Patienten durchführbar.

Die CSII wurde im Rahmen der funktionellen Insulinsubstitution lediglich von etwa 5 % der Patienten den mehrfachen Injektionen vorgezogen.

Besonders gute Erfahrungen wurden bei urämischen Patienten, die unter Hämodialyse stehen, gesammelt. Da unter Hämodialyse ein äußerst schwankender Insulinbedarf besteht, wurde sogar die Meinung geäußert, daß die Hämodialyse ohne FIT kaum denkbar wäre. Die von uns ausgebildeten Patienten waren auch imstande, die äußerst schwierige Insulinsubstitution nach einer Nierentransplantation mit gutem Erfolg weitgehend selbständig durchzuführen.

Die funktionelle Insulinsubstitution erlaubte uns, die diabetes-spezifischen Komplikationen der diabetischen Schwangerschaft nahezu zu eliminieren (Howorka et al. 1996). Die Grundlage hierzu war die präkonzeptionelle Ausbildung der Patientinnen in funktioneller Insulinsubstiutionen. Bei Diabetikerinnen, die erstmals zur Vorstellung bereits nach Eintritt der Schwangerschaft erschienen sind, wurde ein zweistufiges Verfahren angewendet:

- sofortige Initialintervention („Phase 0“ und „Phase I“ zugleich): Intensivausbildung (ca. 4–5 Tage) etwa dem „Düsseldorfer Modell“ entsprechend (Berger et al. 1983 a), und
- komplette FIT-Gruppenschulung („Phase II“) zu einem möglichst frühen Ausbildungstermin (Howorka et al. 1996)

Die schlechtesten metabolischen Ergebnisse wurden bei Patienten mit nicht gelösten psychischen oder sozialen Problemen erzielt (Anorexie, Bulimie, Verwahrlosung, Gefängnis, Verhaltensstörungen). Daher sei nochmals betont, daß **FIT bei diesen Patienten nicht anstatt, sondern lediglich in Verbindung mit psychosozialen Reintegrationsmaßnahmen** sinnvoll eingesetzt werden kann.

18 Offene Fragen, ungelöste Probleme und Grenzen der FIT

Unter der Bedingung einer 2mal täglichen Applikation scheinen die Insuline vom NPH-Typ, vom Monotard- und vom Ultratard-Typ für die basale Substitution im wesentlichen gleichwertig. In einer eigenen intraindividuellen Vergleichsstudie zeigte sich das Proinsulin für diesen Zweck als sehr geeignet. Bedauerlicherweise wurde die Erzeugung von Proinsulin von den Herstellern eingestellt. Die umstrittenen kardiovaskulären Nebenwirkungen des Proinsulins wurden allerdings noch nie unter kontrollierten Versuchsbedingungen bei Typ-I-Diabetikern untersucht.

Es steht auch noch nicht ganz fest, wie der optimale Applikationsmodus des prandialen Insulins aussehen sollte. Mittlerweile gilt es zwar als gesichert, daß im Rahmen der CSII das prandiale Insulin nicht in Form eines Vierecks, sondern als Bolus abgerufen werden soll (Sonnenberg 1983); im Rahmen des Verfahrens der multiplen Injektionen wurden jedoch die Vorteile einer intramuskulären bzw. intravenösen Zufuhr des Normalinsulins bis jetzt noch zu wenig erörtert. Rasch wirkende Insulinanaloga sollten bald ihre Vorteile unter Beweis stellen.

Der prandiale Insulinbedarf scheint nicht nur ausschließlich von der Menge der Kohlenhydrate, sondern auch von der Art und der Menge der Nicht-Kohlenhydrate abhängig zu sein. Die bisherigen Daten bezüglich der Motivation der Insulindosierung in Abhängigkeit von der Art und dem Verarbeitungsgrad der Kohlenhydrate wie auch von der Menge der Nicht-Kohlenhydrate, basieren auf Empirie.

Die Korrekturen der Werte außerhalb des Zielbereiches wurden bisher wie „die 30er Regel" (bzw. „die 60er Regel" für den hyperglykämischen Bereich) formuliert; der zu erwartende Blutglukoseabfall durch Applikation von Normalinsulin unter basalen Bedingungen wurde bisher nie wissenschaftlich untersucht. Die Regeln für die Korrekturalgorithmen basieren daher auf Patientenberichten und Erfahrung.

Die tatsächlichen Grenzen der funktionellen Insulintherapie ergeben sich derzeit aus den Bedingungen einer optimalen Insulinsubstitution:

- Die Mitarbeit und die Ausbildung der Patienten sind zur Therapiedurchführung unentbehrlich. Ohne ausgebildete Diabetes-Berater ist weder eine (kontinuierliche) Bildung noch Motivation der Patienten möglich. Noch bis vor kurzem war in Österreich *keine* einzige Planstelle (finanziert aus öffentlichen Geldern) für Diabetesberater vorhanden.
- Intensiver Gruppenunterricht und nachfolgende individuelle Beratung sind die Pfeiler einer tragfähigen Beziehung zwischen dem chronisch kranken Patienten und dem Arzt. Über die Lehrinhalte, die Lehrmethoden, über die Kommunikation mit dem Patienten und über seine Motivation zur Selbstbehandlung lernen wir im Medizinstudium gar nichts. Die ärztliche Tätigkeit in Edukation und Rehabilitation gilt auch heute noch allzu häufig als „unwissenschaftlich“, irrelevant, oder – leider – als störend für die vorhandenen starren Strukturen der Arzt-Patienten Beziehung.
- Die richtige Schätzung der Kohlenhydratmenge und des prandialen Insulinbedarfes bilden die Grundlage zur Wahl der Insulindosierung. Sie werden von den Patienten nicht immer richtig durchgeführt. Es scheint, daß die Möglichkeiten zur Verbesserung der erwähnten Schätzfähigkeit des aktuellen Insulindefizites kaum gegeben sind.
- Die glykämische Kontrolle ist derzeit in erster Linie durch das Hypoglykämierisiko determiniert. Eine Voraussage und eine rechtzeitige Detektion der hypoglykämischen Zustände ist nur begrenzt möglich. Ein biologischer „Schrankensensor“ wäre insbesondere bei Patienten mit beeinträchtigter Hypoglykämiewahrnehmung von großer Bedeutung.

19 Schlußwort

In der Geschichte der klinischen Diabetologie gab es noch nie so viele unzweideutige Hinweise für die entscheidende gesundheitsökonomische Bedeutung der Patientenschulung (Assal et al. 1985). Nach wie vor scheinen aber noch genügend Gründe zu existieren, den Typ-I-Diabetiker in der Insulinanwendung *nicht* auszubilden.

Es muß hier die etablierte Struktur des Gesundheitswesens erwähnt werden, die aus verständlichen, allerdings schon eher historischen Gründen in erster Linie immer noch überwiegend auf die „Akutmedizin" im Sinne der pharmakologischen Krisenintervention bei Hospitalisierten beschränkt bleibt. Die eigentliche Prävention der metabolischen oder durch Folgeschäden hervorgerufenen Katastrophe wird zwar allgemein verbal eingesehen, aber nicht praktiziert. Die systematische, strukturierte Patientenschulung ist leider immer noch mit einem so hohen Neuheitswert belastet, daß ihre Integration in die Spitalsroutine weitgehende personelle, räumliche und organisatorische Umstrukturierung erfordert. Die Notwendigkeit einer speziellen Ausbildung des Arztes und des medizinischen Personals in pädagogischen Aspekten der Patientenschulung wird häufig einfach übersehen.

Die Möglichkeit einer interdisziplinären Kooperation zwischen Diabetes-Beratern, Ärzten, Psychologen und Sozialarbeitern würde den psychosozialen, pädagogischen und pharmakotherapeutischen Erfordernissen der Langzeitbetreuung von chronisch Kranken am ehesten entsprechen. In unserer universitären Laufbahn haben wir aber nicht gelernt, in einem interdisziplinären Team gleichwertig mit anderen Partnern im Wege der klaren Kompetenzentrennung das Ziel der kontinuierlichen Ausbildung und Motivation des Patienten zur Selbstbehandlung zu verfolgen.

Die Patientenausbildung kann die eingefahrenen Bahnen der Arzt-Patienten-Beziehung durch unvorhergesehene gruppendynamische

Phänomene gefährlich verändern, indem der Arzt einfach zu einem Partner (der noch dazu frei von informierten Patienten gewählt – oder eben nicht gewählt – werden kann) „degradiert" wird.

In der Praxis, aber auch innerhalb der Diabetes-Zentren, ist der Status der Patientenausbildung und -Beratung durch die „rationalen" Gegebenheiten meist prädeterminiert. Die Insulinverschreibung „2mal täglich" dauert vielleicht 4 min. Eine FIT-Ausbildung („Phase 0" bis „Phase II" der Rehabilitation) dauert zumindest 500mal länger. Dabei gilt die in der Praxis tolerierte Hyperglykämie als „gottgewollt" (und bequem) im klaren Gegensatz etwa zu einem Unterzucker, der als Therapiekomplikation den Arzt verständlicherweise immer in Verlegenheit bringt. Die Entropie des Behandlungssystems kann noch in jedem Einzelfall durch die Diagnose „unmotiviert" entsprechend erhöht werden.

Die Ärzte sind sich offensichtlich mit Recht bewußt, daß die zeitraubende Tätigkeit auf dem Sektor der Patientenedukation keinerlei finanzielle, institutionelle oder akademische Vorteile bietet. Diese Tätigkeit bringt aber einen ungeheuren Vorteil mit sich, der alle erwähnten Nachteile und Probleme zu kompensieren vermag: die Dankbarkeit der Patienten.

Angesichts aller erwähnten Schwierigkeiten danke ich allen, die an der Entwicklung und der methodischen Verbesserung von FIT beteiligt waren. Mein besonderer Dank gehört in erster Linie unseren Patienten, ohne deren Erfahrungen, Kreativität und Kooperation FIT in der jetzigen Entwicklungsform nicht hätte entstehen können. Auf die Mitarbeit der Patienten führe ich die Tatsache zurück, daß die strukturierte Patientenschulung, selbst im universitären Bereich, stetig ihren polemischen Charakter verliert und langsam selbstverständlich wird.

Bei der Erstellung dieses Buches wurde mir von vielen Seiten Hilfe zuteil. Für konstruktive Kritik in der Entstehungsphase des Manuskriptes gilt mein Dank insbesondere Herrn Prof. Dr. Herwig Thoma, Frau Dr. Helga Grillmayr, Herrn Prof. Michael Berger und Dr. Viktor Jörgens. Dr. Ingrid Mühlhauser, Dr. Monika Grüßer, Frau Gertrude Reiss, Dr. Michael Krötlinger, Dr. Michael Jonas, Dr. Peter Damjancic, Frau Ingeborg Kupfer, Mag. phil. Adam Jaworski-Pasterk, Dozent Dr. Josef Egger, Prof. Dipl.-Ing. Dr. techn. Rudolf Dutter, Prof. Dr. Werner Waldhäusl und Prof. Dr. Dr. h.c. Erwin Deutsch danke ich für ihre wertvollen Ratschläge. Frau Dipl.-Dolm. Irene Lehfuß-Brodnig danke ich für die unermüdliche Erstellung meines Manuskriptes.

Im Geleitwort zu diesem Buch wurde FIT eine **rationale** Therapie genannt. Wenn es mir gelungen ist, zu zeigen, daß FIT zu dem auch aus intuitiv-**emotionalen** Gründen gewählt, angewendet oder vertreten wird, so würde ich das Ziel dieses Buches als erreicht ansehen. Die weitestgehende Befreiung von therapiebedingten Restriktionen, uneingeschränkte Lebensqualität durch erlaubte Spontaneität sowie aktive Eigenverantwortung in der Therapiedurchführung erlangen einen immer höheren Stellenwert in der Langzeitbehandlung des Insulinmangel-Diabetes. So wird unter FIT die ausgewogene, praxisbezogene Kombination von Gefühl und Verstand mit großer Sicherheit den therapeutischen Erfolg herbeiführen, sofern der Arzt/Berater die Wertigkeit der angeführten Motivationsfaktoren einsieht, anerkennt, beherzigt und mit entsprechendem Wissen und Handeln untermauert. Wenn Sie ähnliche Ziele verfolgen und dieselben Maßstäbe bei der Betreuung chronisch Kranker anwenden, so können Ihre Erfahrungen, vielleicht bessere Lösungen der Einzelprobleme und Anpassung der FIT an örtliche Gegebenheiten wesentlich zur Verbesserung des FIT-Konzeptes beitragen.

Die ersten FIT-Erfolge führten 1986 zur Gründung der Arbeitsgruppe „Funktionelle Rehabilitation und Gruppenschulung" Wien, und zur jährlichen Organisation und Durchführung der internationalen Ausbildungsseminare für Ärzte und Berater in Vermittlung der funktionellen Insulinsubstitution mit dem Ziel, die **Verbreitung der Methodik** in der nötigen **Qualität** und **Quantität** zu erzielen. Der aus den Seminarabsolventen 1988 gegründete **Internationale Arbeitskreis für Diabetikerschulung und funktionelle Insulintherapie** setzte sich das gleiche Ziel, wobei der besondere Vorteil dieser Gruppe darin liegt, standardisierte Unterlagen (Patientenprotokolle, Jahresstatistik ...) im Hinblick auf eine zentrale Auswertung zu erarbeiten. Neuere Umfragen haben gezeigt, daß in den letzten Jahren schätzungsweise viele tausend insulinpflichtige Diabetiker in funktioneller Behandlung ausgebildet wurden.

Das Logo des Arbeitskreises ist eine Möwe, die unsere Hoffnungen symbolisiert, daß unsere Patienten – ähnlich der Möwe Jonathan – letztlich die Freiheit wiedergewinnen und ein weitestgehend selbstbestimmtes und nicht eingeschränktes Leben führen können.

Wien, Frühjahr 1995 *Kinga Howorka*

Literatur

Arbeitsgemeinschaft Diabetikerschulung (1985) Arbeitsunterlage Typ I Diabatikerschulung. (Hrsg.: Österreichische Diabetesgesellschaft)

Assal JP, Pernet A (1982) Education as a part of therapy. In: Krall LP (ed.) World book of diabetes in practice. Excerpta Medica, Amsterdam, pp 73–78

Assal JP, Mühlhäuser I, Pernet A, Berger M (1985) Patient education as the basis for diabetes care in clinical practice and research. Diabetologia 28: 602–613

Berger M, Berchtold P, Cüppers HJ (1977) Metabolic and hormonal effects of muscular exercise in juvenile type diabetics. Diabetologia 13: 355–365

Berger M, Cüppers HJ, Chantelau EA, Sonneberg G, Jörgens V (1982) Absorption kinetics of subcutaneously injected insulin preparations. In: Skyler JS (ed.) Insulin update 1982. Excerpta Medica, Amsterdam pp 97–110

Berger M, Jörgens V et al. (1986) Praxis der Insulintherapie, 2. Aufl. Springer, Berlin Heidelberg New York

Berger M, Jörgens V, Mühlhauser I, Zimmermann H (1983) Die Bedeutung der Diabetikerschulung in der Therapie des Typ I Diabetes. Dtsch Med Wochenschr 11: 424–430

Berne E (1961) Transactional analysis in psychotherapy. Grove Press, New York

Bernstein RK (1981) Diabetes: The glucograf method for normalizing blood sugar. Crown, New York

Besser-Siegmund C (1992) Easy weight. Der mentale Weg zum natürlichen Schlank-Sein, 2. Aufl. Econ, Düsseldorf

Bolli GB, Gerich J (1984) The „dawn phnomenon" – a common occurence in both non-insulin-dependent and insulin-dependend diabetes mellitus. N Engl J Med 310: 746–750

Bottermann P, Wahl K, Ermler R, Lebender A, Gyaram H (1985) Action profiles and plasma concentrations of insulin after s.c. application of different insulin preparations. In: Beyer J, Albisser M, Schrezenmeir J, Lehmann L (eds) Computer systems for insulin adjustment in diabetes mellitus. Panscienta, Hedingen pp 85–109

Brange J, Skelbaek-Pedersen B, Langkjaer L et al (1987) Galenics of insulin preparations. Springer, Berlin Heidelberg New York

Bruns W, Bombor H, Jutzi E, Ratzmann KP, Schulz B, Abel P, Fischer U (1983): Reproducibility of insulin dosage on consecutive days of blood glucose control by an artificial beta-cell in brittle diabetic patients. Diabetes Care 6: 112–117

Campbell PJ, Bolli GB, Cryer PE, Gerich JE (1985) Pathogenesis of the dawn-phenomenon in patients with insulin-dependent diabetes mellitus. N Engl J Med 312: 1473–1479

Chantelau E, Berger M (1985) Neue Aspekte zur Diät bei Typ I Diabetes mellitus. Dtsch Med Wochenschr 110: 71–75

Chantelau E, Sonnenberg GE, Stanitzek-Schmidt I, Best F, Altenähr H, Berger M (1982) Diet liberalization and metabolic control in Type I diabetic out-patients treated by continuous subcutaneous insulin infusion. Diabetes Care 5: 612–616

Chantelau EA, Spraul M, Gösseringer G (1985) Alkohol und Typ I Diabetes mellitus. Dtsch Med Wochenschr 110: 1393–1394

Constam GR, Berger W (1985) Leitfaden für Zuckerkranke, 10. Aufl. Schwabe, Basel

Coustan DR, Reece EA, Sherwin RS et al (1986) A randomized clinical trial of the insulin pump vs intensive conventional therapy in diabetic pregnancies. JAMA 5: 631–636

Cranston I, Lomas J, Maran A, Macdonald I, Amiel SA (1994) Restoration of hypoglycaemia awareness in patients with long duration of insulin-dependent diabetes. Lancet 344: 283–879

Czerwenka-Howorka K, Waldhäusl W (1984) Optimized normoglycemic insulin replacement by a pen-shaped regular insulin delivery device. Life Support Systems 2 [Suppl 1]: 24–26

Czerwenka-Howorka K, Waldhäusl W (1985) Verminderung der Hypo- und Hyperglykämieexposition bei Typ-I-Diabetes: Algorithmen der nahe-nomoglykämischen Insulinsubstitution (NIS). Klin Wochenschr 109 [Suppl IV]: 44

Czerwenka-Howorka K, Bratusch-Marrain P, Waldhäusl W (1984) Algorithmen der normoglykämischen Insulinsubstitution bei Typ-I-Diabetes: Erste Langzeitergebnisse. Wiener klin Wochenschr 14: 558–559

Czerwenka-Howorka K, Gring H, Dorda W, Derfler K, Waldhäusl W (1984) Computerunterstützte Erfassung der Therapieeffizienz bei Diabetes mellitus. In: Gell G, Eichtinger C (Hrsg.) Medizinische Informatik 84. Verlag Oldenburg, Wien, S. 157–162

DCCT Research Group (1991) Epidemology of severe hypoglycaemia in the diabetes control and complications trial. Am J Med 90: 450–459

DCCT Research Group (1993) The effect of intensive treatment of diabetes on the development and progession of long-term complications in insulin-dependent diabetes mellitus. N Engl J Med 32: 971–986

de Shazer S, (1993) Der Dreh. Überraschende Wendungen und Lösungen in der Kurzzeittherapie. Carl Auer Systeme Verlag, Heidelberg

de Shazer S, (1989) Wege der erfolgreichen Kurzzeittherapie. Klett Cotta, Stuttgart

Diabetes Education Study Group of the European Association for the Study of Diabetes Motivating the diabetic patient. In: Assal J Ph, Liniger C (eds) The Teaching Letter. Genf, 37–40

Dimitriadis GD, Gerich, JE (1983) Importance of timing of preprandial subcutaneous insulin administration in the management of diabetes mellitus. Diabetes Care 6: 374–377

Egger H (1986) ALG-NIS: Ein Programm zur Berechnung patientenspezifischer Algorithmen für die nahe-normoglykämische Insulinsubstitution (NIS). Diplomarbeit am Institut für Statistik und Wahrscheinlichkeitstheorie. Abteilung für Technische Statistik der Technischen Universität Wien (Leiter: Prof. Dipl.-Ing. Dr. techn. R. Dutter)

Fanelli C, Epifano L, Rambotti AM et al (1993) Meticulous prevention of hypoglycaemia (near-) normalizes magnitude and glycaemic thresholds of neuroendocrine responses to, symptoms of, and cognitive function during hypoglycaemia in intensively treated patient with IDDM of short duration. Diabetes 42: 1683–1689

Fanelli C, Pampanelli S, Epifano L et al (1994) Long-term recovery from unawareness, deficient counterregulation and lack of cognitive dysfunction during hypoglycaemia, following institution of rational, intensive insulin therapy in IDDM. Diabetologia 37: 1265–1276

Feiks A, Howorka K, Nowotny C, Dadak C, Waldhäusl W (1987) Diabetes mellitus Typ I und Schwangerschaft: Ein interdisziplinäres Betreuungsprogramm. Wiener Klin Wochenschr 7: 228–232

Field JB, Williams HE, Mortimore GE (1963) Studies on the mechanism of ethanol-induced hypoglycemia. J Clin Invest 42: 497–505

Freud S (1970) Der Humor (1927) In: Sigmund Freud, Studienausgabe, Bd. IV. Fischer, Frankfurt/Main

Freud S (1982) Trauer und Melancholie (1914/1917) In: Sigmund Freud, Studienausgabe, Bd. III: Psychologie des Unbewußten. Fischer Taschenbuch, Frankfurt/Main

Fuhrmann K, Reiher H, Semmler K, Fischer F, Fischer M, Glöckner E (1983) Prevention of congenital malformations in infants of insulin-dependent diabetic mothers. Diabetes Care 3: 219–223

Galloway JA (1993) New directions in drug development: mixtures, analogues, and modeling. Diabetes Care 16 [Suppl 3]: 16–23

Gfeller R, Assal J (1979) Das Krankheitserlebnis des Diabetespatienten. Folia psychopractica 10. Hoffmann-LaRoche, Basel

Grinder J, Bandler R (1982) Die Struktur der Magie. Junfermann, Paderborn

van Halle B, Slama G, Pehuet M, Soria J, Predine J, Klein JC, Tchobroutsky G (1981) Closed-loop evaluation of circadian insulin requirements (basal needs) in insulin-dependent diabetics. In: Irsigler K, Kunz K, Owens DR, Regal H (eds) New approaches to insulin therapy. MTP, Lancaster, pp 169–170

Hanssen KF, Dahl-Jörgensen K, Lauritzen T, Feldt-Rasmussen B, Brinchmann-Hansen O, Deckert T (1986) Diabetic control and microvascular complications: The near-normoglycaemic experience. Diabetologia 29: 677–684

Harris TA (1967) I'm o.k. – You're o.k.: A practical guide to transactional analysis. Harper & Row, New York

Harris TA (1973) Ich bin o.k. – du bist o.k. Rowohlt, Reinbek

Harris A, Bjork, Harris TA (1985) Staying OK. Harper & Row, New York

Harris A, Bjork, Harris TA (1985) Einmal o.k. immer o.k. Transaktionsanalyse für den Alltag. Rowohlt, Reinbek bei Hamburg

Holmes CS, Hayford JT, Gonzalez JL, Weydert JA (1983) A survey of cognitive functioning at different glucose levels in diabetic persons. Diabetes Care 6: 180–185

Howorka K, Schlusche Ch, Schenk P, Schabmann A (1994) FIT-UPDATE, ein Nachschulungsmodell für funktionelle Insulintherapie. Diab. Stoffw 3: 8–14

Howorka K (1994) Qualitätssicherung in Therapie und Rehabilitation von Diabetes. Diplomarbeit, Hochschullehrgang für Krankenhausmanagement an der Wirtschaftsuniversität Wien

Howorka K (1995) Insulinabhängig? ... Funktioneller Insulingebrauch: Der Weg zur Freiheit mit nahezu normalem Blutzucker. Ein Patientenlehrbuch für „Fortgeschrittene" über die Behandlung mit Selbstkontrolle und mehrfachen Injektionen oder einer steuerbaren Insulinpumpe, 5. Aufl. Kirchheim, Mainz

Howorka K, Heger G, Schabmann A, Anderer P, Tribl G, Zeitlhofer J (1996) Severe hypoglycaemia unawareness in diabetes is associated with an early decrease in vigilance during hypoglycaemia. Psychoneuroendocrinology 21 (in Druck)

Howorka K, Pumprla J, Feiks A, Schlusche C, Nowotny C, Ulm M, Schober E (1996) Modulare Schulung bei Diabetes und Schwangerschaft: Ergebnis-Analyse in 58 Schwangerschaften von Diabetikerinnen unter funktioneller Insulinbehandlung. Geburtshilfe Frauenheilkunde (in Druck)

Jenkins DJA, Taylor RH, Wolever TMS (1982) The diabetic diet, dietary carbohydrate and differences in digestibility. Diabetologia 23: 477–484

Joslin EP (1924) Diabetic Manual 3rd ed. Lea & Febiger, Philadelphia

Jovanovic L, Peterson CM (1980) Management of the pregnant, insulin-dependent diabetic woman. Diabetes Care 1: 63–68

Kemmer FW, Berchtold D, Berger M, Starke A, Cüppers HJ, Gries FA, Zimmermann H (1980) Exercise induced fall of blood glucose in insulin-treated diabetics unrelated to alteration of insulin mobilization. Diabetes 28: 1131–1137

Kübler-Ross E (1969) On death and dying. Macmillan, New York

Kübler-Ross E (1969) Interviews mit Sterbenden. Kreuz, Stuttgart

Kunze M, Exel W, Schoberberger R (1991) Schlank ohne Diät, 6. Aufl. Orac, Wien

Lean MEJ, Ng LL, Tennison BR (1985) Interval between insulin injection and eating in relation to blood glucose control in adult diabetics. Br Med J 290: 105–108

Lindsay AN, Hardy S, Jarret L, Rallison ML (1984) High-carbohydrate, high fibre diet in children with Type I diabetes mellitus. Diabetes Care 7: 63–74

Lützner H (1989) Wie neugeboren durch Fasten, 23. Aufl. Gräfe & Unzer, München

Miller E, Hare JW, Cloherty JP, Dunn PJ, Gleason RE, Soeldner JS, Kitzmiller JL (1981) Elevated maternal hemoglobin A1c in early pregnancy and major congenital anomalies in infants of diabetic mothers. N Engl J Med 304: 1331–1333

Mühlhauser I, Sawicki P (1986) Wie behandle ich meinen Bluthochdruck. Blutdruckselbstmessung, Ernährung, Medikamente. Kirchheim, Mainz

Mühlhauser I, Schernthaner G (1982) Diabetikerschulung mit dem Ziel der Selbsttherapie – Grundlage jeder erfolgreichen Diabetesbehandlung. Österr. Ärztezeitung 37: 263–267

Mühlhauser I, Jörgens V, Berger M (1983) Bicentric evaluation of a teaching and treatment programme for Type I (insulin-dependent) diabetic patients: Improvement of metabolic control and other measures of diabetes care for up to 22 months. Diabetologia 25: 470–476

Mühlhauser I, Broermann C, Bartels C, Bartels H, Berg R, Schwarz S, Berger M (1984) Qualitätskontrolle der Blutzucker-Selbsmessung bei unausgewählten Typ I Diabetikern. Bedeutung der Patientenschulung. Dtsch Med Wochenschr 109: 1553–1557

Mühlhauser I, Bruckner J, Howorka K (1987) Near-normoglycaemia and microvascular complications. Diabetologia 30: 47–48

Nuttall FQ (1983) Diet and the diabetic patient. Diabetes Care 6: 197–207

Oyen D, Chantelau EA, Berger M (1985) Zur Geschichte der Diabetesdiät. Springer, Berlin Heidelberg New York Tokyo

Phillips M, Simpson RW, Holmann RR, Turner RC (1979) A simple and rational twice daily insulin regime. Distinction between basal and meal insulin requierements. J Med 191: 493–506

Pramming S, Thorsteinson B, Thailgaard A, Pinner EM, Binder C (1986) Cognitive function during hypglycaemia in Type 1 diabetes mellitus. Br Med J 229: 647–650

Reeves ML, Seigler DE, Ryan EA, Skyler JS (1982) Glycemic control in insulin-dependent diabetes mellitus. Comparison of outpatient intensified conventional therapy with continuous insulin infusion. Am J Med 72: 673–680

Rizza RA, Gerich JE, Haymond MW, Westland BA, Hall LD, Clemens AH, Service FJ (1980) Control of blood sugar in insulin-dependent diabetes: Comparison of an artificial endocrine pancreas, continuous subcutaneous insulin infusion and intensified conventional insulin therapy. N Engl J Med 303: 1313–1318

Schade DS, Argound GM (1980) Subcutaneous versus intravenous insulin: The hypoglycaemic profiles of bolus injections. In: Clinical experiences with NovoPen. Proceedings of the third international hvidore symposium, pp 25–28

Schiffrin A, Parikh S (1985) Accomodating planned exercise in Type I diabetic patients on intensive treatment. Diabetes Care 8: 337–342

Schiffrin A, Desrosiers M, Belmonte M (1983) Evaluation of two methods of self blood glucose monitoring by trained insulin-dependent diabetic adolescents outside the hospital. Diabetes Care 6: 166–169

Schiffrin A, Belmonte MM (1982) Multiple daily self glucose monitoring: Its essential role in long-term glucose control in insulin-dependent diabetic patients treated with pump and multiple subcutaneous injections. Diabetes Care 5: 479–484

Schiffrin A, Belmonte MM (1982) Comparison between continuous subcutaneous insulin infusion and multiple injections of insulin. A one year prospective study. Diabetes 31: 255–264

Schmidt MI, Hadji-Georgopoulos A, Rendell M, Margolis S, Kowarski D, Kowarski A (1979) A fasting hypoglycemia and associated free insulin and cortisol changes in „Somogyi-like" patients. Diabetes Care 2: 457–464

Schmdit MI, Hadji-Georgopoulos A, Rendell M, Margolis S, Kowarski A (1981) The dawn phenomenon, an early morning glucose rise: Implications for diabetic intraday blood glucose variation. Diabetes Care 4: 579–585

Schmidt MI, Xiong Lin Q, Gwynne JT, Jacobs S (1984) Fasting early morning rise in peripheral insulin: Evidence of the dawn phenomenon in non-diabetes. Diabetes Care 7: 32–35

Schrezenmeir J, Achterberg H, Bergeler J, Küstner E, Stürmer W, Hutten H, Beyer J (1987) Computer-assisted meal-related insulin therapy (CA-MIT). In: Beyer J, Albisser M, Schrezenmair J, Lehmann L (eds) Proceedings of the first international symposium on computer systems for insulin adjustment in diabetes mellitus. Panscienta, Hedingen, Switzerland 133–144

Simpson HCR, Lousley S, Geekie M, Simpson RW, Carter RD, Hockaday TDR, Mann JI (1981) A high carbohydrate leguminous fibre diet improves all aspects of diabetic control. Lancet 1: 1–5

Skyler JS, Ellis GJ, Skyler DL, Lasky IA, Lebovitz FL (1979) Instructing patients in making alterations in insulin dosage. Diabetes Care 2: 39–45

Skyler JS, Skyler DL, Seigler DE, O'Sullivan MJ (1981) Algorithms for adjustment of insulin dosage by patients who monitor blood glucose. Diabetes Care 4: 311–318

Skyler JS, Seigler DE, Reeves ML (1982) Optimizing pumped insulin delivery. Diabetes Care 5: 135–139

Somogyi M (1959) Exacerbation of diabetes by excess insulin action. Am J Med 26: 169–191

Sonnenberg GE (1983) Insulinpumpen. Die kontinuierliche subkutane Insulininfusion (CSII) in der Behandlung des Typ I Diabetes mellitus. Thieme, Stuttgart

Sonnenberg GE, Theinert C, Hendriks M, Berger M (1984) Exercise and CSII: How to adjust basal and premeal insulin requirements. Diabetes 33: 69 A

Teutsch SM, Herman WH, Dwyer DM, Lane JM (1984) Mortality among diabetic patients using continuous subcutaneous insulin infusion pumps. N Engl J Med 310: 361–368

Theilgaard A, Thorsteinson B, Pinner EM, Pramming S, Binder C (1984) Neuropsychological performance at different blood glucose concentrations in Type I (insulin-dependent) diabetic patients. Diabetologia 27: 338 A

Turner RC, Phillips M, Jones R, Dornan TL, Holman RR (1982) Ultralent-based insulin regimens in insulin-dependent diabetics. In: Skyler JS (ed) Insulin update: 1982. Excerpta Medica, Amsterdam, Genf, pp 154–174

Vranic M, Berger M (1979) Exercise and diabetes mellitus. Diabetes 28: 147–163

Waldhäusl W, Bratusch-Marrain P, Gasic S, Korn A, Nowotny P (1979) Insulin production rate following glucose ingestion estimated by splanchic C-peptide output in normal man. Diabetologia 17: 221–227

Waldhäusl W, Bratusch-Marrain PR, Francesconi M, Nowotny P, Kiss A (1982) Insulin production rate in normal man as an estimate for calibrations of continuous intravenous insulin infusion in insulin dependent diabetic patients. Diabetes Care 5: 18–24

Waldhäusl W, Howorka K, Derfler K, Bratusch-Marrain P, Holler C, Zyman H, Freyler H (1985) Failure and efficacy of insulin therapy in insulin dependent (Type I) diabetic patients. Acta Diabetologica Latina 22: 279–294

Warram JH, Krolewski AS, Gottlieb MS, Kahn CR (1984) Differences in risk of insulin-dependent diabetics in offspring of diabetic mothers and diabetic fathers. N Engl J Med 311: 149–152

White NH, Skor DA, Gryer PE, Levandoski LA, Bier DM, Santiago JV (1983) Identification of Type I diabetic patients at increased risk for hypoglycemia during intensive therapy. N Engl J Med 308: 485–491

Wing RR, Epstein LH, Paternostro-Baryles M, Kriska A, Nowalk MP, Gooding W (1988) Exercise in a behavioural weight control programme for obese patients with Type 2 (non-insulin-dependent) diabetes. Diabetologia 31: 902–909

Worth R, Home PD, Johnston DG et al (1982) Intensive attention improves glycaemic control in insulin-dependent diabetes without further advantage from home blood glucose monitoring: Results of a controlled study. B Med J 285: 1233–1240

Anhang A: Didaktische Hinweise für die Gestaltung des FIT-Unterrichts

1. Teilnehmervoraussetzungen: Transparenz statt Unklarheit über Möglichkeiten der Therapie

Es ist nicht zielführend, direktiv zu versuchen, „unmotivierte" Patienten unbedingt zu einer komplexeren Therapie zu überreden. Ausreichende Information vorausgesetzt, sollte jeder Patient über die Möglichkeit verfügen, sich jene Form der Insulintherapie zu wählen, von der er überzeugt ist, daß sie zu seiner Lebens- und Krankheitsgeschichte am besten „paßt". Die Entscheidung über die Therapieform (s. 4.3 „Strategien der Insulinbehandlung") fällt der Patient; der Arzt kann dem Patienten höchstens durch sein Wissen und seine Erfahrungen bei dieser schwierigen Wahl helfen. Es darf nicht vergessen werden, daß FIT auf aktivem, selbstverantwortlichem Handeln des Patienten basiert. Bei fehlender Motivation ist diese Therapie nicht durchführbar.

Eine ausreichende Patientenselektion und daraus resultierende Homogenität der Gruppe, zumindest in bezug auf die Motivation, lassen sich noch ambulant („Phase 0" der Rehabilitation) durch eine kurze Beschreibung (siehe Buchanhang) der methodischen Voraussetzungen der FIT (mehrfache Injektionen oder steuerbare Insulinpumpe, Blutglukose-Selbstkontrolle 4–6mal täglich, Protokollführung) wie auch der Vorteile und der Nachteile der Methodik gegenüber anderen Therapieformen erreichen. Die meisten Patienten, die sich noch für die konventionelle Insulintherapie entscheiden, tun dies meist nicht aus rationalen Gründen, sondern – wie wir gesehen haben – weil sie im Prozeß der Krankheitsbewältigung das Stadium der aktiven Akzeptanz und Anpassung an die veränderte Wirklichkeit noch nicht erreicht haben. Erfahrungsgemäß kommen die Patienten nach einer gewissen Zeit ohnehin auf das therapeutische Angebot zurück.

Die „restitutio ad optimum" bei einer chronischen Erkrankung kann durch gewisse Gruppenhänomene und Erfahrungsaustausch zwischen Betroffenen beschleunigt werden, woraus sich ein weiteres Prinzip ergibt:

2. Gruppen- statt Individualunterricht

Die Ausbildung in FIT („Phase I" und „Phase II" des Programmes) erfordert erfahrungsgemäß ca. 40 Unterrichtsstunden. Da etwa die Hälfte der Ausbildung neben einem Diabetes-Berater auch von einem Arzt durchgeführt werden muß, sollte berücksichtigt werden, daß ein Individualunterricht aus trivialökonomischen Gründen nicht vertretbar wäre. Der Vorteil eines Gruppenunterrichts beinhaltet hingegen die Vorzüge einer höheren Effizienz durch gleichzeitige Ausbildung von mehreren Personen und der Nutzung der Gruppendynamik zu einer erfolgreichen Erarbeitung der definierten Lernziele.

Dabei ist zu beachten, daß es ab etwa 13 Personen pro Gruppe zu einem Verlust der Transparenz kommt. Bei großen Gruppen ist der Therapeut nicht imstande, kontinuierlich den aktuellen Wissensstand der einzelnen Gruppenmitglieder zu überblicken. Die größeren Patientengruppen erfordern auch andere Medien (Beispiel: Joslin-Klinik – Frontalunterricht) als jene, die für die Einleitung von intensivierten Formen der Insulintherapie notwendig sind.

3. Transparenz statt Unklarheit über Lernziele

Wir fragen die Patienten nach deren Wünschen, um sie an der Formulierung und Anordnung der Lernziele zu beteiligen (Lernziel-Partizipation). Die klare Definition des Anzustrebenden umfaßt auch die Umschreibung des Gegenziels (Flexibilität in der Nahrungsaufnahme soll nicht zum Chaos führen, Selbstkontrolle ist nicht mit „ununterbrochen Blutzuckermessen" gleichzusetzen etc.). Ein Beispiel für die Wirkung der Gegenziel-Definition sind die „Intermezzi" dieses Buches.

Die Frage „Was wünschen Sie hier?" ist vom Standpunkt der Transaktionsanalyse eine Einladung an das „Kindheits-Ich" zum Mitspielen. In dieser Reflektionsphase werden aber die affektiven Lernziele („Kindheits-Ich") mit den kognitiven („Erwachsenen-Ich") verbunden, indem der Therapeut die Patienten zur Realität zurückruft (... Sie wollen den Blutzucker immer bei 100 mg/dl haben? Glauben Sie, daß dies möglich ist? ...)

Der Lernziel-Partizipation kommt für die spätere Langzeitmotivation des Patienten durch Identifikation mit den Lehrinhalten große Bedeutung zu. Je genauer die einzelnen Lernziele bekannt sind und je mehr sie von den Patienten mitbestimmt worden sind, desto leichter werden sie erreicht und desto leichter werden die methodisch bedingten Nachteile (häufiges Spritzen, Messen, Pumpe) in Kauf genommen.

4. Erarbeitungs- statt Darbietungsmethoden im Unterricht

Eine darbietende Arbeitsweise (Frontalvortrag) ist bei Erlernung jener Therapieformen, die fast vollständig auf selbstverantwortlichem Handeln und ausreichendem Wissen der Patienten basieren, methodisch kaum vertretbar, weil diese Behandlungsformen eine kontinuierliche Kontrolle des Therapeuten über das Gelernte sowie eine Rückkopplung über den affektiven und kognitiven Stand der Teilnehmer erfordern.

Neben der Kontrollmöglichkeit des Wissensstandes bieten die entwicklenden, erarbeitenden Unterrichtsmethoden (Lehrgespräch, Diskussion, Partner- oder Gruppenarbeit) den Vorteil, die Patienten zu einer aktiven Teilnahme und Mitarbeit einzuladen.

Beim Lehrgespräch geschieht dies entweder durch

- Formulierung eines vorläufig ungelösten Problems bzw. durch eine widersprüchliche Aussage (... Können Diabetiker mit Zucker zubereitete Speisen essen? ... Welche Bedingungen müssen dabei erfüllt werden? ... Welche Risiken werden dabei eingegangen? ... Worauf muß geachtet werden? ... etc.) oder durch
- Provokation oder den Versuch einer realitätsnahen Vorwegnahme der möglichen Ereignisse (... Frau Meier, Sie erleiden, wie dies schon früher passiert ist, eine Unterzuckerung mit Bewußtlosigkeit. Sie werden wieder ins Krankenhaus Obermunter eingeliefert. Durch Traubenzuckerinfusion kommen Sie wieder zu sich. Man möchte Sie jetzt dort eine Woche „zur Beobachtung" behalten ... Was sollten Sie sich jetzt überlegen? ... Welche Konsequenzen ergeben sich aus diesem Ereignis und seinen Ursachen für die Zukunft? ... Gibt es noch andere prophylaktische Maßnahmen, die Sie ergrei-

fen könnten? ... Werden Sie im Krankenhaus bleiben? ... Mit wem sollten Sie jetzt sprechen? ... etc.).

Die Steuerung des Unterrichtsgespräches geschieht vor allem durch die Technik des Fragens. Dabei werden die zu lernenden Inhalte von den Teilnehmern als Anworten auf die Fragen des Lehrenden eingebracht. Der Schwierigkeitsgrad der Fragen ist aber dem aktuellen Wissensniveau und der gruppendynamischen Rolle der einzelnen Teilnehmer anzupassen, und zwar so, daß auch die weniger „aktiven" Patienten zum Zug kommen und selbst im Vergleich mit aktivsten „Alleswissern" positiv abschneiden. Sowohl in einem Lehrgespräch wie auch in einer weniger gelenkten Diskussion sollte der Therapeut ausschließlich mit strukturierend-informierenden, aber nicht mit wertenden Beiträgen eingreifen.

Partner- oder Kleingruppenarbeit sind andere Methoden, die eine aktive Beteiligung jedes einzelnen erfordern. Die Aufgabenstellung soll klar und problemorientiert sein, der für die Arbeit und Lösung eines Problems bestimmte Zeitraum klar definiert und eher kurz sein (z. B. 15 min).

Die Zusammensetzung der Kleingruppen muß unter Berücksichtigung der räumlichen Gegebenheiten definiert werden.

5. Kreativ aufzubauende, statt vorgefertigte Unterrichtsmedien

Dieser Grundsatz ergibt sich aus den erarbeitenden Unterrichtsmethoden. Ein Lehrgespräch bzw. eine Diskussion können zwar strukturiert gelenkt werden – allerdings kaum je in dem Ausmaß, daß man sie ausschließlich durch vorgefertigte Medien (z. B. Dias) illustrieren könnte. Das vorhandene Wissen und die Beteiligung der Teilnehmer bestimmen jeweils die Geschwindigkeit des Lernprozesses und zumindest einen Teil der Lehrinhalte. Das zu Lehrende wird also in großem Maße durch die Charakteristika der Patienten mitbestimmt und muß häufig situationsgemäß immer von neuem erarbeitet werden, so daß die (ausschließliche) Verwendung von vorgefertigten Medien dem Ziel der individuellen Entwicklung der Lehrinhalte nur selten entspricht.

Ausreichende Übung vorausgesetzt, erlaubt die Arbeit mit der Tafel (eventuell auch Umblättertafel: flip-chart) die einfachste und anschaulichste Entwicklung und Darstellung immer neuer Inhalte und Beziehungen. Dabei ist zu beachten, daß die Anzahl der Details in jeder einzelnen Ausführung möglichst gering gehalten werden und die Beschriftung für alle Teilnehmer gut lesbar sein sollte.

6. Keine Theorie, keine Verallgemeinerung ohne konkrete Beispiele und unmittelbare Verhaltenskonsequenzen

Informationen, die nur über Ohr oder Auge (passiv) aufgenommen werden, werden am schlechtesten behalten. Eine Verbesserung der Behaltensleistung kann erreicht werden (a) durch aktive Erarbeitung der Lehrinhalte (z. B. in Diskussionen oder im Lehrgespräch) und (b) durch unmittelbare Anwendung der neuen Inhalte. Wir sind deswegen zu konkreten, praktischen Übungen zur Insulinanwendung übergegangen (fasten, „sündigen", gezielt Blutzucker heben oder senken etc.). Was nicht unmittelbar angewendet oder ausgesprochen werden kann, wird durch Vorstellung von besonderen Situationen „durchgelebt" (... Herr Fuchs, Sie möchten im Februar 2 Wochen lang schifahren, täglich gute 5 h. Was wird mit Ihrem Insulinbedarf passieren? ... Woran werden Sie das erkennen? ... Können Sie ihre bisherigen Regeln der Insulindosierung weiter anwenden? ... Wie würden Sie Ihre Regeln für Insulindosierung verändern? ...; oder: ... Frau Nowak, in 3 Monaten werden Sie entbinden. Wo sollte der Blutzucker bei der Entbindung liegen? ... Warum? ... Was wird mit Ihrem Insulinbedarf bei Einsetzen der Wehen passieren? ... Wie werden Sie Ihre Regeln der Insulindosierung anpassen? ... etc.)

Anhang B: FIT-Erstinformation für Patienten

Funktionelle Insulintherapie (FIT) bei insulinabhängigem Typ-I-Diabetes

Ziele:

- Relative Normoglykämie (= normale Blutzuckerwerte);
- Weitgehende Freiheit der Nahrungsaufnahme und Lebensführung.

Prinzip:

- Funktionell getrennter Insulingebrauch entweder zum Essen oder zur Blutzuckerkorrektur, oder zum Fasten;
- Ersatz der kontinuierlichen Blutglukosemessung durch die Bauchspeicheldrüse durch Selbstkontrolle der Blutglukose (= Blutzucker).

Methode:

- Insulinersatz (= Insulinsubstitution) durch mehrfache Injektionen oder steuerbare Insulinpumpe;
- Blutzucker-Selbstkontrolle 4–5mal am Tag;
- Unmittelbare Korrektur der Blutglukose, sofern diese außerhalb des Zielbereiches gelegen ist.

Die Freisetzung von Insulin, und damit die Steuerung des Stoffwechsels unterliegt beim Gesunden einer Vielzahl von Kontrollmechanismen. Der Zweck dieser Feinabstimmung ist eine bedarfsgerechte Anpassung der Insulinmenge im Blut an die vorherrschenden Konzentrationen von Nährstoffen wie Glukose oder Eiweiß.

Die Bauchspeicheldrüse des Gesunden produziert basal, d.h. im Nüchternzustand, im Durchschnitt eine Einheit (E) Insulin je Stunde. Das sind 24 E je Tag. Dieses basale Insulin ist lebensnotwendig und dient der Aufrechterhaltung einer normalen Blutglukose von ca.

100 mg/dl im Nüchternzustand. Nach Nahrungsaufnahme setzt die gesunde Bauchspeicheldrüse zusätzlich durchschnittlich 1,4 E Insulin je Broteinheit (1 BE = 12 g Kohlenhydrate = 50 kcal) und 0,5 E Insulin je 100 kcal Eiweiß-Fettgemisch frei. Diese Richtgrößen gelten näherungsweise auch für den Insulinbedarf des Typ-I-Diabetikers.

Bei normaler Ernährung werden über 50% des täglich aus der Bauchspeicheldrüse abgegebenen Insulins im Nüchternzustand freigesetzt (= Basalinsulin), und weitere 50% in Abhängigkeit von den Mahlzeiten bedarfsgerecht produziert (= prandiales Insulin).

Die täglich benötigten Insulinmengen sind infolge geringer Unterschiede in der Insulinempfindlichkeit des Körpers und des Körpergewichts von Person zu Person etwas verschieden. Ursachen für eine verminderte Insulinempfindlichkeit sind Pubertät, Schwangerschaft, Fieber, starker Flüssigkeitsverlust, schwere Verletzungen, Streß und Medikamenteneinnahme (z. B. manche Antibaby-Pillen). Eine relative Insulinüberempfindlichkeit kann bei schweren Leber- und Nierenerkrankungen oder bei manchen Hormonmangelsituationen auftreten. Zudem ist die Verminderung des Insulinbedarfes bei körperlicher Tätigkeit (Sport) zu beachten.

Insulinmangel-Diabetes und seine Behandlung

Fehlt dem Körper Insulin, so muß es ersetzt werden. Dies geschieht seit der Entdeckung des Hormons (1922) durch Verordnung einer bestimmten Insulinmenge und einer strikt einzuhaltenden Diät (= „konventionelle Insulintherapie"). Diese vom Arzt festzulegende Therapie vermag schwere Stoffwechselentgleisungen zu verhindern und die Lebenserwartung der Patienten entscheidend zu verbessern. Konventionelle Insulintherapie bedeutet jedoch Nahrungsaufnahme und Insulininjektion zu festgelegten Zeiten sowie ein Anpassen der Nahrungsaufnahme an die blutglukosesenkende Wirkung von Insulin. Diese Situation zwingt den Patienten zu einer streng reglementierten Lebensweise.

Funktionelle Insulintherapie

Demgegenüber beruht FIT auf einem getrennten Ersatz des im Fastenzustand benötigten Insulins (= Basalinsulin) von der essensbezogenen Insulinzufuhr (= prandiales Insulin). Diese Vorgangsweise ahmt die Insulinproduktion beim Gesunden nach und ermglicht dem mündigen, ausgebildeten Patienten eine flexible Stoffwechselkontrolle.

Das Erreichen des gesteckten (und erreichbaren!) Zieles einer flexiblen und guten Stoffwechselkontrolle setzt eine entsprechende Ausbildung und kontinuierliche Mitarbeit des Patienten voraus. Dieser muß im Rahmen einer Schulung lernen, über die im Alltagsleben sowie auch in Ausnahmesituationen erforderliche Insulindosis bei beliebiger Nahrungsaufnahme selbst zu entscheiden.

Wichtige Bausteine für eine erfolgreiche funktionelle Insulintherapie sind ein gründliches Wissen über:

- Nahrungszusammensetzung (Kohlenhydrate, Eiweiß-, Fett-, evtl. Energiegehalt in Kalorien);
- Regeln für Insulinanwendung: Algorithmen der FIT und ihre Anpassung;
- Basales Insulin;
- Pranidales Insulin;
- Blutglukosekorrekturwerte für Insulin und Glukose;
- Selbstkontrolle;
- Protokollführung.

Nahrungszusammensetzung

Die genaue Kenntnis der Natur der einzelnen Nahrungsmittel ermöglicht erst die Ermittlung des prandialen Insulinbedarfes. In der Lernphase ist unbedingt eine Diätwaage zu verwenden.

Regeln für Insulinanwendung: Algorithmen der FIT

Anfängliche Richtgrößen (Algorithmen) für FIT sind bei Patienten mit einem Tagesinsulinbedarf von 40–50 E häufig:

Basales Insulin (E/24 h):	ca. 20 E
Prandialer Insulinbedarf:	1,4 E je Broteinheit,
	0,5 E je 100 kcal Eiweiß/Fett.

Insulinbedarf für Nicht-Kohlenhydrate ist nur bei kohlenhydratarmen Mahlzeiten zu berücksichtigen. Diese Werte sind infolge der von Patient zu Patient unterschiedlichen Insulinempfindlichkeit anpassungsbedürftig.

Basales Insulin

Der Ersatz des Basalinsulins erfolgt mittels einer Insulinpumpe oder durch subkutane Injektion etwa gleich großer Mengen eines Langzeitinsulins mit möglichst flachem Wirkungsprofil im Abstand von jeweils ca. 12 h. Zum Ausgleich der in den Morgenstunden bestehenden Unterempfindlichkeit für Insulin, muß eine kleine Menge eines rasch wirksamen Altinsulins (2–6 E) zusätzlich morgens injiziert werden. Konkret wird bei Patienten mit einem Tagesinsulinbedarf von 40–50 E häufig folgende Dosierung von Fasteninsulin angewendet:

morgens 12 E Verzögerungsinsulin
3 E Normalinsulin
abends 12 E Verzögerungsinsulin.

Die Richtigkeit der gewählten Basalinsulinmenge kann im Rahmen eines Fasttages in etwa bestätigt werden: Der Basalinsulinersatz dient zur Aufrechterhaltung der Stabilität der Blutglukose bei kurzfristigem Fasten. Der Anteil des Verzögerungsinsulins soll nicht höher sein als die Hälfte der gesamten Tagesinsulindosierung. Nüchternwerte sollten zwischen 90–140 mg/dl liegen.

Prandiales Insulin

Das prandiale Insulin wird ausschließlich durch rasch wirkendes Altinsulin (= Normalinsulin) ersetzt, das meist nicht mit Langzeitinsulin gemischt werden darf. Die Menge des prandial benötigten Normalinsulins ist u.a. von folgenden Faktoren abhängig:

- Menge der Kohlenhydrate,
- Art und Verarbeitungsgrad der Kohlenhydrate,
- Eiweiß- und Fettgehalt der Mahlzeit,
- Ballaststoffgehalt,
- Flüssigkeitszufuhr während einer Mahlzeit,
- Zeitpunkt des Tages.

Insbesondere bei größeren Mahlzeiten kann das Normalinsulin zur Beschleunigung seiner Aufnahme statt unter die Haut auch in die Muskulatur, z.B. des Unterarmes, injiziert werden. Eine Beschleunigung der Insulinaufnahme aus dem subkutanen Fettgewebe ist durch Massage der Injektionsstelle möglich. Das Ziel der nahrungsgerecht dosierten Altinsulininjektion ist das Erreichen folgender Blutzuckerwerte nach der Mahlzeit (= postprandial):

1 h unter	160 mg/dl
2 h unter	140 mg/dl
4 h ca.	100 mg/dl

Blutglukose-Korrekturalgorithmen

Der erwähnte Blutzucker-Zielbereich (nüchtern und vor dem Essen 100 mg/dl, nach der Mahlzeit bis 160 mg/dl) muß bei gewissen Patienten verändert werden, wie z. B. bei wiederholten schweren Unterzukkerungen in der Vorgeschichte (hier werden höhere Werte für Zielbereich gewählt) oder in der Schwangerschaft (hier wird ein niedriger Zielbereich vorgezogen).

Findet sich bei der Blutzucker-Selbstkontrolle ein außerhalb des individuell gewählten Zielbereiches gelegener Wert, so ist eine Korrektur erforderlich. Diese muß den Abstand von der letzten Mahlzeit berücksichtigen. Als Grundlagen für die Schätzung des Korrekturbedarfes an Insulin oder Glukose gelten häufig folgende Richtwerte:

Blutglukoseänderung je 1 E Normalinsulin:	– 40 mg/dl
Blutglukoseänderung je 1 Broteinheit:	+ 50 mg/dl

Selbstkontrolle

Blutglukosemessungen erfolgen beim Gesunden fortlaufend durch die intakten, insulinproduzierenden Zellen der Bauchspeicheldrüse. Fehlt diese Kontrollfunktion, wird eine Blutglukose-Selbstkontrolle 4–5mal je Tag zur Steuerung der Insulinsubstitution und Normalisierung des HbA_{1c} (Parameter der Langzeitkontrolle) erforderlich. Als Hilfsmittel stehen direkt ablesbare und zusätzlich mittels Blutzucker-Meßgerät auswertbare Meßstreifen zur Verfügung. Die wichtigsten Zeitpunkte für die Blutglukose-Selbstkontrolle sind:

- Spät abends vor dem Schlafengehen;
- Nüchtern;
- Stichprobenweise vor und/oder nach dem Essen;
- Bei Verdacht auf Unterzucker.

Harnglukose: Glukosebestimmungen im Harnstrahl können nur Blutzuckeranstiege über die Nierenschwelle von Glukose erfassen und sind daher für die Zwecke der Steuerung von Insulindosierung der Blutglukosemessung unterlegen.

Azeton im Harn kann mit Meßstreifen erfaßt werden und weist entweder auf einen Insulinmangel (bei erhöhtem Blut- und/oder Harnzucker) oder einen Hungerzustand (normaler Blutzucker) hin.

Protokollführung

Folgende Maßnahmen sind zeitlich geordnet auf Protokollblätter einzutragen:

Insulin (Art und Menge)
Blutzucker (mg/dl)
Mahlzeiten (BE)
Probleme (z. B. Unterzuckerung, Zusatzkrankheiten)

Die Protokollierung dient der eigenen Überwachung als Grundlage für die Bilanzführung und selbständige Veränderung der Algorithmen für die Insulindosierung sowie als Unterlage für das Gespräch mit dem beratenden Arzt.

Zusammenfassung

Eine funktionelle Insulintherapie setzt voraus:

- Erlernen des erforderlichen Wissens durch Schulung.
- Getrennte Verwendung von Verzögerungs- und Altinsulin oder Einsatz einer steuerbaren Insulinpumpe.
- Ersatz des prandialen Insulins vor jeder größeren Mahlzeit.
- Blutglukose-Selbstkontrolle mindestens 4mal je Tag, sofern eine Normalisierung des HbA_1 angestrebt wird.

▷

Abb. A 2.1. Verhalten von Insulin (1) und Glukose (2) im Serum von Gesunden. Basales und prandiales Insulin sind zum besseren Verständnis getrennt dargestellt. (3) Schema der Insulinwirkung bei funktioneller Insulintherapie

Pumpe oder Spritze . . .

. . . der Patient entscheidet!

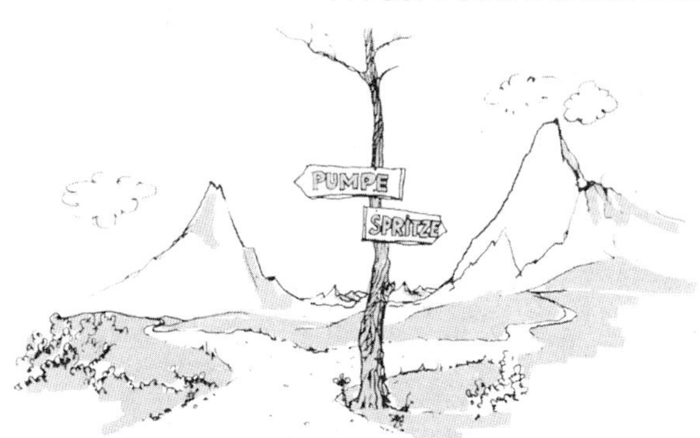

TAGESPROFIL von INSULIN und GLUKOSE bei GESUNDEN

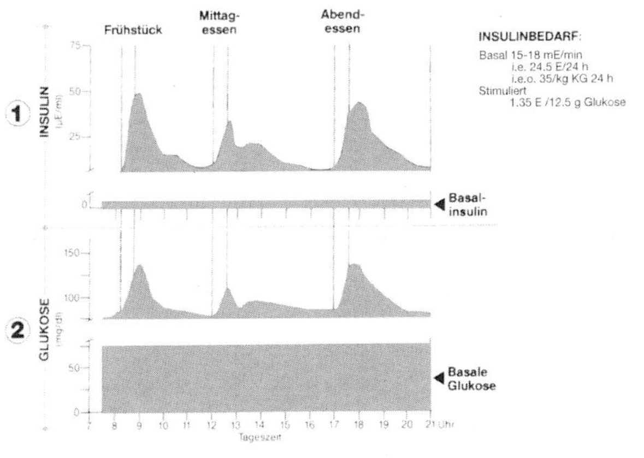

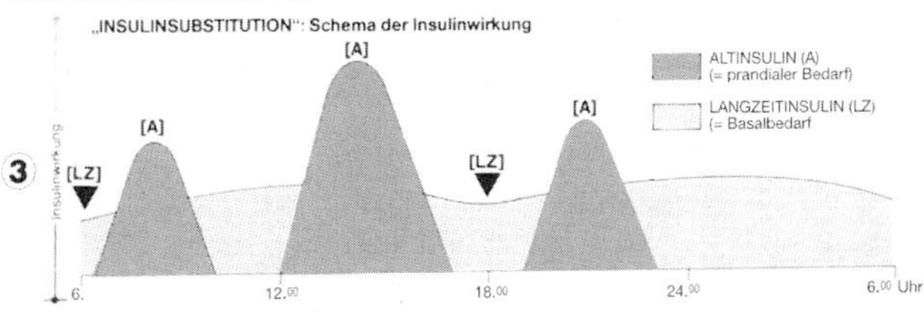

Unmittelbare Korrekturen der Blutglukose bei Abweichungen vom Zielbereich (nüchtern: 100 mg/dl, nach der Mahlzeit: 160 mg/dl). Eine Wiederholung von Korrekturen mit Insulin vor Ablauf von 3 Stunden ist unzulässig, da andernfalls die Gefahr einer Insulinüberdosierung (Hypoglykämie) besteht.

- Selbständige Veränderung der Algorithmen für Insulindosierung bei Veränderung des Insulinbedarfes.
- Protokollführung und Kontakt mit Diabetes-Zentrum.

Eine funktionelle Insulintherapie ermöglicht:

- Gute Stoffwechselführung bei weitestgehender Hypoglykämiefreiheit.
- Weitgehende Anpassung der Therapie an die Lebensgewohnheiten und -umstände.

Anhang C: Nomogramm zur Erstellung von Initialalgorithmen der FIT

Unter Mitarbeit von H. Egger und H. Thoma

Die vorliegenden Nomogramme wurden aufgrund statistischer Verarbeitung der Daten von 158 FIT-Patienten erstellt. Die Eingangsdaten der Patienten – Größe, Körpergewicht, HbA_{1c}, Ketonurie, Harnzucker, MBG, Tagesinsulinbedarf, Diät (BE/Tag) – wurden innerhalb der ersten drei Tage des stationären Aufenthaltes noch vor der Therapiemodifikation auf FIT (also noch während der Zeit der konventionellen Insulintherapie) erhoben und zur Erstellung eines Nomogramms mit den jeweiligen „optimierten" Algorithmen der Patienten vom Ende des Ausbildungsprogrammes (MBG 118 ± 21) mittels schrittweiser Regression in Beziehung gesetzt (Egger und Ghafuri 1986, 1994). Aus Gründen der Einfachheit wurden nun in den Tabellen die Eingangsdaten jeweils auf zwei relevante Parameter – die Insulinmenge (IE pro Tag) und die mittlere Blutglukose des Tages (10–12 Werte pro Tag, postprandiale Werte eingeschlossen) – reduziert. Die originale Berechnung der Initialalgorithmen für FIT, basierend auf allen oben zitierten Paramentern, ist in Form einer IBM-Diskette erhältlich.

Das basale Langzeitinsulin wird in 2 annährend gleiche Portionen verteilt und jeweils 2mal täglich verabreicht. Sollten NPH-Insuline bzw. Insuline vom Lente-Typ verwendet werden, so wird das abendliche Insulin besser spät vor dem Schlafengehen (zwischen 21.00 und 24.00 Uhr) statt vor dem Abendessen appliziert. Für CSII sollte die basale Insulindosierung um ca. 10 % (/24 h) reduziert werden.

Die Angabe von Algorithmen für basales und prandiales Insulin erfolgt in IE, jene von Korrekturalgorithmen der Blutglukose in mg/dl.

Abkürzungen: MBG – Mittlere Blutglukose (mg/dl),
I-Menge – Insulinmenge (IE/Tag).

MBG	100	120	140	160	180	200	220	240	260	280	300
I. Menge											
10	3	4	5	6	6	7	8	9	10	10	11
14	5	6	7	8	9	9	10	11	12	13	14
18	7	8	8	9	10	11	12	13	13	14	15
22	8	9	10	11	12	13	13	14	15	16	17
26	10	11	11	12	13	14	15	16	17	18	19
30	11	12	13	14	15	16	16	17	18	19	20
34	12	13	14	15	16	17	18	19	20	21	22
38	14	15	16	16	17	18	19	20	21	22	23
42	15	16	17	18	19	20	21	21	22	23	24
46	16	17	18	19	20	21	22	23	24	25	26
50	18	19	20	21	22	23	24	25	26	27	28
54	19	20	21	22	23	24	25	26	27	28	29
58	20	21	22	23	24	25	26	27	28	30	31
62	21	22	23	24	26	27	28	29	30	31	32
66	23	24	25	26	27	28	29	30	31	32	33
*70	24	25	26	27	28	29	30	31	32	33	34
*74	25	26	27	28	29	30	31	32	33	35	36
*78	26	27	28	29	30	31	33	34	35	36	37
*82	27	28	30	31	32	33	34	35	36	37	38
*86	29	30	31	32	33	34	35	36	37	38	39
*90	30	31	32	33	34	35	36	37	38	39	40
*94	31	32	33	34	35	36	37	38	40	41	42

Abb. A 3.1 a. Basales Langzeitinsulin pro Tag

MBG	100	150	200	250	300
I. Menge					
10	2	2	3	3	3
20	2	3	3	3	4
30	3	3	3	4	4
40	3	4	4	4	5
50	4	4	4	5	5
60	4	5	5	5	6
70*	5	5	5	5	6
80*	6	5	6	6	7
90*	6	7	6	7	9
100*	6	7	7	9	10

Abb. A 3.1 b. Basales Normalinsulin morgens
* Bei hohem Insulin bedarf es eine basale Normalinsulingabe auch abends (z. B. zwischen 17–20.00 Uhr) zu empfehlen, um die Dosierung für Verzögerungsinsulin möglichst gering zu halten.

MBG:	100	120	140	160	180	200	220	240	260	280	300
I.Menge											
10	0,4	0,5	0,6	0,6	0,7	0,8	0,8	0,9	1.0	1.0	1,1
14	0,5	0,5	0,6	0,7	0,7	0,8	0,9	0,9	1.0	1,1	1,2
18	0,5	0,6	0,7	0,7	0,8	0,9	0,9	1.0	1,1	1,1	1,2
22	0,6	0,7	0,7	0,8	0,9	0,9	1.0	1,1	1,1	1,2	1,3
26	0,7	0,7	0,8	0,9	0,9	1.0	1,1	1,2	1,2	1,3	1,4
30	0,8	0,8	0,9	1.0	1.0	1,1	1,2	1,2	1,3	1,4	1,4
34	0,9	0,9	1.0	1,1	1,1	1,2	1,3	1,4	1,4	1,5	1,6
38	1.0	1,1	1,1	1,2	1,3	1,3	1,4	1,5	1,5	1,6	1,7
42	1,1	1,2	1,3	1,3	1,4	1,5	1,5	1,6	1,7	1,7	1,8
46	1,3	1,3	1,4	1,5	1,6	1,6	1,7	1,8	1,8	1,9	2.0
50	1,4	1,5	1,6	1,6	1,7	1,8	1,8	1,9	2.0	2,1	2,1
54	1,6	1,7	1,8	1,8	1,9	2.0	2.0	2,1	2,2	2,2	2,3
58	1,8	1,9	1,9	2.0	2,1	2,1	2,2	2,3	2,3	2,4	2,5
62	2.0	2,1	2,1	2,2	2,3	2,3	2,4	2,5	2,5	2.6	2,7
66	2,2	2,3	2,4	2,4	2,5	2,6	2,6	2,7	2,8	2,8	2,9
70	2,4	2,5	2,6	2,7	2,7	2,8	2,9	2,9	3.0	3,1	3,1
74	2,7	2,8	2,8	2,9	3.0	3.0	3,1	3,2	3,2	3,3	3,4
78	2,9	3.0	3,1	3,2	3,2	3,3	3,4	3,4	3,5	3,6	3,6
82	3.0	3,1	3,2	3,3	3,4	3,5	3,6	3,7	3,8	3,9	4.0
86	3,2	3,3	3,4	3,5	3,6	3,7	3,8	3,9	4.0	4,1	4,2
90	3,5	3,6	3,7	3,8	3,9	4.0	4,1	4,2	4,3	4,4	4,5
94	3,7	3,8	3,9	4.0	4,1	4,3	4,4	4,5	4,6	4,7	4,8
98	4.0	4,1	4,2	4,3	4,4	4,5	4,6	4,7	4,8	4,9	5.0

Abb. A 3.1 c. Normalinsulin prandial pro 1 Broteinheit

MBG	100	150	200	250	300
I. Menge					
10	0.1	0.2	0.2	0.3	0.3
20	0.2	0.3	0.3	0.4	0.4
30	0.3	0.4	0.4	0.5	0.5
40	0.4	0.5	0.5	0.6	0.6
50	0.5	0.5	0.6	0.6	0.7
60	0.6	0.6	0.7	0.7	0.8
70	0.7	0.7	0.8	0.8	0.9
80	0.8	0.8	0.9	0.9	1,0
90	0.9	0.9	1,0	1,0	1,0
100	0.9	1,0	1,0	1,0	1,0

Abb. A 3.1 d. Normalinsulin prandial pro 100 kcal Eiweiß/Fett. Die Insulinsubstitution für Eiweiß/Fett soll lediglich bei kohlenhydratarmen Mahlzeiten vorgenommen werden

MBG	100	150	200	250	300
I. Menge					
10	90	85	80	70	65
20	85	75	65	60	60
30	70	60	55	55	55
40	60	55	50	50	45
50	45	45	40	40	40
60	40	35	35	35	30
70	35	30	30	30	25
80	30	30	25	20	20
90	25	20	15	15	10

Abb. A 3.1 e. Delta BG: Senkung der Blutglukose je 1 IE Normalinsulin. In Hypoglykämie-Risikosituationen (z. B. FIT Beginn) und bei Hyperglykämie-Risikopatienten muß dieser Algorithmus erhöht werden

Gewicht	45	50	55	60	65	70	75	80	85	90	95
Delta BG	60	55	50	50	50	45	45	45	40	40	35

Abb. A 3.1 f. Delta BG: Hebung der Blutglukose durch 1 BE (50 kcal Glukoseäquivalent)

Anhang D: Auswahl von Humaninsulinen*

* Mischinsuline (am Markt gibt es zahlreiche fixe Mischungen von Normal- und Verzögerungsinsulin) sind für FIT nicht geeignet. Sie werden hier daher nicht angeführt.

** Nach Bottermann et al. 1985 (in Dosierung 0,3 IE kg/KG; Beispiele Wirkprofile der Insuline von NOVO-NORDISK). Unter der für FIT erforderlichen, fraktionierten, niedrigen Insulindosierung (Einzeldosen von nur wenigen Einheiten) ist dementsprechend eine kürzere Wirkungsdauer zu erwarten.

*** Das demnächst auf dem Markt erscheinende Insulinanalogon Lispro (Marktname: Humalog®) wirkt noch wesentlich rascher als Normalinsulin. Die hier angeführten Wirkungseigenschaften beziehen sich auf eine Insulindosierung von 10 Einheiten (also weniger als die Hälfte wie bei den schraffierten Kurven; Galloway 1993).

Insulintyp (Verzöger. substanz)	Pharmakokinetik** (Beispiele)	Hersteller HOECHST	LILLY	NOVO-NORDISK
Rasch wirkende Analoga Normal-insulin	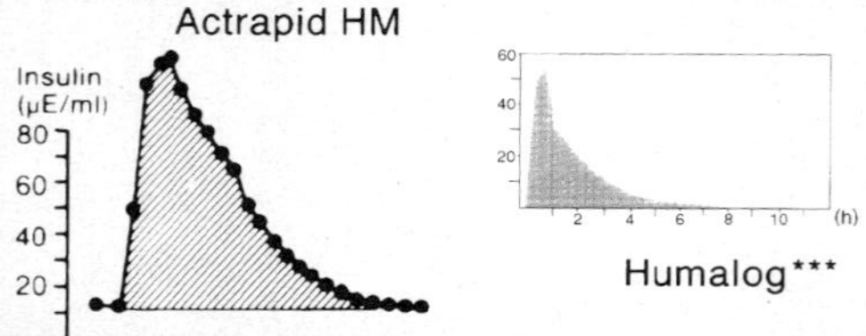 Actrapid HM; Insulin (µE/ml) 80, 60, 40, 20 60, 40, 20; 2, 4, 6, 8, 10 (h) Humalog***	Insuman Rapid	(Insulin-analogon Lispro Humalog) Huminsulin Normal	Humaninsulin Velosulin Actrapid HM
NPH-Typ (Protamin)	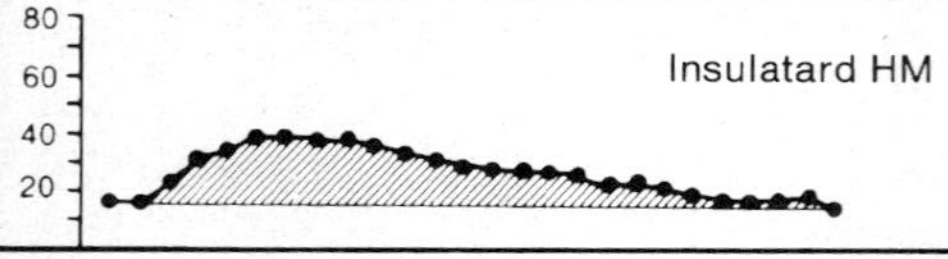 80, 60, 40, 20 Insulatard HM	Insuman Basal	Huminsulin Basal NPH	Insulatard HM
Lente-Typ Zink (amorph + kristallin)	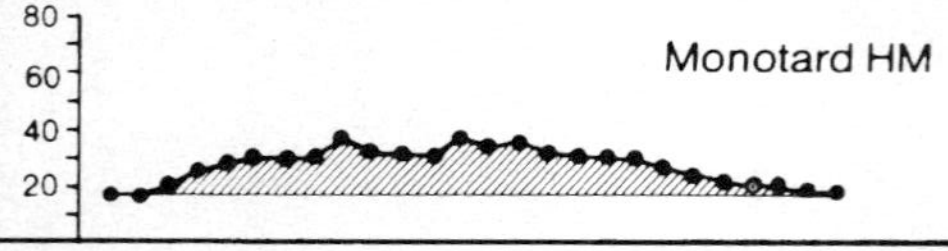 80, 60, 40, 20 Monotard HM		Huminsulin Long (Lente)	Monotard HM
Ultralente-Typ Zink (kristallin)	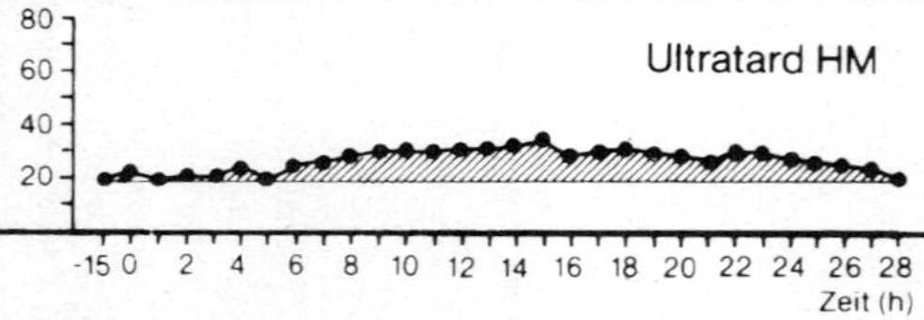 80, 60, 40, 20 Ultratard HM		Huminsulin Ultralong (Ultralente)	Ultratard HM
	-15 0 2 4 6 8 10 12 14 16 18 20 22 24 26 28 Zeit (h)			

Sachverzeichnis

Halbfette Seitenzahlen beziehen sich auf die Seiten, auf denen das Thema schwerpunktmäßig abgehandelt ist.

Springer-Verlag und Umwelt

Als internationaler wissenschaftlicher Verlag sind wir uns unserer besonderen Verpflichtung der Umwelt gegenüber bewußt und beziehen umweltorientierte Grundsätze in Unternehmensentscheidungen mit ein.

Von unseren Geschäftspartnern (Druckereien, Papierfabriken, Verpackungsherstellern usw.) verlangen wir, daß sie sowohl beim Herstellungsprozeß selbst als auch beim Einsatz der zur Verwendung kommenden Materialien ökologische Gesichtspunkte berücksichtigen.

Das für dieses Buch verwendete Papier ist aus chlorfrei bzw. chlorarm hergestelltem Zellstoff gefertigt und im pH-Wert neutral.